T0135447

V&R Academic

Pflegewissenschaft und Pflegebildung

Band 13

Herausgegeben von
Prof. Dr. Hartmut Remmers

Manfred Hülsken-Giesler / Susanne Kreutzer /
Nadin Dütthorn (Hg.)

Rekonstruktive Fallarbeit in der Pflege

Methodologische Reflexionen und praktische
Relevanz für Pflegewissenschaft, Pflegebildung und
die direkte Pflege

Mit 17 Abbildungen

V&R unipress

Universitätsverlag Osnabrück

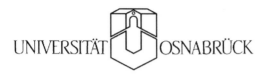

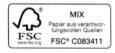

Bibliografische Information der Deutschen Nationalbibliothek

Die Deutsche Nationalbibliothek verzeichnet diese Publikation in der Deutschen Nationalbibliografie; detaillierte bibliografische Daten sind im Internet über http://dnb.d-nb.de abrufbar.

ISSN 2198-6193
ISBN 978-3-8471-0508-4

Weitere Ausgaben und Online-Angebote sind erhältlich unter: www.v-r.de

**Veröffentlichungen des Universitätsverlags Osnabrück
erscheinen im Verlag V&R unipress GmbH.**

Druck und Bindung: CPI buchbuecher.de GmbH, Zum Alten Berg 24, D-96158 Birkach

Gedruckt auf alterungsbeständigem Papier.

Inhalt

Kapitel 3: Diskussion der Ergebnisse im Kontext des pflegerischen Handelns

Vorwort

Mit der Schriftenreihe *Pflegewissenschaft und Pflegebildung* wurde von Anbeginn das Ziel verfolgt, Arbeits- und Forschungsschwerpunkten, die im Spektrum der deutschen Pflegewissenschaft eher unterrepräsentiert sind, auf dem Wege eines transdisziplinären Austauschs größere Aufmerksamkeit zu schenken und sie zu stärken. Das Thema *Fallarbeit* hat zwar schon von verschiedenen Seiten aus Interesse gefunden. Mit Fug und Recht darf aber gesagt werden, dass mit dem vorliegenden Band methodologische Fragen in einer zumindest in Deutschland einmaligen Weise und Breite eingehend behandelt werden.

Das Thema *Fallarbeit* hat vor allem im Kontext einer mehr und mehr Zuspruch findenden evidenzbasierten Pflege wachsende Bedeutung erlangt. Dabei sollte nicht übersehen werden, dass sachliches Anliegen und methodische Erwägungen der Fallarbeit wissenschaftshistorisch weit zurückreichen. Zu nennen ist hier die schon klassisch zu nennende Lehre der Kasuistik sowohl in der ärztlichen Heilkunde als auch in der Ethik. Unter Kasuistik verstehen wir in einem zunächst sehr allgemeinen Sinne ein methodisches Verfahren der Anwendung gültiger Normen auf konkrete Fälle.[1] Vorgesehen war dabei, zunächst einen Fall, das heißt eine Situation mit einem praktisch zu lösenden Entscheidungsproblem präzise zu beschreiben. Daran anschließend sollte erörtert werden, welche ethische Relevanz das Entscheidungsproblem im Hinblick auf gültige Normen oder Prinzipien hat und wie alternative Handlungsmöglichkeiten im Lichte dieser Normen zu bewerten sind.[2] In der Kasuistik werden demnach deduktive Verfahren als abstrakt und unzulänglich zurückgewiesen, weil ihnen die epistemische Ebene der Erschließung und Beurteilung singulärer Fälle in ihrer Einzigartigkeit fehlt. Aber auch rein induktiven Verfahren wird skeptisch begegnet, weil sie die Einbeziehung jener normativen Bezüge vermissen lassen,

---

1 Vgl. FENNER, Dagmar (2010): Einführung in die Angewandte Ethik. Tübingen.
2 Vgl. STEIGLEDER, Klaus (2003): Kasuistische Ansätze der Bioethik. In: Düwell, Marcus/Klaus Steigleder (Hg.): Bioethik. Eine Einführung. Frankfurt am Main, 152–167.

von denen nur mehr unter Preisgabe jeglicher Verbindlichkeiten abstrahiert werden kann.

Darüber hinaus ist die Bildsamkeit der Kasuistik von großer Bedeutung, also das, was individualgeschichtlich qua Sozialisation als Urteilsfähigkeit bzw. als Urteilskraft erworben wird. Denn Kasuistik beinhaltet ebenso spezifische Begründungsaspekte sowie die logische Struktur jener praktischen Urteilskraft, die sich den entsprechenden Ausführungen Kants gemäß zum einen als eine *bestimmende* und zum anderen als eine *reflektierende* Urteilskraft betätigt.[3] Die *bestimmende* Urteilskraft zeichnet sich dadurch aus, dass sie Einzelfälle unter allgemeingültige Normen und Prinzipien, die für den jeweiligen Einzelfall relevant sind, subsumiert. Dieses Verfahren ist aber kein ›technisches‹, da praktische Kontexte genau zu differenzieren sind. Demgegenüber zeichnet sich die *reflektierende* Urteilskraft dadurch aus, dass sie zunächst einen konkreten Fall in seinen strukturellen Bestandteilen daraufhin überprüft, welche der gegebenen allgemeingültigen Normen und Prinzipien als die diesem Fall am ehesten angemessenen erscheinen. Dabei ist in einem weiteren Schritt immer auch zu überlegen, inwieweit die gefundenen und fachlich sowie ethisch zu rechtfertigenden Lösungen es erlauben, hier von paradigmatischen Fällen im Sinne zukünftiger Vergleichbarkeit zu sprechen. Genau dies hat die reflektierende Urteilskraft nach Kant zu leisten. Auf diese Weise kann man zu Relevanzgesichtspunkten einer in Zukunft immer weiter zu verfeinernden Methodik der Fallarbeit kommen. Dies kann auch bedeuten, dass die Beurteilungsprinzipien und fachlichen Normen weiterentwickelt, spezifiziert, ggf. aber auch revidiert und neu begründet werden müssen.

Recht besehen scheint also Fallarbeit zunächst in rudimentärer Gestalt auf eine längere Tradition zurückblicken zu können. Ihre methodologische Ausbuchstabierung in diesem Band stellt deshalb auch ein besonderes Verdienst dar. Einige Hinweise seien erlaubt, die bei der weiteren Beschäftigung mit dieser Thematik vielleicht Beachtung finden könnten. Es handelt sich um Probleme, denen in Teilen der Erkenntnis- und Wissenschaftsphilosophie ebenso wie der Sozialphilosophie ein besonderes Augenmerk geschenkt wurde. Die Probleme lassen sich etwa folgendermaßen umschreiben:

Fallarbeit setzt per definitionem die Erschließung und Erkenntnis dessen voraus, was der Fall *ist*. Damit eröffnen sich vor allem in der älteren Kritischen Theorie erörterte zahlreiche Fallstricke eines identifizierenden Denkens. Denn stillschweigend wird unterstellt, dass sich hinter dem Fall ein personales, unzweideutig identifizierbares Ich verberge. Vorausgesetzt wird dabei ebenso eine in unserer westlichen Kultur verankerte Auffassung, dass sich das personale Ich eines Individuums genealogisch als eine lebensgeschichtlich konstituierte Ein-

---

3 Vgl. KANT, Immanuel: Kritik der Urteilskraft, XXVf.

heit feststellen ließe. Diesem Anspruch wurde philosophiegeschichtlich mit zwei
Einwänden begegnet: zum einen wohnt hierbei ins Spiel kommenden kausal-
analytischen Erklärungen singulärer Konstellationen und Ereignisse im Sinne
einer ›Feststellung‹ ein hypostasierender Charakter inne; zum anderen sind
Identifizierungen mit ontologischen Ansprüchen von Seins-Aussagen (ich bin
oder er ist dies oder jenes) verbunden, welche die Gestaltungsfreiheit und
Kreativität menschlichen Lebens als jederzeit zu unterstellende Möglichkeit der
Lebensformung per definitionem ausschließen. Es war neben Adorno vor allem
Lévinas, welcher Ansprüche einer Ontologie zurückwies zugunsten einer Ethik
der Existenz, die eine Ethik der Unergründlichkeit eines Anderen ist. Seine
Einwände ergeben sich aus der bereits genannten kritischen Einsicht, dass
Ontologien durch identifizierendes Denken gekennzeichnet sind. Für Lévinas
aber lässt sich dem Menschen (dem menschlichen Gegenüber) als Dasein eines
Anderen nur dadurch gerecht werden, dass er in seiner untilgbaren Differenz, in
seiner Nicht-Identität respektiert und bestätigt wird.[4]

Insofern könnte es nahe liegen, Ansprüchen einer biografisch rekonstruier-
baren Einheit der Person auch im methodischen Repertoire der Fallarbeit mit
Vorsicht zu begegnen. Herkömmlicherweise dienen Fälle als sogenannte klassische Fälle der Demonstration gewissermaßen typischer, strukturinvarianter
Merkmale, während singuläre Fälle eher durch dynamische Veränderbarkeit
mittels verschiedenartiger Variation gekennzeichnet zu sein scheinen. Das in
diesem Band durchgängige Erkenntnisinteresse richtet sich zumeist auf jene
singulären Fälle.

Es könnte für weiterführende *empirische* Studien empfehlenswert sein, etwa
folgende Gesichtspunkte kritisch mit einzubeziehen: Inwieweit dürfen und
können bei der analytischen und hermeneutischen Erschließung von Fällen und
ihrer Bearbeitung personale Identitäten unterstellt werden? Inwieweit spielen
bei einer Zuschreibung personaler Identitäten Interessen ihrer Berechenbarkeit
unauffällig hinein? Interessen etwa, Individuen für mögliche Zwecke des Erhalts
von Gesundheit als Arbeitsfähigkeit funktionalistisch in Dienst nehmen zu
können; für ein wirtschaftlich teils hoch rentables System der ›Industrialisie-
rung‹ von Gesundheit.

Für den in diesem Band präsentierten methodologischen Facettenreichtum
der Fallarbeit versteht es sich von selbst, die lebensgeschichtliche Konstituierung eines personalen Ich in einem Kategoriensystem jenseits kausalanalyti-
scher Zuschreibungen zu erschließen. Akzentuiert wird ein methodisches Verfahren der Erschließung jener Sinngehalte, welche Individuen ganz bestimmten,
biografisch kontingenten Ereignissen subjektiv zuschreiben. Die Wahl eines

---

4 Lévinas, Emmanuel (1987): Totalität und Unendlichkeit. Versuch über die Exteriorität.
   Freiburg, München.

diesbezüglichen Kategoriensystems scheint deshalb von fundamentaler Bedeutung zu sein, weil sich damit zugleich nicht-objektivistische Perspektiven auf
biografisch einmalige, kognitiv in letzter Instanz wahrscheinlich nicht zurei-
chend begründbare Lebensformen eröffnen.

Den Gewinn des vorliegenden Bandes möchte ich auch darin sehen, auf dem
Wege einer differenzierten Methodologie von Fallanalyse und Fallarbeit jenem
in gegenwärtigen bioethischen Diskursen von verschiedenen Seiten aus be-
kräftigten Anspruch auf Autonomie des Menschen, auf sein *Selbstsein-Können*
als Person Reverenz zu erweisen. Man könnte sagen, dass damit auch eine von
Husserl 1936 aufgeworfene wissenschaftsphilosophische Frage neue Aktualität
erfährt; seine Frage, welche Korrelationen bestehen zwischen einem sich auf
ganzer Breite durchsetzenden positivistischen Selbstverständnis der Wissenschaften und jenem Selbstverständnis des »europäischen Menschen«, das sich
durch Einsicht, Selbstbesinnung und Freiheit auszeichnet.

Husserl hatte die »Krisis der europäischen Wissenschaften« vor allem darin
gesehen, dass sie sich zunehmend dem mathematischen Ideal einer Deutung der
Welt als berechenbarer Entität überlassen.[5] Für Husserl ergaben sich grundlegende Probleme dadurch, dass das Ideal einer mathematisierbaren Objektivität
auf eine Welt des Lebens und des Geistes übertragen wird, die ihrerseits sich in
verschiedenen zielgerichteten, insofern auch kritisierbaren Geltungsansprü-
chen sozialen Handelns ausdifferenziert. Die eigendynamische Verselbständi-
gung empirischer Gesetzeswissenschaften indessen führe in Wahrheit zu einem
Wirklichkeitsverlust, drohe die starke Version einer personalen Einheit als Ich
zu einem Funktionsbündel psychophysiologischer Prozesse zu entwerten.

Es überrascht deshalb nicht, dass vor diesem Hintergrund einer der bedeu-
tendsten Repräsentanten der literarischen Moderne gegenwärtig vermehrt
Aufmerksamkeit erfährt; einer, der sich in ärztlich praktizierter Fallanalyse und
Fallarbeit bestens auskannte, sich aber nicht nur der Beschränkungen, sondern
sogar auch der Gefahren ihrer vereinseitigten, reinen naturwissenschaftlichen
Grundlagen vollends bewusst war. In der avancierten Ästhetik Gottfried Benns
spiegelt sich als Krisensymptom der gesellschaftliche Zerfall eines Ich, dem er
sich als Arzt, nicht selten mit menschlicher Sympathie, zuwandte.[6]

---

5 Husserl, Edmund (1936): Die Krisis der europäischen Wissenschaften und die transzen-
   dentale Phänomenologie. 2. verbesserte Auflage 1982. Hamburg.
6 Vgl. zum Problemhintergrund jüngst: Leistenschneider, Christian (2015): Formen des Ich.
   Identitätsproblematik und Figurenpoetik in der Prosa Gottfried Benns. Heidelberg.

Durch so viele Formen geschritten,
durch Ich und Wir und Du,
doch alles blieb erlitten
durch die ewige Frage: wozu?

Das ist eine Kinderfrage.
Dir wurde erst spät bewußt,
es gibt nur eines: ertrage
– ob Sinn, ob Sucht, ob Sage –
dein fernbestimmtes: Du mußt.

Ob Rosen, ob Schnee, ob Meere,
was alles erblühte, verblich,
es gibt nur zwei Dinge: die Leere
und das gezeichnete Ich.

(Gottfried Benn: Nur zwei Dinge)

Zum Schluss eine Vermutung: Das heutige Interesse am ›Fall‹, dem in diesem Band lebhaft Ausdruck verliehen wird, könnte vielleicht *auch* als das Krisensymptom einer die Personalität im Kern bedrohenden Massengesellschaft gesehen werden, welche ihrerseits strukturbildende Effekte auch für das System einer hochanonymisierten, quasi industrialisierten Gesundheitsversorgung hat.

Den Herausgeberinnen und dem Herausgeber dieses Bandes sei besonders gedankt. Die Beiträge mögen eine breite Leserschaft in Wissenschaft, beruflicher Bildung und Praxis finden.

Osnabrück, im Mai 2016   Hartmut Remmers

Kapitel 1: Einleitung

Manfred Hülsken-Giesler

Rekonstruktive Fallarbeit in der Pflege. Ausgangslage und Problemstellung

Fallarbeit in der professionellen Pflege muss, blickt man auf die internationalen Bemühungen um eine Professionalisierung des pflegerischen Handelns zurück, als ein altes, betrachtet man jedoch die gegenwärtigen deutschsprachigen Debatten um die Professionalität des Pflegehandelns, auch als ein hoch aktuelles Thema gelten. Case Studies und Fallbesprechungen wurden bereits mit Beginn des 20. Jahrhunderts als wichtige Instrumente der Professionalisierung der US-amerikanischen Pflege eingesetzt und gelten als Vorläufer des Pflegeprozesses (vgl. z. B. Schrems 2013). In der deutschsprachigen Debatte zunächst nur zögerlich zur Kenntnis genommen (vgl. Kaiser/Künzel 1996), erlangen verschiedene Ansätze der Fallarbeit jedoch aktuell zunehmende Aufmerksamkeit. Dabei fällt auf, dass Fragen der *Rekonstruktiven Fallarbeit* derzeit prominent in Bezügen der Pflegeforschung (vgl. z. B. Nover u. a. 2015, Panke-Kochinke 2012), der Pflegebildung (vgl. z. B. Dütthorn 2014, Reiber/Dietrich 2013, Hundenborn 2007) sowie auch der klinischen Versorgung, also der sogenannten ›Pflegepraxis‹ in allen Handlungsfeldern der professionellen Pflege (vgl. z. B. Matolycz 2013, Schrems 2013, 2008, Buscher u. a. 2012) verhandelt werden.

Während Falldokumentationen und -reflexionen in einer medizinisch-pflegerisch orientierten Versorgungspraxis bis heute in der Regel stark somatisch-funktionalistische Prägungen und Interpretationen aufweisen (vgl. dazu den Beitrag von Remmers/Hardinghaus in diesem Band), sucht die methodisch kontrollierte Auseinandersetzung im Umfeld der Rekonstruktiven Sozialforschung Einzelfallbetrachtungen systematisch um subjektive Deutungsmuster und die Berücksichtigung von Kontextbedingungen anzureichern, darüber hinaus aber auch objektive Bedeutungsstrukturen auf einer strukturellen Ebene freizulegen.

In den Sozialwissenschaften sind Fragen der systematischen Fallarbeit in verschiedensten Ausprägungen seit langem Gegenstand methodologischer und methodischer Debatten (vgl. z. B. Bohnsack 2008), die sich unter anderem auch auf die Bestimmung eines professionellen Handelns in verschiedenen Domänen personenbezogener Dienstleistung, etwa der Sozialen Arbeit oder der Lehramtspraxis ausgewirkt haben (vgl. z. B. Beck u. a 2000, Müller 2012).

Mit dem vorliegenden 13. Band der Reihe ›Pflegewissenschaft und Pflege-bildung‹ soll ein Beitrag zur methodologischen und methodischen Debatte der jungen Disziplin Pflegewissenschaft als empirische Wissenschaft geliefert wer-den. Der Impuls, diesen Beitrag auf Fragen zur methodologischen Begründung einer Rekonstruktiven Fallarbeit für Kontexte der klinischen Pflege, Pflegefor-schung und Pflegebildung zu konzentrieren, entstammt einem Diskurs um »Rekonstruktive Fallarbeit und Fallverstehen in den Berufsfeldern Gesundheit und Pflege«, der bereits in einem ersten Tagungsband dokumentiert wurde (vgl. Darmann-Finck/Böhnke/Straß 2009). Dieser Diskurs deutete auf einige De-siderata hin, Rekonstruktive Fallarbeit im Kontext der Pflege systematisch und gegenstandsangemessen zu begründen. Vor diesem Hintergrund bildete sich an der Universität Osnabrück eine Arbeitsgruppe, die es sich zur Aufgabe machte, die methodologischen Begründungslinien der Objektiven Hermeneutik, der Dokumentarischen Methode, der Metaphernanalyse sowie biographieorien-tierter Ansätze in Bezug auf pflegespezifische Problemstellungen zu befragen.[1] Der vorliegende Sammelband trägt die Ergebnisse dieser Diskussion zusammen, um sie einer fachöffentlichen Diskussion zuzuführen. Im Kern der Auseinan-dersetzung steht die Frage, wie ein *methodisch geleitetes Fallverstehen* metho-dologisch zu begründen und zu konzeptualisieren ist, das eine systematische Funktion in Pflegeforschung, Pflegebildung und klinischer Versorgung ein-nehmen kann.

1. Spezifika von Pflege, Pflegewissenschaft und Pflegebildung

Als Ausgangspunkt dieser Debatte dient aber zunächst nicht der methodolo-gisch-methodische Diskurs um die Begründung Rekonstruktiver Sozialfor-schung, vielmehr wird zunächst der Anschluss an die Besonderheiten der pro-fessionellen Pflegearbeit als Praxis sowie als Gegenstand von Bildung und For-schung in der Pflege gesucht.

Vor diesem Hintergrund wird von der Erkenntnis ausgegangen, dass sich pflegerisches Handeln als personenbezogene Dienstleistung in einer doppelten Handlungslogik begründet (vgl. Dornheim u. a. 1999). Diese Feststellung ist mit weitreichenden Folgerungen für die Handlungspraxis der klinischen Versorgung, überdies aber auch der beruflichen wie der hochschulischen Bildung in der Pflege sowie der assoziierten Wissenschaften einschließlich einer entsprechenden For-

---

1 Damit wurde also nicht die gesamte Breite der sozialwissenschaftlich begründeten rekon-struktiven Verfahren zur Diskussion gestellt, prominente Forschungsansätze (etwa die Grounded Theory) bleiben an dieser Stelle unberücksichtigt, da sie bislang nicht zur hand-lungspraktischen Verwendung in der Pflege in Diskussion stehen.

schungslogik, verbunden. Die Professionalität personenbezogener Dienstleistung zeichnet sich, professionstheoretischen Einsichten folgend, durch die (unter logischen Gesichtspunkten inkommensurable) Verschränkung eines universalisierbaren, wissenschaftlichen Regelwissens mit den situativen und kontextgebundenen Besonderheiten des Einzelfalls aus. Die *Professionalität des Handelns* bestimmt sich in der gelungenen Verbindung allgemeingültiger Erkenntnisse der Wissenschaft mit Dimensionen einer situativ und subjektiv erlebten Erfahrung der Betroffenen (vgl. Oevermann 1996, Dewe 2006). Während sich allgemeingültiges Regelwissen durch rationale Bezüge und systematische, methodisch geleitete Begründungen auszeichnet, bleiben hermeneutisches Fallverstehen sowie auch die Verbindung von externer und interner Evidenz auf die Komplexität, Unbestimmtheit und Kontingenz, Mehrdimensionalität und ggf. auch Widersprüchlichkeit eines jeweiligen Einzelfalls verwiesen. Damit gerät *Fallarbeit* zu einem *Kristallisationspunkt der Professionalität des Handelns in allen Bezügen der personenbezogenen Dienstleistung* (vgl. jüngst auch Bergmann u. a. 2014).

Das spezifische Moment der *Professionalität des Pflegehandelns* besteht darüber hinaus in einem besonderen, situativ gebundenen Körper- und Leibbezug (vgl. Remmers 2011, 2000, Böhnke 2012, Friesacher 2008, Hülsken-Giesler 2008, Uzarewicz/Uzarewicz 2005). »Denn allen als Pflege prädizierbaren helfenden Beziehungen eignet ein physisch-körperliches Substrat mit einer spezifisch sinnlich-leiblichen Anschaulichkeit und einer darin fundierten affektuellen Komponente. Hinsichtlich wesentlicher Unterscheidungsmerkmale ist daher pflegerisches Handeln primär Handeln sowohl am als auch mit dem Körper als einer vorsprachlichen Entität.« (Remmers 2011, 28) Diese Besonderheit des pflegerischen Handelns wird auch in Bezug auf einen ›Zugang zum Anderen‹ in Anschlag gebracht, insofern ein ›Verstehen des Einzelfalls in der Sprache des Falles‹ immer auch die Berücksichtigung körperlich-leiblicher Kommunikations- und Deutungsprozesse im Sinne eines basalen Verstehens erfordert (vgl. Böhnke 2012, Hülsken-Giesler 2008).

Rekurriert wird damit auf Fragen der Situationsbestimmung, die unter pflegewissenschaftlichen Gesichtspunkten als ›Kern‹ des Pflegerischen identifiziert wird, insofern »alle weiteren denkbaren pflegerischen Aufgaben und Funktionen letztlich im Rekurs auf dieses Zentrum ihren Sinn empfangen« (Remmers/Hülsken-Giesler 2012, 80). Klärungen zur Situationsbestimmung werden im Zuge einer funktionalistisch orientierten Professionalisierung der Pflege heute zunehmend unter Zuhilfenahme rational begründeter Verfahren und Instrumente herbeigeführt, der Pflegeprozess als systematisch begründeter Regelkreis der Problemidentifikation und Problemlösung dient dabei als Blaupause. Dieser wird zunehmend mit standardisierten Instrumenten der evidenzbasierten Pflegediagnostik, evidenzbasierter Pflegeinterventionen und/oder evidenzbasierter Outcome-Bestimmungen hinterlegt. Fragen danach, was der Fall ist und was zu tun ist, entscheiden sich diesen Ansätzen folgend über die Bestimmung einer Situationsdefinition im Sinne objektiver Tatsachen, die über (vorab) definierte Begriffe und Konzepte zu beschreiben sind und den Ausgangspunkt für rational begründete, begrifflich eindeutig explizierbare und vorab legitimierte Problemlösungsprozesse liefern (vgl. Hülsken-Giesler 2008).

Situationsdefinitionen werden vor diesem Hintergrund in der Regel als kognitiv-rationale Aushandlungsprozesse auf einer Ebene des ›höheren Verstehens‹ zwischen vernünftigen Individuen konzipiert. Es geht damit vorzugsweise um rational begründete ›Ist-Wert‹ –Bestimmungen im Kontext kybernetischer Problemlösungsprozesse wie sie jüngst in Orientierung an Ansätze der Evidence based Practice auch für die Pflege prominent verhandelt werden (vgl. Behrens/ Langer 2006). Auftragsklärung wird hier als rationaler Aushandlungsprozess zwischen den beteiligten Akteuren beschrieben, der auf verbal explizierbaren und rational begründbaren Argumenten im Sinne eines ›höheren Verstehens‹ beruht und damit die intersubjektiv nachvollziehbare Legitimation professioneller Interventionen absichern soll.

Damit wird allerdings eine Begründungsebene vernachlässigt, die, etwa mit Dilthey (1957), Aspekte des Sinnverstehens auf einer Ebene des ›elementaren Verstehens‹ verortet und die Situationsdefinition vor der Begründung über Sprache und Handlung auch auf grundlegende körperlich-leiblich gebundene Lebensäußerungen – etwa als körperliche Haltung, Bewegung, Mimik oder Gestik – zurückführt. Als Elemente des ›elementaren Verstehens‹ sind diese Aspekte des Sinnverstehens weniger auf wissenschaftliche Kompetenzen (etwa durch systematische Analyse) verwiesen als vielmehr im Umfeld eines alltagsweltlichen, vorrationalen Verstehens eingelassen (vgl. ausführlich Hülsken-Giesler 2008). Ein dem rational-kognitiven Zugriff über intentionale verbale oder nonverbale Verständigung vorgelagertes *Verstehen des Einzelfalls in der Sprache des Falles* begründet sich demnach auf einer körperlich-leiblichen Ebene in Form eines mimetischen Sinnverstehens, das als conditio humana auch in beruflichen Bezügen grundsätzlich verfügbar ist, in institutionalisierten Zusammenhängen einer professionalisierten und wissenschaftlich begründeten Praxis jedoch zunehmend in Misskredit gerät. Im mimetischen Prozess gerät ein *körperlich-leiblicher Zugang zum Anderen* zum genuinen Ansatzpunkt eines Verstehensprozesses auf vorrationaler und vorsprachlicher Ebene. Mimetisch fundiertes Sinnverstehen lagert sich auf einer elementaren Ebene als eine Art des Körperwissens, als nichtdiskursive Wissensform ab. Es steht in handlungspraktischen Vollzügen in Form eines körperlich-leiblich gebundenen, performativen, praktischen Wissens zur Verfügung, das dazu geeignet ist, das pflegerische Handeln an die Lebens- und Erfahrungswelt eines Gegenübers auszurichten. Als implizites Wissen erfährt diese Grundlage des pflegerischen Handelns aktuell zunehmende Aufmerksamkeit sowohl im unmittelbaren Bereich der klinischen Versorgung (vgl. z. B. Uzarewicz/Uzarewicz 2005, Bienstein/ Schnell 2004, Weidert 2007), als auch in Kontexten von Pflegebildung (vgl. z. B. Hoops 2013, Hülsken-Giesler 2013, Ertl-Schmuck 2010) und Pflegewissenschaft (vgl. z. B. Friesacher 2008, Hülsken-Giesler 2008).

Mit der Einsicht, dass pflegerelevante Phänomene sinnvoll und ggf. auch notwendig sowohl unter objektivierenden Gesichtspunkten (z. B. von Krankheit und Beeinträchtigung), unter subjektiven Gesichtspunkten (etwa der Krankheitserfahrung) sowie auch unter phänomenalen Gesichtspunkten der Erscheinung bzw. auch unter Gesichtspunkten der gesellschaftlichen Bedingtheit der Phänomene selbst und auch des Wissens um und über diese Phänomene zu betrachten und zu reflektieren sind, setzt sich gegen Ende der 1980er Jahre das Bewusstsein um die Mehrdimensionalität und Komplexität des Gegenstandsbereichs zunehmend durch (Kim 1992). Damit wird klarer, dass eine vertiefte Auseinandersetzung mit Pflege einen »Pluralismus der Erkenntnismethoden und der wissenschaftsparadigmatischen Orientierungen« (Remmers 2011, 15) voraussetzt und dabei aber den Handlungsbezug nicht aus den Augen verlieren darf. *Pflegewissenschaft* wird vor diesem Hintergrund als Handlungswissenschaft konturiert (vgl. Friesacher 2008, Nerheim 2001, Remmers 2000, Dornheim u. a. 1999). Theoretische Wissenschaften zeichnen sich durch den Rückgriff auf »allgemeingültige, raumzeitlich unabhängige, erklärungsfähige, intersubjektiv nachprüfbare und daher jederzeit reproduzierbare Aussagen über Sachverhalte« (Dornheim u. a. 1999, 75) aus. Handlungswissenschaften kennzeichnet dagegen ein »wissenschaftstheoretischer Sonderstatus durch eine methodologische Doppelseitigkeit zwischen personalem Handlungs- und allgemeinem Wissenschaftsbezug.« (Remmers 2011, 16) Die Doppelseitigkeit des professionellen Pflegehandelns muss sich also in einer Doppelseitigkeit der wissenschaftlichen Reflexion über Pflege widerspiegeln und hat dabei die Komplexität des Pflegehandelns auf mindestens zwei Ebenen aufzunehmen: »zum einen [...] die Komplexität praktischer Herausforderungen, der mit dem Prinzip der Kontextualität bzw. der Kontextualisierung eines Problems und der für dieses Problem zu entwickelnden Lösung entsprochen wird; zum anderen [...] die Komplexität professionellen Wissens, das nicht nur mehrere Dimensionen, sondern ebenso mehrere Wissensformen (explizite, implizite) umschließt.« (Ebd.)

Als Kernfragen der Pflegeforschung beschreibt Bartholomeyczik (2011, 68):
- »was Krankheiten oder gesundheitliche Beeinträchtigungen für die davon betroffenen Menschen und ihr direktes Umfeld (Angehörige, significant others) bedeuten, welche Folgeprobleme und Bewältigungsanforderungen auftreten, was die subjektiven und objektiven Dimensionen dieser Folgen sind,
- wie Menschen geholfen werden kann, unter diesen Voraussetzungen ihr Leben zu bewältigen, wie negativen Folgen vorgebeugt werden kann und potenzielle Schäden abgewendet werden können,

– wie mit dieser Hilfe die Gesundheit gefördert bzw. ein ›gelingendes Leben‹ auch bei vorhandenen gesundheitlichen Beeinträchtigungen gelebt werden kann. Dazu gehört selbstverständlich auch das Lebensende im Übergang zum Tod.«

Neben der Generierung von allgemeingültigen Aussagen besteht damit eine zentrale Aufgabe der Pflegeforschung darin, systematische Verfahren zur Erschließung und professionellen Bearbeitung von Einzelfällen zu entwickeln und für die Versorgungspraxis bereitzustellen. In diesem Zusammenhang wird hervorgehoben, »dass Pflegeforschung nicht primär durch ihren Forschungsansatz, sondern [...] durch ihren *Gegenstandsbezug* charakterisiert ist« (Wittneben 1998, 5, vgl. auch Bartholomeyczik 2011). Dieser, so wird argumentiert, ergibt sich aus den Bereichen ›Pflegepraxis‹, ›Pflege als Organisation und Institution‹, ›Pflegebildung‹, ›Pflegegeschichte‹ und ›Pflegepolitik‹ (vgl. Robert Bosch Stiftung 1996).

National wie international realisiert sich dieser Anspruch in empirischen Bezügen darin, dass sich Pflegeforschung des gesamten Methodenspektrums der Natur-, Geistes- und Sozialwissenschaften bedient (vgl. z. B. Bartholomeyczik 2011, Brandenburg u. a. 2007, Wittneben 1998). Aktuell verwendet die deutschsprachige Pflegeforschung vorzugsweise etablierte standardisierte wie qualitative Methoden, Schwerpunkte sind dabei in der Nutzung deskriptiver, korrelativer und varianzanalytischer Verfahren (quantitative Forschung) sowie der Grounded Theory und der Inhaltsanalyse (qualitative Forschung) zu erkennen (vgl. Reuschenbach u. a. 2012). Die demographisch-epidemiologische Entwicklung in Deutschland richtet die Aufmerksamkeit jedoch aktuell zunehmend auf pflegerelevante Phänomene, die Grenzen einer methodisch kontrollierten Untersuchung aufzeigen. Dies gilt insbesondere für methodisch kontrollierte Versuche eines ›Verstehens des Einzelfalls‹ im Umfeld der Pflege von Menschen mit demenziellen Erkrankungen oder auch der Pflege von Menschen am Lebensende. Beschränkungen in Bezug auf rational-sprachliche Kommunikationen, dynamische, z. T. widersprüchliche Verhaltens- und Handlungsmuster, die Relevanz verschiedener Wissensformen oder auch die einzelfallspezifischen Ausprägungen ineinandergreifender, in sich bereits hoch komplexer Phänomene (etwa als Lebensqualität bei Menschen mit demenziellen Erkrankungen), beleben aktuell auch mit Blick auf das Potential Rekonstruktiver Verfahren die Debatte darum, ob die Komplexität der Phänomene in der Pflege nicht auch zu einer Weiterentwicklung etablierter Forschungsansätze führen muss (vgl. z. B. Nover u. a. 2015). Unklar bleibt dabei aber nach wie vor, ob es notwendig ist, einen »methodischen Zugang zu identifizieren, welcher die Pflege von anderen Handlungssystemen im Gesundheits- und Sozialwesen spezifisch unterscheidet« (Robert Bosch Stiftung 1996, 1).

2. Anspruch und Potenziale der Rekonstruktiven Sozialforschung

Wie begründet sich aber nun die Argumentation, dass Verfahren der Rekonstruktiven Sozialforschung besonders geeignet seien, den skizzierten Herausforderungen in den Handlungsfeldern der klinischen Versorgung, der Bildung und der Forschung in der Pflege gerecht zu werden?

Die empirische Sozialforschung insgesamt sucht Fremdverstehen unter methodisch kontrollierten Bedingungen zu erreichen (vgl. z. B. Bohnsack 2008). Rekonstruktive Sozialforschung zielt dabei auf ein kontrolliertes Fremdverstehen, das stringent von den Lebenswelten und Relevanzstrukturen der untersuchten Akteure ausgeht, indem die Rekonstruktion auf einem möglichst offenen Zugriff beruht, der insbesondere das kommunikative Regelsystem der Forschungssubjekte sowie den jeweils gegebenen Kontext konstitutiv berücksichtigt. Verstehen meint dabei jenen Vorgang, »der einer Erfahrung Sinn verleiht. Fremdverstehen wollen wir jenen Vorgang nennen, der einer Erfahrung den Sinn verleiht, dass sie sich auf ein Ereignis in der Welt bezieht, dem alter ego bereits einen Sinn verliehen hat.« (Hitzler 1993, 223 f.) Lebenspraktische wie auch wissenschaftliche Verstehens- und Interpretationsprozesse basieren damit auf der erkenntnistheoretischen Grundlage, dass die Lebenswelten von Individuen, also Fremd- und Selbstbilder, immer schon auf vorgängigen Konstruktionen beruhen. Wenn also der Mensch immer schon auf eine mit Sinn bereits vorstrukturierte Welt trifft, ist Verstehen immer auch ›Fremdverstehen‹. Das Ziel der Rekonstruktiven Sozialforschung besteht damit zwar grundsätzlich in der Rekonstruktion von Erfahrungen und Erleben von Individuen (z. B. unter Bedingungen der kognitiven, körperlichen und/oder seelischen Beeinträchtigung) im Sinne einer epistemischen Evidenz, einer Gewissheit also, die dem Individuum als sinnliche Selbsterfahrung immer schon unmittelbar gegeben ist (vgl. für die Pflege Panke-Kochinke 2012 mit Bezug auf Jäger 2009). Rekonstruktionen dieser Art sind immer mit Blick auf den je konkreten Einzelfall zu erschließen, setzen also an der Alltagswelt und den Erfahrens-, Erlebens- und Interpretationsmustern der Untersuchten an, um die in der Regel reflexiv nicht verfügbaren (latenten) Sinnzusammenhänge und impliziten Wissensbestände der Akteure zu rekonstruieren (Rekonstruktionen zweiter Ordnung). Letztlich bleibt Fremdverstehen an sich jedoch unmöglich: »Fremdverstehen heißt, Anzeichen und Zeichen als Appräsentationen eines anderen deuten, und das heißt de facto natürlich, eine Selbstdeutung vornehmen. Der tatsächlich gemeinte Sinn eines Handelnden und das, was von einem anderen als ›gemeinter Sinn‹ gedeutet wird, sind prinzipiell nicht identisch. Letzteres ist nur ein Näherungswert zum ersten.« (Hitzler 1993, 224, vgl. auch Hitzler 1982)

Insofern also die epistemische Evidenz des Individuums im Einzelfall über methodisch kontrollierte Verfahren nicht direkt zu erschließen ist, richtet sich die Rekonstruktion auf Aspekte von Echtheit, Authentizität, Wahrhaftigkeit und Konsistenz von subjektiven Erfahrungsmustern und Orientierungen ohne dabei Wahrheit und Richtigkeit als Kriterien der wissenschaftlichen Evidenz anzulegen (vgl. Bohnsack 2008). Insofern wiederum die Möglichkeit der reflexiven Verständigung über Erfahrung, also Sinnzuschreibungen und Bedeutungen intersubjektiv zu thematisieren, wesentlich auf Sprache basiert (vgl. Habermas 1999), sind als Text versprachlichte Daten in der Regel der Ausgangspunkt der rekonstruktiven Arbeit.

Da die Welt, auf die Menschen treffen, also mit Sinn immer schon vorstrukturiert ist, ist das Wissen der Individuen, im Sinne ihrer alltagstheoretischen Deutungsmuster, so die Einsichten der Mannheimschen Wissenssoziologie, wesentlich Ergebnis einer sozial imprägnierten ›Perspektivität‹, die sich z. B. in historischen, kulturellen oder auch biografischen Faktoren begründet. Die ›Seinsverbundenheit‹ des Wissens bezeichnet eine ›Seinsrelativität‹ des Denkens in dem Sinne, dass die »Blickintention und Fassungskraft der verschiedenen Sichten bedingt sind durch den Lebensraum, in dem sie entstanden sind und für den sie gelten.« (Mannheim 1969, 234) Fremdverstehen muss sich damit notwendig immer auf die Relevanzstrukturen und Kontextbedingungen eines je konkreten Einzelfalls einlassen, um grundsätzlich subjektive Alltagstheorien, Erfahrung und deren Verarbeitung zu rekonstruieren. Fremdverstehen ermöglicht darüber aber auch einen Zugang zu einem allgemeinen Wissen über Strukturen der sozialen Welt, das wiederum methodisch kontrolliert freigelegt werden kann. Allgemeingültige Erkenntnis (auch aus den Bereichen der Pflegewissenschaft, der Pflegebildung und der direkten praktischen Pflegearbeit) ist demnach abhängig von außertheoretischen, sozialen Faktoren (›Seinsfaktoren‹), die in der historischen, kulturellen oder biografischen Bedingtheit ihres Entstehungsprozesses begründet sein können. Dies gilt mit Mannheim für die Wissensinhalte und auch für die Kriterien, nach denen diese beurteilt werden.[2] Die These der Perspektivität von Erkenntnis zielt jedoch nicht auf einen Relativismus im Sinne der Beliebigkeit von Erkenntnis, sondern geht von der Rela-

---

2 Während Mannheim diese These auf Erkenntnisse der Sozial- und Geisteswissenschaften begrenzt, naturwissenschaftliche und mathematische Erkenntnis ihm dagegen als universell und unabhängig von sozialen Kontexten gelten, zeigt Ludwik Fleck bereits in den 1930er Jahren auf, wie wissenschaftliche Erkenntnis auch in diesen Kontexten über Kommunikationsprozesse im ›Denkkollektiv‹ entsteht und in wie weit der im Kollektiv jeweils vorherrschende ›Denkstil‹ durch wissenschaftliche Vorannahmen, alltagstheoretische Vorstellungen und zeitspezifische Deutungsmuster geprägt ist. Die modernere Wissenssoziologie arbeitet dann konkreter heraus, wie auch naturwissenschaftliche und mathematische Erkenntnis sozial gebunden ist (vgl. z. B. Knorr-Cetina 1988, Heintz 1993).

tionalität von Wissen aus. Menschliche Erkenntnis ist mit Mannheim standortgebundene und seinsverbundene Erkenntnis. Damit wird keineswegs die Möglichkeit aufgegeben, auch zu *objektiver Erkenntnis* zu gelangen. »Die These der Standortgebundenheit des Denkens muß also, das versucht Mannheim plausibel zu machen, nicht unweigerlich in erkenntnistheoretische Beliebigkeit münden. Objektivität erfordert nicht, daß die dem Denken inhärente Perspektive aufgehoben wird, sondern wird dadurch erzielt, daß man gegenseitig zu verstehen sucht, weshalb sich den einen ein Gegenstand so darstellt und den anderen anders.« (Heintz 1993, 118) Erkenntnis, so die Folgerung bei Mannheim, ist ausschließlich über kommunikativ erzielte Intersubjektivität möglich – ein Paradigma, das sich bis in den Kern der Rekonstruktiven Sozialforschung durchgesetzt hat.

Ob nun subjektive Alltagstheorien, Erfahrungen und Verarbeitungsmuster eines Individuums oder auch daraus abgeleitete allgemeine Strukturen der sozialen Welt als Gegenstand der Rekonstruktion im Sinne von subjektiven Konstruktionen oder eher im Sinne der Abbildung einer wie auch immer gearteten Realität gedeutet, analysiert und verhandelt werden, ergibt sich aus der erkenntnistheoretischen Grundorientierung der Interpreten. Ansätze des methodischen Realismus (im vorliegenden Band durch Ansätze der Objektiven Hermeneutik und der systemtheoretisch inspirierten Dokumentarischen Methode repräsentiert) fokussieren darauf, über den Einzelfall zu einer Interpretation von Wirklichkeit zu gelangen. Konstruktivistisch inspirierte Verfahren (im vorliegenden Band durch Ansätze der Biographieorientierung sowie der Metaphernanalyse repräsentiert) gehen dagegen davon aus, dass die Interpretationen zu einer Offenlegung von subjektiv erzeugtem Sinn in sozialen Situationen führen (vgl. Flick 2000).

Ansätze der Rekonstruktiven Sozialforschung, dies gilt als Ausgangspunkt der zu führenden Debatte, bergen Potentiale, die für eine handlungswissenschaftlich begründete Pflege, Pflegebildung und Pflegewissenschaft von besonderer Relevanz, in Abhängigkeit von der je gewählten methodologischen Begründungslinie und methodischen Ausdifferenzierung jedoch zu konkretisieren sind (vgl. Darmann-Finck/Böhnke/Straß 2009). Grundsätzlich wird davon ausgegangen, dass eine rekonstruktive Methodologie für die *Pflegeforschung* Ansätze bereitstellen kann, die die Deutungsvielfalt pflegerelevanter Phänomene empirisch freizulegen und damit grundlegende Aussagen zur Komplexität des Gegenstandes zu begründen erlaubt, ohne dabei die Perspektiven der beteiligten Akteure in ihrer besonderen Relevanz für das professionelle Handeln aus dem Blick zu verlieren. Bestenfalls gelingt es dabei, Zusammenhänge zwischen subjektiven und objektiven Bedeutungsstrukturen auf der strukturellen Ebene herauszuarbeiten und darüber generalisierende Strukturaussagen zu treffen. Über typologisches Verstehen von Einzelfällen können strukturell gewonnene Aussagen ggf. in idealtypische Problemlösungsstrategien überführt und der Handlungspraxis der Pflege bereitgestellt werden.

Auf der Ebene der *Pflegebildung* liefern Ansätze der Rekonstruktiven Sozialforschung methodologische Begründungslinien für ein fallrekonstruktives Lernen, dem im Bereich der Gesundheits- und Pflegebildung erhebliche Lehr-/ Lernpotentiale zugeschrieben werden. Diese Potentiale begründen sich im Kern in den epistemischen Besonderheiten einer handlungswissenschaftlich begründeten professionellen Pflegearbeit, die in Kontexten der Pflegebildung über systematische Verfahren des Selbst- und Fremdverstehens erschlossen und reflektiert werden können. Die Komplexität rekonstruktiver Methodologien macht es jedoch bislang erforderlich, entsprechende Reflexions- und Deutungskompetenzen unter handlungsentlasteten Bedingungen anzubahnen. Erst die andauernde Auseinandersetzung und praktische Einübung rekonstruktiver Verfahren im Bildungsprozess führt, so die Ausgangslage, zu nachhaltigem Kompetenzzuwachs, zur Internalisierung der rekonstruktiven Forschungslogik sowie ggf. auch zur Ausbildung eines fallreflexiven Habitus.

Auf der Ebene der *direkten Pflegearbeit* mit den konkreten Hilfeempfängern entfalten sich diese Aspekte, so wird in Aussicht gestellt, schließlich in fallverstehende und kritisch-reflexive Kompetenzen, die insbesondere in Kontexten komplexer und hochkomplexer pflegerischer Herausforderungen von Bedeutung sind. In pflege- und arbeitswissenschaftlichen Bezügen wird darauf verwiesen, dass sich diese Kompetenzen gleichsam ›naturwüchsig‹ über Berufserfahrung entwickeln und in Form von Expertenhandeln zum Ausdruck kommen (vgl. z. B. Benner 2012, Böhle 1999). Mit Ansätzen der rekonstruktiven professionellen Fallarbeit wird zur Geltung gebracht, dass sich dieses situative, kontextgebundene, fallverstehende Vermögen ggf. auch systematisch in das pflegerische Handeln einlagern lässt.

Einsichtsreich für eine um Professionalisierung bemühte Pflegepraxis, für eine um Akademisierung bemühte Pflegebildung und für eine um Etablierung bemühte Pflegewissenschaft sind in diesem Zusammenhang die (auf den Mannheimsschen Thesen der sozial imprägnierten ›Perspektivität‹ von Wissen begründeten) jüngeren Argumentationen der Wissenssoziologie, die die Frage, welchen Einfluss soziale Aspekte auf (wissenschaftliche) Erkenntnis haben, in drei Positionen ausdifferenziert (vgl. Heintz 1993) und heute (etwa im Kontext der Science and Technology Studies) auch empirisch untersucht: Dem ›*Interessenmodell*‹ folgend besteht der soziale Einfluss auf die Herstellung von Erkenntnis darin, dass wissenschaftsexterne (gesellschaftliche) und wissenschaftsinterne (professionelle) Interessen in Erkenntnisprozesse einfließen. In dieser strukturtheoretischen Perspektive ist also zum Beispiel wissenschaftliche Erkenntnis relevant durch außerwissenschaftliche Aspekte beeinflusst. Das ›*Diskursmodell*‹ geht davon aus, dass Wissen und Deutungsmuster in kommunikativen Expertenkulturen entstehen. Diese Perspektive orientiert sich an der Tradition einer Interpretativen Soziologie. Die Frage, welche Deutungsmuster und Erkenntnisse sich beispielsweise innerhalb einer Wissenschaft etablieren, entscheidet sich demnach auf der Ebene der Interpretation von Forschungsdaten sowie der Durchsetzung (Konsentierung) dieser Interpretationen im Diskurs. Diese Prozesse verlaufen allerdings nicht ausschließlich entlang rationaler Kriterien. Geht es etwa um die Interpretation von (empirischen) Daten, spielen neben rationalen Begründungsformen auch Aspekte eines (ggf. impliziten) Erfahrungswissens eine besondere Rolle. Geht es um die Durchsetzung von Erkenntnissen im innerwissenschaftlichen Diskurs, sind soziale Aspekte (wissenschaftliches Renommee, Koalitionsbildungen, Geschlecht u. a.) von besonderer Relevanz. Die *konstruktivistische Wissenssoziologie* nimmt die Frage der Entstehung von Wissen und Erkenntnis in den Blick. In dieser Perspektive wird davon ausgegangen, dass es äußerliche, objektiv gegebene und beobachtbare ›Tatsachen‹ nicht gibt. Die Tatsachen, die durch die Experten beschrieben werden, werden durch diese (via Instrumente, Apparate, Beobachtungsprotokolle etc.) vielmehr selbst erzeugt (konstruiert) und diskursiv ausgehandelt. Relevante Entwicklungen in der klinisch orientierten Pflege (etwa die zunehmende Durchsetzung des kybernetischen Regelkreises), in Pflegeforschung (etwa die zunehmende Orientierung am Paradigma der Evidence based Practice) und in Pflegebildung (etwa die nahezu kritiklose Übernahme der kompetenztheoretischen Wende) wären unter diesen Gesichtspunkten genauer zu betrachten.

Das Ziel des vorliegenden Bandes besteht darin, die hier angeführten Potentiale etablierter Verfahren der Objektiven Hermeneutik, der Dokumentarischen Methode, der Metaphernanalyse sowie biographieorientierter Ansätze mit Blick auf ihren Gehalt für die Pflegeforschung, insbesondere aber auch für die Pflegepraxis und Pflegebildung zu prüfen und ggf. zu konkretisieren. Die Rekonstruktive Sozialforschung befasst sich im Kern mit Fragen – eben eines methodisch kontrollierten Fremdverstehens –, die heute unter professionstheoretischen Gesichtspunkten als substanziell für eine professionelle Pflege gelten müssen. Dabei ist aber das Verhältnis zwischen methodologischer Begründung, Forschungspraxis, handlungsentlasteter Reflexion und Übung sowie problemlösungsbezogenen Praktizierens noch keineswegs ausreichend ausgelotet. Unbestritten dürfte aber sein, dass Methoden Rekonstruktiver Sozialforschung nicht einfach in die Praxis transformiert werden können.

3. Fragestellungen und Programm des vorliegenden Bandes

Um der Gesamtpublikation einen ›roten Faden‹ zu geben, wurden Leitfragen
erarbeitet, die den Autorinnen und Autoren als Strukturierungshilfe für die
Manuskripterstellung dienen sollten. Nicht alle Leitfragen wurden in den vorliegenden methodologischen Beiträgen explizit aufgegriffen, eine Beziehung zu
zentralen Problemstellungen wird durch dieses Vorgehen jedoch klar erkennbar.
Folgende Perspektiven wurden zur Bearbeitung vorgeschlagen:
– In welchem Verhältnis steht die Logik einer jeweils verhandelten rekon-
   struktiven Methodologie mit der doppelten Handlungslogik der Pflege?
– Was ist ›der Fall‹, wie wird dieser generiert und wie wird dies methodologisch
   begründet?
– Welche systematische Funktion erhalten Text und Sprache in der jeweils zur
   Diskussion gestellten Methodologie?
– Wie erfolgt der Umgang mit »Nichtsprachlichen Elementen« (Mimik, Gestik,
   weitere körperlich-leibliche Entäußerungen)?
– Wie erfolgt der Umgang mit vorrationalen Erfahrungs- und Wissensbestän-
   den (das »Nicht-Sagbare«)?
– Inwiefern finden Kontextbedingungen des Untersuchungsgegenstandes (z. B.
   Historizität, Biographizität, Kulturalität, Situativität) Berücksichtigung?
– Welcher Wahrheitsbegriff wird methodologisch zu Grunde gelegt?
– Welche methodologische Relevanz erhalten Aspekte von Alterität und Dif-
   ferenz, Vielschichtigkeit und Uneindeutigkeit im jeweiligen Ansatz?
– In welchem Verhältnis steht die zur Diskussion gestellte Methodologie zur
   pflegewissenschaftlichen Theoriebildung?
– Welche Implikationen ergeben sich aus der je diskutierten Methodologie für
   die klinische Versorgung in der Pflege, die Pflegebildung und die Pflegeforschung?

Der vorliegende Band gliedert sich in vier Hauptkapitel: Neben dieser Einleitung
setzt sich *Ulrike Böhnke* im *ersten Kapitel* des Bandes mit den spezifischen
Herausforderungen und Bedingungen der professionellen Pflegearbeit auseinander, um grundlegende Aspekte einer Rekonstruktiven Fallarbeit in der Pflege
zu begründen. Sie betont dabei die besondere Bedeutung des Körperleibes im
Kontext der Pflegearbeit und leitet daraus spezifische Folgerungen für eine
Fallarbeit in der Pflege ab.
Im Mittelpunkt des Buchbandes steht das *zweite Kapitel*, in dem der Versuch
unternommen wird, sozialwissenschaftlich etablierte Methoden der Rekonstruktiven Fallarbeit in ihrer methodologischen Begründung auf die besonderen
Herausforderungen der Pflegearbeit zu beziehen. In einem ersten Beitrag verhandelt *Miriam Tariba Richter* verschiedene Ansätze der Biographieorientie-

rung, um entsprechende Potentiale und Grenzen im Kontext der Pflege und Pflegewissenschaft zur Diskussion zu stellen. Neben einer Einführung in die methodologischen Begründungen von Biographieorientierung, Biographiearbeit und Biographieforschung stellt sie etablierte Ansätze der Datenerhebung und der Datenanalyse in diesen Kontexten vor und konkretisiert die Relevanz dieser Zugriffe für die Pflege anhand konkreter Erkenntnisse aus Pflegewissenschaft (Biographieforschung bei Frauen mit Brustkrebs), Pflegebildung (biographisches Lernen) und klinischer Versorgungspraxis (biographische Diagnostik). Dabei wird auch verdeutlicht, dass die etablierten Verfahren der biographieorientierten Arbeit einer Weiterentwicklung bedürfen, um den pflegespezifischen Herausforderungen in Praxis, Forschung und Lehre gerecht zu werden.

In einem zweiten Beitrag skizziert *Uwe Raven* die methodologischen Grundlagen der Objektiven Hermeneutik, um diese in ihrem Gehalt für eine Rekonstruktive Fallarbeit in der klinischen Pflegepraxis, der Pflegeforschung und der Pflegebildung zu diskutieren. In enger Orientierung an den explizierten Fragestellungen des vorliegenden Bandes lässt sich Raven dabei auf die spezifischen Besonderheiten der professionellen Pflegearbeit als ein körper- und leiborientiertes Handeln ein und entwickelt das Instrumentarium der Objektiven Hermeneutik entsprechend handlungsfeldspezifisch weiter.

In einem nächsten Beitrag erfolgt eine Auseinandersetzung um die Relevanz der Metaphernanalyse als rekonstruktives Verfahren im professionellen Handlungsfeld Pflege und Gesundheit. *Christian Schmieder* und *Kay Biesel* plädieren hier für ein integratives Basisverfahren, in dem verschiedene methodologische Ansätze verknüpft werden, um Fremdverstehen in komplexen Situationen zu ermöglichen

Schließlich entwirft *Daniel Lüdecke* Rekonstruktive Fallarbeit über einen Brückenschlag zwischen empirisch-rekonstruktiver Sozialforschung und Systemtheorie und zeigt damit die Potentiale der Rekonstruktion von Systemen, Prozessen und Strukturen in einer funktionalistischen Perspektive der Dokumentarischen Methode auf. Der Einblick in die Logiken professionell-organisierter Systeme veranschaulicht u. a. auch Paradoxien, mit denen die professionellen Akteure konfrontiert sind. In Abgrenzung zu tradierten sozialwissenschaftlichen Zugriffen, die etwa ›Handlung‹ oder ›Interaktion‹ als Ausgangspunkt der Analysen bestimmen, nimmt dieser Ansatz für sich in Anspruch, auch Kommunikationsprozesse systematisch zu betrachten, die die nichtsprachlichen Elemente der Pflegearbeit (im Sinne der Handlungslogik der Praxis) berücksichtigen. Auf ein Konzept des ›subjektiv gemeinten Sinns‹ kann dabei verzichtet werden.

Der Ertrag dieser Arbeiten zur gegenstandsangemessenen, also pflegespezifischen Weiterentwicklung von etablierten Verfahren der Rekonstruktiven

Fallarbeit wird im *dritten Kapitel* in Perspektive der Pflegeforschung, der Pfle-
gebildung und der Pflegepraxis kritisch diskutiert. *Nadin Dütthorn* und *Jutta
Busch* diskutieren das Potential der methodologischen Debatte für Fragen der
Pflegebildung in Deutschland. Professionalisierung und Akademisierung der
Pflegebildung fordern demnach dazu auf, den Gehalt des methodologisch-methodischen Diskurses für die Pflegebildung auf zwei Ebenen zu verhandeln. Der
Ertrag für Prozesse der berufsfachschulischen Pflegebildung besteht demnach
primär darin, die Sensibilität der Lernenden für die Besonderheiten des Einzelfalls in Kontexten einer hoch institutionalisierten und ggf. auch ritualisierten
beruflichen Pflege zu erhöhen. Auf der Ebene der akademischen Bildung muss
demnach dagegen das Wechselspiel zwischen situationsorientierter Fallorientierung und abstrahierender Reflexionsleistung im Mittelpunkt der Bemühungen stehen. Die aktuellen Modernisierungsaktivitäten (z. B. Novellierung der
Pflegeberufsgesetze, Etablierung primärqualifizierender Studienprogramme)
haben diese Differenzierung dringlichst aufzugreifen.

  Susanne Kreutzer fragt nach dem Gehalt dieser methodologischen Weiterentwicklungen für die Konturierung einer eigenständigen Pflegeforschung in
Deutschland. Sie plädiert dabei für einen breiten methodologischen und auch
methodischen Kanon in Kontexten der Rekonstruktiven Fallarbeit in der Pflege
und auch in der Pflegeforschung im Allgemeinen. Methodologische wie methodische Dogmen sind in diesem Zusammenhang zugunsten einer gegenstandsspezifischen Zugriffsweise zu überwinden. Dazu fordert sie einen kreativen und flexiblen Umgang mit Forschungsmethoden in der Pflegewissenschaft
ein, der seine primäre Orientierung an der Forschungsperspektive der Pflegewissenschaft und der je konkreten Fragestellung findet.

  Die Bedeutung von gegenstandsspezifisch weiterentwickelten Ansätzen der
Rekonstruktiven Fallarbeit für den Bereich der klinischen Pflegepraxis diskutiert schließlich *Manfred Hülsken-Giesler*. Im Mittelpunkt dieser Reflexionen
steht das Potential der verhandelten Ansätze, Rekonstruktive Fallarbeit zur
systematischen Begründung einer internen Evidenz in der Pflege zu nutzen.
Besonderes Augenmerk ist demnach darauf zu richten, in welcher Weise Verfahren der Rekonstruktiven Sozialforschung ggf. handlungspraktisch für Kontexte der professionellen Pflegearbeit transformiert oder ggf. auch reduziert
werden. Neben der grundlegenden Problematik, dass wissenschaftliche Rekonstruktionen (Erkenntnisgewinn und Theoriebildung) und berufspraktisch
motivierte Verstehens- und Interpretationsprozesse (pragmatische Bearbeitung
lebenspraktischer Probleme) zunächst substanziell differierende Zielperspektiven anvisieren, ist mit Blick auf handlungspraktische Perspektiven unbedingt
auch auf Erfahrungen in weiteren Handlungsfeldern der personenbezogenen
Dienstleistung zu verweisen. Entwicklungen in Bezügen der Sozialen Arbeit
verweisen etwa auf verkürzte Varianten einer Rekonstruktiven Fallarbeit, die

nicht selten dazu führen, dass sich erlangte Einsichten auf die individuellen Besonderheiten eines Einzelfalls reduzieren, die institutionell-systemischen Rahmenbedingungen einer professionellen Dienstleistung dabei aber ggf. systematisch unberücksichtigt bleiben und unhinterfragt reproduziert werden.

Ein abschließender vierter Beitrag verdeutlicht, von welchen Ausgangsbedingungen die Debatte um eine methodologisch anspruchsvoll begründete Fallarbeit in der Pflege im klinischen Versorgungsfeld auszugehen hat. *Hartmut Remmers* und *Winfried Hardinghaus* zeigen am Beispiel der interprofessionellen Palliativarbeit Möglichkeiten und Grenzen einer Rekonstruktiven Fallarbeit auf, verweisen dabei aber insbesondere auch auf institutionelle und temporale Begrenzungen eines analytisch-hermeneutischen Zugangs in der konkreten Versorgungspraxis. Diese ergeben sich einerseits durch die spezifischen Bedingungen der institutionalisierten Versorgung in Handlungsfeldern, in denen sowohl Prozesse der Datensammlungen als auch der Datendeutung traditionell an medizinisch-naturwissenschaftlichen Aspekten orientiert sind, andererseits aber auch durch die spezifischen Bedingungen der Arbeit in existenziellen Grenzsituationen des Lebens, in denen die analytische Distanz für abstrahierende Reflexionen nicht immer sichergestellt werden kann.

Der Band beschließt mit einem Fazit und Ausblick, in dem die Herausgeber auf Herausforderungen verweisen, um den Diskurs um die Bedeutung von rekonstruktiven Methodologien in der deutschsprachigen Pflege systematisch voran zu bringen.

Die Herausgeber bedanken sich bei der Osnabrücker Arbeitsgruppe »Rekonstruktive Fallarbeit in der Pflege«, die den Anstoß zu dieser Publikation gab, bei den Autorinnen und Autoren des vorliegenden Bandes, die einige Geduld bis zur Veröffentlichung ihrer Beiträge aufbringen mussten, sowie bei der Stiftung SPES VIVA für ihre großzügige finanzielle Unterstützung der Drucklegung.

Literatur

BARTHOLOMEYCZIK, Sabine (2011): Pflegeforschung: Entwicklung, Themenstellungen und Perspektiven. In: Schaeffer, Doris/Klaus Wingenfeld (Hg.): Handbuch Pflegewissenschaft. Weinheim, München, 67–94.

BECK, Christian/Werner Helsper/Bernhard Heuer/Bernhard Stelmaszyk/Heiner Ullrich (2000): Fallarbeit in der universitären LehrerInnenbildung. Professionalisierung durch fallrekonstruktive Seminare. Eine Evaluation. Opladen.

BEHRENS, Johann/Gero Langer (2006): Evidence-based Nursing and Caring. Interpretativ-hermeneutische und statistische Methoden für tägliche Pflegeentscheidungen. Vertrauensbildende Entzauberung der »Wissenschaft«. Bern.

BENNER, Patricia (2012): Stufen zur Pflegekompetenz. Bern [u. a.]: Huber.

BERGMANN, Jörg R./Ulrich Dausendschön-Gay/Frank Oberzaucher (Hg.) (2014): ›Der Fall‹. Studien zur epistemischen Praxis professionellen Handelns. Bielefeld.

BIENSTEIN, Christel/Martin W. Schnell (2004): Haut – Berührungsmedium in der Pflege. In: Schnell, Martin W. (Hg.): Leib. Körper. Maschine. Interdisziplinäre Studien über den bedürftigen Menschen. Düsseldorf, 219–225.

BÖHLE, Fritz (1999). Nicht nur mehr Qualität, sondern auch höhere Effizienz – Subjektivierendes Arbeitshandeln in der Altenpflege. Zeitschrift für Arbeitswissenschaft 53. Jg., H. 3, 174–181.

BÖHNKE, Ulrike (2012): Dem Leibkörper auf der Spur. Theoretischer Begründungsrahmen professioneller reflexiver Könnerschaft im Berufsfeld Pflege. Dissertation Universität Bremen. Online im Internet unter URL: http://elib.suub.uni-bremen.de/edocs/00103599-1.pdf (10.03.2015).

BOHNSACK, Ralf (2008): Rekonstruktive Sozialforschung. Einführung in qualitative Methoden. 7. Auflage. Opladen.

BRANDENBURG, Hermann/Eva-Maria Panfil/Herbert Mayer (2007): Pflegewissenschaft 2. Lehr- und Arbeitsbuch zur Einführung in die Pflegeforschung. Bern.

BUSCHER, Ines/Sven Reuther/Daniela Holle/Sabine Bartholomeyczik/Horst Christian Vollmar/Margareta Halek (2012): Das kollektive Lernen in Fallbesprechungen. Theoretische Ansätze zur Reduktion herausfordernden Verhaltens bei Menschen mit Demenz im Rahmen des Projektes FallDem. In: Pflegewissenschaft 14. Jg., H. 3, 168–178.

DARMANN-FINCK, Ingrid/Ulrike Böhnke/Katharina Straß (2009): Fallrekonstruktives Lernen. Ein Beitrag zur Professionalisierung in den Berufsfeldern Pflege und Gesundheit. Frankfurt am Main.

DEWE, Bernd (2006): Professionsverständnisse – eine berufssoziologischen Betrachtung. In: Pundt, Johanna (Hg.): Professionalisierung im Gesundheitswesen. Positionen – Potentiale – Perspektiven. Bern, 23–35.

DILTHEY, Wilhelm (1957). Der Aufbau der geschichtlichen Welt in den Geisteswissenschaften. Gesammelte Schriften, Band VII. Stuttgart.

DORNHEIM, Jutta/Hanneke van Maanen/Jörg Alexander Meyer/Hartmut Remmers/Ute Schöniger/Ruth Schwerdt/Karin Wittneben (1999): Pflegewissenschaft als Praxiswissenschaft und Handlungswissenschaft. In: Pflege & Gesellschaft 4. Jg., H. 4, 73–79.

DÜTTHORN, Nadin (2014): Pflegespezifische Kompetenzen im Europäischen Bildungsraum. Eine empirische Studie in den Ländern Schottland, Schweiz und Deutschland. Göttingen.

ERTL-SCHMUCK, Roswitha (2010): Subjektorientierte Pflegedidaktik. In: Ertl-Schmuck, Roswitha/Franziska Fichtmüller (Hg.): Theorien und Modelle der Pflegedidaktik. Eine Einführung. Weinheim, München, 55–90.

FLECK, Ludwik (1980/1935): Entstehung und Entwicklung einer wissenschaftlichen Tatsache. Einführung in die Lehre vom Denkstil und Denkkollektiv. 10. Auflage. Frankfurt am Main.

FLICK, Uwe (2000): Konstruktion und Rekonstruktion. Methodologische Überlegungen zur Fallrekonstruktion. In: Kraimer, Klaus (Hg.): Die Fallrekonstruktion. Frankfurt am Main, 179–200.

FRIESACHER, Heiner (2008): Theorie und Praxis pflegerischen Handelns. Begründung und Entwurf einer kritischen Theorie der Pflegewissenschaft. Göttingen.

HABERMAS, Jürgen (1999): Erkenntnis und Interesse. Mit einem neuen Nachwort. 12. Aufl. Frankfurt am Main.

HEINTZ, Bettina (1993): Die Herrschaft der Regel. Zur Grundlagengeschichte des Computers. Frankfurt am Main, New York.

HITZLER, Ronald (1993): Verstehen: Alltagspraxis und wissenschaftliches Programm. In: Jung, Thomas/Stefan Müller-Dohm (Hg.): ›Wirklichkeit‹ im Deutungsprozess. Frankfurt am Main.

HITZLER, Ronald (1982): Den Gegen-Stand verstehen. Zur Idee des Individuellen in der Sozialwissenschaft. In: Soziale Welt 33. Jg., H. 2, 136–56.

HOOPS, Wolfgang (2013): Pflege als Performance. Zum Darstellungsproblem des Pflegerischen. Bielefeld.

HÜLSKEN-GIESLER, Manfred (2013): Hochschuldidaktik – eine Einführung. In: Ertl-Schmuck, Roswitha/Ulrike Greb (Hg.): Pflegedidaktische Handlungsfelder. Weinheim, Basel, 66–89.

HÜLSKEN-GIESLER, Manfred (2008): Der Zugang zum Anderen. Zur theoretischen Rekonstruktion von Professionalisierungsstrategien pflegerischen Handelns im Spannungsfeld von Mimesis und Maschinenlogik. Göttingen.

HUNDENBORN, Gertrud (2007): Fallorientierte Didaktik in der Pflege. Grundlagen und Beispiele für Ausbildung und Prüfung. München, Jena.

KAISER, Hansruedi/Manfred Künzel (1996): Fallstudie als Instrument zur Weiterentwicklung von Theorie und Praxis. Bern.

KIM, Hesook Suzie (1992): Theoretical Thinking in Nursing: Problems and Prospects. In: Nicoll, Leslie H. (Ed.): Perspectives on Nursing Theory. Philadelphia [u. a.], 157–167.

KNORR-CETINA, Karin (1988): Das naturwissenschaftliche Labor als Ort der ›Verdichtung‹ von Gesellschaft. In: Zeitschrift für Soziologie 17. Jg., H. 2, 85–101.

MANNHEIM, Karl (1969/1931): Wissenssoziologie. In: ders. Ideologie und Utopie. Frankfurt am Main, 227–267.

MATOLYCZ, Esther (2013): Fallverstehen in der Pflege von Alten Menschen. Wien.

MÜLLER, Burkhard (2012): Sozialpädagogisches Können. Ein Lehrbuch zur multiperspektivischen Fallarbeit. 7., überarb. und erw. Aufl. Freiburg im Breisgau.

NERHEIM, Hjördis (2001): Die Wissenschaftlichkeit der Pflege. Paradigmata, Modelle und kommunikative Strategie für eine Philosophie der Pflege- und Gesundheitswissenschaften. Bern [u. a.].

NOVER, Sabine Ursula/Erika Sirsch/Beatrix Doettlinger/Birgit Panke-Kochinke (2015): What's going on? Methodologische Fragen zum Verstehen von Menschen mit Demenz in der Versorgungsforschung. Pflege & Gesellschaft 20. Jg., H. 4, 293–315.

OEVERMANN, Ulrich (1996): Theoretische Skizze einer revidierten Theorie professionellen Handelns. In: Combe, Arno/Werner Helsper (Hg.): Pädagogische Professionalität. Untersuchungen zum Typus pädagogischen Handelns. Frankfurt am Main, 70–182.

PANKE-KOCHINKE, Birgit (2012): Augenscheinlich fehlgeleitet. Evidenz und Empirie. Methodische Postulate für eine qualitative Versorgungsforschung. In: Pflege & Gesellschaft 17 Jg., H. 1, 5–21.

REIBER, Karin/Juliane Dieterich (2013): Fallbasierte Unterrichtsgestaltung. Grundlagen und Konzepte. Didaktischer Leitfaden für Lehrende. Stuttgart.

REMMERS, Hartmut (2011): Pflegewissenschaft als transdisziplinäres Konstrukt. Wissenschaftssystematische Überlegungen – Eine Einleitung, in: ders. (Hg.): Pflegewissenschaft im interdisziplinären Dialog. Eine Forschungsbilanz, Göttingen, 7–47.

REMMERS, Hartmut (2000): Pflegerisches Handeln. Wissenschafts- und Ethikdiskurse zur Konturierung der Pflegewissenschaft, Bern [u. a.].

REMMERS, Hartmut/Manfred Hülsken-Giesler (2012): Evidence-based Nursing and Caring – Ein Diskussionsbeitrag zur Fundierung und Reichweite interner Evidenz in der Pflege. Pflege & Gesellschaft, 17. Jg., H. 1, 79–83.

REUSCHENBACH, Bernd/Anne-Kathrin Cassier-Woidaski/Cornelia Mahler/Herbert Mayer/Miriam Tabea Richter/Charlotte Berendonk/Matthias Hoben/Martin Müller/Christa Flerchinger/Matthias Zündel/Andrea Schifff (2012): Methodennutzung, -präferenz und -fortbildungsbedarfe in der deutschsprachigen Pflegewissenschaft – Ergebnisse einer Online-Befragung. Pflege & Gesellschaft 17. Jg., H. 3, 197–215.

ROBERT BOSCH STIFTUNG (Hg.) (1996): Pflegewissenschaft. Grundlegung für Lehre, Forschung und Praxis. Gerlingen.

SCHREMS, Berta (2008): Verstehende Pflegediagnostik. Grundlagen zum angemessenen Pflegehandeln. Wien.

SCHREMS, Berta (2013): Fallarbeit in der Pflege. Grundlagen, Formen und Anwendungsbereiche. Wien.

STRAß, Katharina/Ingrid Darmann-Finck/Ulrike Böhnke (2009): Einleitung. In: Darmann-Finck, Ingrid/Ulrike Böhnke/Katharina Straß (Hg.): Fallrekonstruktives Lernen. Ein Beitrag zur Professionalisierung in den Berufsfeldern Pflege und Gesundheit. Frankfurt am Main, 7–10.

UZAREWICZ, Charlotte /Michael Uzarewicz (2005): Das Weite suchen. Einführung in eine phänomenologische Anthropologie für Pflege. Stuttgart.

WEIDERT, Sabine (2007): Leiblichkeit in der Pflege von Menschen mit Demenz. Zum Umgang mit anspruchsvollen Pflegesituationen im Klinikalltag. Frankfurt am Main.

WITTNEBEN, Karin (1998): Einführung in Forschungsgegenstände und Forschungsansätze der Pflege, in: dies. (Hg.): Forschungsansätze für das Berufsfeld Pflege. Beispiele aus Praxis, Management und Ausbildung. Stuttgart, 1–15.

Ulrike Böhnke

Rekonstruktive Fallarbeit in Pflege und Gesundheit. Theoretische Begründungslinien einer reflexiven Könnerschaft

1.   Einleitung

Pflegeberufliches Handeln, das auf die autonome Lebenspraxis (vgl. Oevermann 2000, S. 131) von beruflich Pflegenden und zu Pflegenden gerichtet ist, erfordert einen professionellen Pflegehabitus, der sich in einer reflexiven praktischen Könnerschaft begründet. Den Kern der professionellen praktischen Könnerschaft bildet das pflegerische Fallverstehen, das eine Urteilsbildung in der unmittelbaren Pflegesituation bei Wahrung der Vulnerabilität des Leibkörpers von beruflich Pflegenden und zu Pflegenden erst ermöglicht. Die Professionalität pflegeberuflichen Handelns entfaltet sich in der interaktiv-dialogischen und damit immer auch leibkörperbezogenen Begegnung zwischen beruflich Pflegenden (Akteurperspektive) und zu Pflegenden (Klientenperspektive) (vgl. Wernet 2006, Böhnke 2010). Darmann-Finck (2009) betont im Anschluss an Wernet (2006), dass pflegespezifisches Fallverstehen neben der Klientenperspektive die Perspektive der professionellen Akteure berücksichtigen muss, weil Letztere »das innere Erleben der Interaktion mit anderen Menschen entscheidend prägt und die Wahrnehmung pflegerischer Situationen verzerren und unangemessene Pflegehandlungen zur Folge haben kann« (ebd. 24).

Pflegespezifisches Fallverstehen als Kernaufgabe pflegeberuflichen Handelns beinhaltet das Suchen, Entdecken, Konstruieren, Rekonstruieren und Interpretieren von biografisch, soziokulturell und historisch geprägten Lebensspuren, die wesentlich auch in den Leibkörper eines Gegenüber eingeschrieben sind. Pflegearbeit ist demnach »Dem Leibkörper auf der Spur« sein (Böhnke 2010). Konkret geht es um ein Spurenlesen, das als eine Deutungskunst verstanden werden kann (vgl. Krämer/Kogge/Grube 2007). Das Auftreten eines akuten bzw. chronischen Krankheitsereignisses, wie bspw. ein Herzinfarkt oder eine Multiple Sklerose, kann zum Zusammenbruch bzw. Scheitern einer vormals stabilen Lebenswelt der zu Pflegenden führen und als krisenhaft erlebt werden. In diesem Kontext stehen beruflich Pflegende vor der Herausforderung, die individuellen Spuren der Gesundheits- und Krankheitskrisen fallspezifisch zu verstehen, um die darüber gewonnenen Erkenntnisse systematisch in den pflegetherapeutischen Prozess integrieren zu können. Damit ist die Binnenperspektive pflegeberuflichen Handelns angesprochen, in der Pflegende durch mehrdimensionale Interaktionsprozesse (face-to-face, body-to-body, side-by-side) die autonome Lebenspraxis der zu Pflegenden zu fokussieren suchen (vgl. Remmers 2000). Professionelles Pflegehandeln als personenbezogene Dienstleistung basiert auf einer doppelten Handlungslogik: damit begründet sich die klinische Urteilsbildung einerseits in fachlichen Bezügen, denen ein wissenschaftsbasiertes Wissen zugrunde liegt, und andererseits in einer hermeneutischen Kompetenz des Fallverstehens (vgl. u. a. Dewe/Ferchhoff/Radtke 1992, Oevermann 1978, 1996, Remmers 2000, Friesacher 2008, Hülsken-Giesler 2008). Konkreter gefasst ist mit der Kompetenz des hermeneutischen Fallverstehens die Fähigkeit verbunden, »Zugänge zum Anderen *auf der gleichen Ebene* zu finden, auf der der Andere seine (in hohem Maße eigenleibliche) Identität und Personalität ausgebildet hat« (vgl. Remmers 2000, 29, Hervorhebung i. Original). Die Zielperspektive einer so verstandenen Pflegearbeit erfordert von beruflich Pflegenden eine professionelle reflexive Könnerschaft, die sich in Kompetenzen eines pflegespezifischen Fallverstehens begründet und in einer praktischen Urteilsbildung mündet, die das lebensgeschichtlich Gewordene des zu Pflegenden zu berücksichtigen in der Lage ist (vgl. Böhnke 2010).

Ziel des vorliegenden Beitrags ist es, theoretische Begründungslinien einer reflexiven Könnerschaft aufzuzeigen, um darüber die Relevanz einer fallrekonstruktiven Arbeit in Gesundheit und Pflege zu verdeutlichen. Damit ist nicht zuletzt auch die Absicht verbunden, die Aufmerksamkeit auf die Relevanz leibkörperbezogener Kommunikationen und Interaktionen zwischen Pflegenden und zu Pflegenden im institutionellen Kontext der Gesundheitsversorgung zu richten. Die grundsätzliche Bedeutung von Körper und Leib für Fallverstehen und Urteilsbildung in einer ritualisierten Pflegepraxis soll im Zusammenhang mit dem kulturanthropologischen Konzept der Performativität verdeutlichen werden (vgl. Kap. 1). Vor diesem Hintergrund wird die Rede vom »Leibkörper« durch einige theoretische Bezüge begründet. Es wird verdeutlicht, dass der Leibkörper in der interaktiv-dialogischen Begegnung zwischen Pflegenden und zu Pflegenden den Ausgangsort für eine reflexive Könnerschaft darstellt (vgl. Kap. 2). Die besondere Herausforderung, die Expressionen (oder auch ›Spuren‹) des Leibkörpers in pflegeberuflichen Kontexten als relevante Bezugspunkte eines Fallverstehens zu nutzen, wird in einem nächsten Schritt als Prozess des ›Spurenlesens‹ entfaltet. Dabei handelt es sich um eine »Wissens- und Orientierungspraktik« (vgl. Krämer 2007, 20), die für das pflegespezifische Fallverstehen und die professionelle Urteilsbildung sowie für daraus resultierende pflegetherapeutische Interventionen bedeutsam ist (vgl. Kap. 3). In einem

Ausblick (vgl. Kap. 4) werden Bedeutung und Perspektiven einer fallrekonstruktiven Arbeit in Gesundheit und Pflege abschließend erörtert.

2. Zur Performativität pflegeberuflichen Handelns in ritualisierten Bezügen

Mit dem Konzept der Performativität rücken Sprach- und Handlungsspiele zwischen beruflich Pflegenden und zu Pflegenden als Grundlage der pflegeberuflichen Kommunikation und Interaktion in den Blick. Dem etymologischen Wortstamm folgend, entspringen *performance, performativ* und *Performativität* dem lateinischen Wort »›forma‹ u. a. ›Form‹, ›Gestalt‹, ›Figur‹, ›Beschaffenheit‹, ›Bild‹, ›Erscheinung‹ bzw. ›Modell‹. Das Verb ›formare‹ bedeutet ›gestalten‹, ›bilden‹, ›darstellen‹ und ›verfertigen‹. ›Formatio‹ meint ›Gestaltung‹. Die Vorsilbe ›per‹ wird mit ›durch und durch‹ übersetzt, hebt also die Intensität der Gestaltung hervor.« (Wulf/Zirfas 2001, 10) Performativität beschreibt menschliches Handeln als Prozess, der innere und äußere Bilder hervorbringt, deren Erscheinungen und Darstellungen auf sinnlich-körperliche und situativ-szenische Gestaltungen verwiesen sind. »Die Begriffe *performance, performativ, Performativität* vergegenwärtigen die Relevanz der ästhetischen Dimension menschlichen Handelns und den Orientierungscharakter sozialer Darstellungen und Modelle. Sie verdeutlichen, wie wichtig die Formen des Handelns für sein Gelingen sind. Ihre Gestaltung ist ein konstitutives Element jeder sozialen Handlung, in deren Verlauf der Handelnde sein Tun und sich selbst inszeniert. Dabei bringt er sich in seinen Handlungen zur Erscheinung. Er erzeugt Bilder seines Handelns und seiner selbst in Form sinnlich-körperlicher Repräsentation für die Erinnerungs- und Vorstellungswelt seiner Mitmenschen.« (vgl. Wulf/ Zirfas 2001, 10, Hervorhebungen i. Original)

Soziales Handeln ist in dieser Perspektive gebunden an ein »praktisches körpergebundenes Wissen, das auf vielfältige Weise performativ wird« (Wulf 2001, 253) und dessen Aneignung auf mimetische Prozesse verwiesen ist. Wulf (2001) bezeichnet »soziale Handlungen als mimetisch [...], wenn sie als Bewegungen Bezug auf andere Bewegungen nehmen, wenn sie sich als körperliche Aufführungen oder Inszenierungen begreifen lassen und wenn sie eigenständige Handlungen sind, die aus sich heraus verstanden werden können und die auf andere Handlungen oder Welten Bezug nehmen.« (ebd., 254) Dadurch, dass der Mensch in einem mimetischen Verhältnis zu sich und der Welt bzw. dem Anderen steht, werden Ähnlichkeiten empfunden und Korrespondenzen zur sozialen Umwelt hergestellt. In diesem mimetischen Verhältnis entwickelt sich ein Prozess der Anähnlichung des Menschen an seine Außenwelt. Darüber vollzieht sich ein Transformationsprozess, in dem Menschen äußere und innere Wahrnehmungen wandeln (ebd., 260). Demzufolge stellen mimetische Prozesse eine grundlegende anthropologische Dimension des menschlichen Selbst- und Weltverhältnisses dar und sind darüber maßgeblich an der Entwicklung von Macht- und Beziehungsstrukturen beteiligt. Insbesondere institutionelle Ritualisierungen tragen dazu bei, dass bestimmte Handlungs- und Verhaltensweisen von Personen, die unhinterfragt als Vorbilder erscheinen, über mimetische Prozesse internalisiert werden. »Prozesse sozialer Mimesis sind sinnlich; sie vollziehen sich mit Hilfe von Wahrnehmung, lassen sich aber nicht auf Aisthesis begrenzen. Sie reichen in die Welt der inneren Vorstellungen, der Imagination, in der sie die Verbindung zwischen außen und innen herstellen, indem sie die Außenwelt in Innenwelt überführen.« (Wulf 2005, 46)

Soziale Mimesis nimmt eine zentrale Funktion in der berufsbiografischen Sozialisation ein. In ritualisierten Berufsbezügen werden Werte-, Einstellungs- und Handlungsmuster in die eigene Vorstellungswelt integriert und handlungswirksam. »Rituale sind körperliche Bewegungen, die einen Anfang und ein Ende haben, die gerichtet sind und den Beteiligten eine Position zuweisen. Rituale lassen sich als symbolisch codierte Körperprozesse begreifen, die soziale Realitäten erzeugen und interpretieren, erhalten und verändern. Sie vollziehen sich im Raum, werden in Gruppen ausgeführt und sind normativ bestimmt. Sie umfassen standardisierte Elemente und ermöglichen Abweichungen von diesen.« (ebd.) So stellt bspw. im pflegeberuflichen Handlungsfeld die morgendliche Körperpflege eine ritualisierte Pflegehandlung dar, die in ihren körperlichen Vollzügen zwischen Pflegenden und zu Pflegenden positiv wie negativ besetzte Emotionen hervorrufen kann und ggf. auf eine asymmetrische Beziehungsgestaltung verweist.

In ritualisierten Arbeits- bzw. Beziehungsprozessen dieser Art schreiben sich durch soziale Mimesis institutionell geprägte Normen in die Körper der Handlungsakteure ein und können dazu führen, dass ein Patient bspw. ungefragt rasiert wird, weil ein Patient in der inneren Vorstellungswelt der Pflegenden ggf. nur gut gepflegt ist, wenn er rasiert ist und damit ›ordentlich‹ aussieht. Diese Vorgehensweise kann von einem Patienten, der mit dem Bartwuchs möglicherweise die Vitalität des Männlichen verbindet, als grenzüberschreitend erlebt werden und, insbesondere in Situationen, in denen Vulnerabilität und Abhängigkeit ggf. ehedem zum Problem werden, zu einer Identitätskrise führen. Prozesse dieser Art basieren weitgehend auf unhinterfragten Routinen und Ritualen und sind damit oftmals nachhaltig wirksam. Konfliktreiche Situationen entstehen häufig dann, wenn Rituale standardisierte Handlungs- und Deutungsmuster hervorbringen und damit handlungsentlastete Reflexionen zur Begründung eines einzelfallgerechten Vorgehens unterbinden.

Neben dieser determinierenden Funktion besitzen Rituale eine produktive

Seite, die institutionelle Veränderungsprozesse begünstigen können, jedoch von den handelnden Akteuren häufig nur bedingt wahrgenommen werden (vgl. Wulf 2005). Demzufolge sind institutionelle Transformationsprozesse im Wesentlichen auf eine gegenläufige Ritualisierung bestehender Handlungsmuster verwiesen. In der pflegeberuflichen Handlungspraxis kann bspw. eine dialogisch orientierte Pflegevisite einen Kontrapunkt zur ärztlichen Visite setzen und auf diese Weise die Kommunikationen zwischen Patienten und professionellen Akteuren in der institutionellen Gesundheitsversorgung weiterentwickeln.

Im Rahmen einer solchen Pflegevisite kann dem zu Pflegenden Raum und Zeit gegeben werden, sein persönliches Krankheitserleben durch lebensgeschichtlich geprägte Selbstinterpretationen auszudrücken. Die Handlungsvollzüge einer so verstandenen Pflegevisite setzen bei den Pflegenden ein Bewusstsein für die Relevanz einer patientenorientierten Gesprächsführung voraus, um die darüber gewonnenen Erkenntnisse in ressourcenorientierte Handlungsentscheidungen und Pflegeinterventionen im Kontext des pflegetherapeutischen Prozesses zu integrieren. Das damit verbundene pflegeberufliche Selbstverständnis erzeugt ein identitätsstiftendes Differenzgeschehen, in dem die Unterschiede der ärztlichen und pflegerischen Handlungspraxis in rituellen Aufführungen für alle beteiligten Akteure sicht- und erfahrbar werden. Das Erleben der Differenzen von ärztlicher und pflegerischer Handlungspraxis als spürbare berufliche Identität, die über Rituale inszeniert und als soziale Aufführung praktiziert wird, basiert in hohem Maße auf mimetischen Prozessen und nicht-diskursiven Erkenntnissen (vgl. Hülsken-Giesler 2008). Die Wirksamkeit der rituellen Handlungspraxis zeigt sich in gemeinschaftsbildenden Handlungs- und Verhaltensweisen, die deutlich machen, wie die Akteure zueinander stehen.

Festzuhalten gilt, dass die Performativität des pflegeberuflichen Handelns im Wesentlichen auf dem Zusammenspiel von mimetisch-performativen und rituellen Sprach- und Handlungsspielen sowie dem verkörperten Wissen der Handlungsakteure basiert. Auf der Grundlage ritueller Handlungen entwickeln sich kollektive Empfindungen und Gefühle, die auf die Wirksamkeit mimetisch-performativer Handlungsvollzüge verweisen. Deutlich wird, dass sich die Performativität pflegeberuflichen Handelns nicht auf Sprechakte reduzieren lässt, sondern vielmehr auf die Wahrnehmung und die Interpretation von Körperpraxis verwiesen ist (vgl. ebd.). Die Frage, welche Aspekte einer Situation von beruflichen Akteuren als relevant erlebt werden, entscheidet sich vor diesem Hintergrund im Wesentlichen über die Biografizität (vgl. Alheit 1993, Alheit/ Dausien 2000) und Sozialisation der Handlungsakteure. Mit den nachfolgenden Ausführungen soll das Konzept des Leibkörpers eingeführt und theoretisch bestimmt sowie in seiner Relevanz für eine praktische Könnerschaft skizziert werden.

3. Der Leibkörper als Ausgangsort pflegeberuflicher reflexiver Könnerschaft

Versteht man Pflegearbeit als eine hochgradig mimetisch begründete Beziehungs-, Berührungs- und Interaktionsarbeit, dann nimmt der Leibkörper in entsprechenden beruflichen Prozessen eine Schlüsselposition ein (vgl. Hülsken-Giesler 2008, Böhnke 2010). Theoretische Begründungen für diese Bestimmung lassen sich in phänomenologisch-anthropologischer, kulturwissenschaftlicher oder wissenssoziologischer Perspektiven herleiten. Gemeinsam ist diesen Zugängen, dass der *Leibkörper* jeweils auf einen lebendigen Leib verweist, dem lebensgeschichtlich, kulturell und sozialisatorisch geprägte Erfahrungen und Erfahrungswissen zugrunde liegen und mit dem eine präreflexive Form des tätigen ›In-der-Welt-Seins‹ verbunden wird (vgl. Merleau-Ponty 1966, Bourdieu 1976, Waldenfels 2000, Fuchs 2008).

Mit Alkemeyer (2006) lässt sich der Leibkörper aus einer analytischen Perspektive bestimmen und daraus können Konsequenzen für einen methodologisch begründeten Zugang abgeleitet werden: »Vom Körper wird gesprochen, wenn es um die von außen beobachtbaren Dimensionen sozialer Praktiken geht, vom Leib hingegen, wenn auf das innere Wahrnehmen und Erleben der Akteure reflektiert wird.« (ebd., 266) Doch der Begriff des Leibkörpers »schließt nicht nur den gelebten Leib ein, mittels dessen wir Dinge wahrnehmen und manipulieren, in dem wir uns selbst ausdrücken und mit dem wir aufeinander einwirken, er schließt auch den physiologischen Apparat ein, darunter jene neurologischen und genetischen Prozesse, durch die sich unser Verhalten nicht nur realisiert, sondern bis zu einem gewissen Grad geformt wird.« (Waldenfels 2004, 272)

In dieser Perspektive drücken sich zum Beispiel das Krankheiterleben eines zu Pflegenden und die damit einhergehenden leiblichen Erfahrungen performativ in einer körperlichen Inszenierungs- und Aufführungspraxis aus. Die Krankheitserfahrungen zeigen sich in einer Art ›Körpersemantik‹, die sich, folgt man dem Habituskonzept Bourdieus (1976), über Jahre gesehen körperlich-leiblich habitualisieren kann. Deutlich wird dann, dass Selbst- und Fremdverstehen auf lebensgeschichtlich und soziokulturell geprägten Verhaltens-, Wahrnehmungs-, Deutungs- und Bewertungsschemata beruhen, die sich in der Lebenspraxis und durch die Lebenspraxis entwickeln (vgl. Böhnke 2010). Der Habitus entspricht erworbenen Gewohnheiten, Haltungen, Anlagen, Einstellungen und Erscheinungsbildern, die eine zentrale Rolle bei der Entstehung sozialer und kultureller Lebenspraxis einnehmen. Der Leibkörper als Habitus entspricht einem ›Leibgedächtnis‹, das auf biografisch, gesellschaftlich und kulturell geprägten Werten und Normen basiert (vgl. Fuchs 2008). Deutlich wird damit aber auch, dass »Leiberfahrungen [...] in der Sicht des Habituskonzepts nicht nur etwas passiv Erlittenes [sind], sondern aktive Wirklichkeitskon-struktionen auf der Basis ausgebildeter Wahrnehmungsmuster« (Alkemeyer 2006, 266). Krisenerfahrungen im Krankheitsprozess eines zu Pflegenden sind damit als lebensgeschichtlich geprägte Wirklichkeitskonstruktionen zu verste-hen.

Nach dieser Bestimmung des Leibkörpers, der die elementare Grundlage pflegeberuflichen Handelns bildet, wird in einem nächsten Schritt eine theo-retische Auseinandersetzung zur reflexiven Könnerschaft vorgenommen. Dar-über ist dann die Relevanz eines pflegespezifischen Fallverstehens und einer klinische Urteilsbildung in Pflegesituationen erklärbar. Auch diese Erörterun-gen zur reflexiven Könnerschaft lassen sich theoretisch in verschiedensten Perspektiven begründen.

Aus der Perspektive des Pragmatismus lässt sich reflexive Könnerschaft im Anschluss an Schön (1983) über die Handlungstypologie seiner Reflexions-theorie bestimmen. Schön unterscheidet drei Handlungstypen, die die Grund-lage menschlicher Aktionen bilden: Im Handlungsmodus vom Typ I identifiziert er das »unausgesprochene Wissen-in-der-Handlung« (»tacit-knowing-in-ac-tion«) als ein hoch relevantes Element des professionellen Wissens des Prakti-kers: »Our knowing is ordinarily tacit, implicit in our patterns of action and in our feel for the stuff which we are dealing« (vgl. Schön 1983, 49). Das Spezifikum dieses Handlungstyps besteht darin, dass keine Trennung zwischen Denken und Handeln vorgenommen wird: »Although we sometimes think before acting, it is also true that in much of the spontaneous behavior of skillful practice we reveal a kind of knowing which does not stem from a prior intellectual operation« (ebd., 51). Das unmittelbare Verstehen von Situationen sowie die Überführung in situative Urteile durch erfahrene Pflegepraktiker und -praktikerinnen beruhen in diesem Sinne auf einem praktischen Wissen bzw. Handlungswissen (vgl. Friesacher 2008). Im Handlungsmodus vom Typ II setzt »Reflexion-in-der-Handlung« ein, sobald das unausgesprochene »Wissen-in-der-Handlung« in der pflegerischen Handlungssituation scheitert. Mit diesem Prozess entwickelt sich ein »Forschen in der Praxis« (Neuweg 1999, 365), das nach Schön als eine »re-flexive Konversation mit der Situation« (Schön 1983, zit. n. Neuweg 1999, 365) zu verstehen ist.

In diesem Forschungsprozess erfolgen Situationsverstehen und Urteilsbil-dung über ein experimentelles, hypothesenbildendes und -gestütztes Probe-handeln in der konkreten Handlungssituation. In pflegeberuflichen Kontexten greifen Pflegepraktiker und -praktikerinnen hier auf alte Erfahrungen zurück, die sich in Form von Bildern, Interpretationen und Handlungen widerspiegeln. Über Analogiebildung werden vergangene und aktuelle Pflegesituationen in Beziehung gesetzt. Im Handlungstypus III wird eine »Reflexion über die

Handlung« vorgenommen, indem durch das Heraustreten aus der Handlungssituation eine kritische Distanz zum konkreten Fall eingenommen wird. Fallverstehen und Urteilsbildung erfolgen im Kontext eines problemlösenden und
forschenden Lernens, indem Pflegepraktiker und -praktikerinnen Daten sammeln, rekonstruieren und analysieren.

Zusammenfassend kann festgestellt werden, dass die Handlungstypologie
von Schön (vgl. ebd.) erste grundlegende Systematisierungen eines professionellen Pflegehandelns ermöglicht, die der Relevanz des Leibkörpers – hier auf
Seiten der Pflegenden – gerecht werden können. Die Handlungstypen des
»unausgesprochenen Wissens-in-der-Handlung« und der »Reflexion-in-der-
Handlung« sowie die damit einhergehenden situativen Deutungen und Urteile
verweisen auf die Nichtstandardisierbarkeit von pflegerischen Handlungssituationen. Entscheidend ist hierbei, dass Pflegende über eine Vielfalt von Deutungen verfügen, um das je Besondere der pflegeberuflichen Handlungssituation
und die Lebenswelt des zu Pflegenden nicht durch die den Pflegealltag prä-
genden Standards, Routinen und Rituale zu deformieren. Damit Pflegende eine
reflexive Haltung gegenüber der Pflegepraxis und ihrem eigenen Handeln ein-
nehmen können, ist die »Reflexion-über-die-Handlung« bedeutsam. Sie ist die
zentrale Voraussetzung, um eine Multiperspektivität und ein breites Deu-
tungswissen in der pflegeberuflichen Handlungspraxis zu entwickeln.

Hervorzuheben ist, dass die Handlungstypologie von Schön zur Erklärung
eines professionellen fallbezogenen Pflegehandelns grundlegend ist. Bedeutsam
ist »die Kompetenz zu Reflexion in der Handlung, mit der komplexe professionelle Situationen bearbeitet werden, doch ist sie in nicht (mehr) begleitend
reflektierten Handlungsroutinen eingebettet und muss durch Reflexion-über-
die-Handlung ergänzt werden, soll ein größeres Problem gelöst oder das eigene
Wissen im Gespräch mit KollegInnen, KlientInnen oder in die Profession neu
aufzunehmenden Personen formuliert werden.« (Altrichter 2000, 210) Relevant
ist somit »das Reflektieren über und das Planen am konkreten Fall«, dem eine
»besonnene Rationalität« zugrunde liegt (Neuweg 1999, 362). Erst auf diese
Weise kann die starre Anwendung eines wissenschaftlichen Regelwissens im
Sinne einer ›technischen Rationalität‹ überwunden und die Einzigartigkeit des
konkreten Falls wahrgenommen und mit Bedeutungen versehen werden. »Weil
der einzigartige Fall nicht in die Kategorien existierender Theorie und Tech-
nologie fällt, kann ihn der Praktiker nicht als instrumentelles Problem behan-
deln, das er durch die Anwendung einer der Regeln in seinem Bestand an professionellem Wissen lösen könnte. Der Fall befindet sich nicht ›im Lehrbuch‹.«
(Schön 1987, 5, zit. n. Neuweg 1999, 362)

Ein erweitertes, ebenfalls im Pragmatismus begründetes Verständnis eines
pflegespezifischen Fallverstehens und einer entsprechenden Urteilsbildung lässt
sich mit Charles Peirce (1973) und seinem Konzept der Abduktion begründen.

Während es in klassischen wissenschaftlichen Ansätzen häufig primär darum geht, Hypothesen zu verifizieren oder zu falsifizieren, interessiert sich Peirce dafür, *wie* es zur Hypothesenbildung kommt. Das Konzept der Abduktion versteht sich als Ansatz, der über den Entstehungsprozess neuer Erkenntnisse aufklärt. Plötzlich auftretende, neue Ideen, die sich im Kontext von Denk-, Lern- und Forschungsprozessen entwickeln, werden nicht als Störfaktoren verstanden, sondern als eine logische Schlussweise aufgefasst, die »integraler Bestand der abduktiven Denkform« (Rohr 1993, 136, zit. n. Steiner 2004, 100) ist. Das Entstehen eines neuen Gedankens geschieht demnach über die Kontrastierung bereits vorhandener Erkenntnisse. Der Prozess der Abduktion erfordert ein »In-Beziehung-Setzen« (Steiner 2004, 101) im Rahmen eines Erwartungshorizontes, dem ein gesichert erscheinendes Wissen (im Sinne von Vorurteilen) zugrunde liegt. Dieses wird durch aktuelle Irritationen oder Zweifel aktualisiert und in Frage gestellt. Abduktion erfolgt im Vollzug der denkend artikulierten Wahrnehmung und im Wahrnehmungsurteil.

Urteilsbildung basiert demnach auf Wahrnehmungen und ist an Erfahrungen gebunden. Die Erfahrungen gehen aus Wahrnehmungen hervor. Sie sind die »Wahrnehmung einer äußeren Welt, der Natur, [...] Wahrnehmung anderer Menschen, [...] der des eigenen Körpers, aber auch [...] Wahrnehmung von Vorgängen, Ereignissen und Handlungen.« (Reichertz 2003, 45) Wahrnehmungsurteile beruhen auf unbewussten Synthesen und sind insofern als intuitive Urteile zu verstehen, die mit der Erfahrungsgegenwart verhaftet sind. Demzufolge können die Wahrnehmungsurteile erst durch ein explizites Schließen hinterfragt bzw. überprüft werden. Das abduktive Schließen prägt den ›common sense‹, das »lebensweltliche Alltagswissen und Wahrnehmen aller Mitglieder einer Sprachgemeinschaft« (Nagl 1992, 109).

Im späteren Werk Oevermanns (1996, 19) wird die Abduktion klassifiziert als »logische Operation, durch die wir Erfahrungen machen, durch die Neues entsteht«. Abgegrenzt wird diese von der qualitativen Induktion, die ihm als »Vorform [...], das Analogon zur empirischen Generalisierung« (ebd., 19) gilt. Im Kontext der so genannten ›starken Abduktion‹ entwickelt sich das »rekonstruktive Herauslesen von Gesetzmäßigkeiten aus der detaillierten, müßigen Betrachtung von Gegenständen« (Oevermann 1998, 26). In diesem Prozess greift das Vorwissen in die unbewussten Wahrnehmungsurteile ein. Das Vorwissen geht nach Oevermann auf drei Wegen in das Wahrnehmungsurteil über: »in Form der (unbewussten) Wahrnehmungsorganisation, der (unbewussten) Erinnerungsspuren und der (auf einem schweigenden Wissen beruhenden) Sprachfähigkeit.« (Pilz 2007, 187) In krisentheoretischer Perspektive versteht sich die »instinktive Fähigkeit des abduktiven Schließens als Ausdruck von Krisenbewältigung.« (ebd.) Abduktionen erfüllen nach Oevermann nachfolgende Funktionen: »Zum einen sichern sie qua ihrer krisenlösenden Potenz (als unbewusste Wahrnehmungsurteile) den Prozess der Prädikation, zum anderen ist die Abduktion das wesentliche Forschungsinstrument der Rekonstruktion eben diesen Prozesses. Während die Abduktion aus der Perspektive des handelnden Subjekts unbewusst verläuft bzw. verlaufen kann, hat die rekonstruierende Analyse mittels der Fallrekonstruktion die Möglichkeit, ihre Bedingungen rückblickend offen zu legen« (ebd.).

Mit diesen Ausführungen lässt sich eine reflexive Könnerschaft auch über das Konzept der Abduktion begründen. ›Schwache Abduktion‹ entspricht in diesem Sinne einem biografisch und sozialisatorisch geprägten Situationsverstehen und entsprechender intuitiver Urteile der Handlungsakteure in Pflegesituationen. Dagegen versteht sich die rekonstruierende Fallanalyse als starke Abduktion, die in handlungsentlasteten Situationen zu leisten ist. Mit Reflexionen dieser Art lassen sich die Bedingungen und Möglichkeiten biografisch und sozialisatorisch geprägter Wahrnehmungsurteile freilegen.

Mit Polanyi (1985) kann ein weiterer Begründungsschritt für das pflegespezifische Fallverstehen und eine entsprechende Urteilsbildung vorgenommen werden. Im Zentrum der »Theory of tacit knowing« stehen Prozesse der Wissensaneignung und -anwendung. »Knowledge is an activity which would be better described as a process of knowing« (Polanyi 1985, 132). Nicht das implizite Wissen, sondern vielmehr das implizite Denken sind bedeutsam im Kontext dieser »theory of non-explicit thought« (ebd., 155). ›Knowing‹ verweist in diesem Sinne »auf Prozesse des Wahrnehmens, Beurteilens, Antizipierens, Denkens, Entscheidens, Handelns« (Neuweg 2005, 557) und damit auf »Könnerschaft« (vgl. Neuweg 1999). Im Kontext der Könnerschaft kommen die zugrunde liegenden »Wahrnehmungs- und Handlungsdispositionen und die Akte der Performanzregulation, in denen diese Dispositionen ihren Ausdruck finden« (Neuweg 2005, 557) zum Vorschein.

Die Könnerschaft des Experten zeigt sich in Handlungssituationen als gelingende Praxis und beruht auf implizitem Wissen, das einem »know how« entspricht. Polanyi (1985) verdeutlicht in seiner ›Logik des impliziten Wissens‹, dass dem impliziten Wissen sowohl das ›praktische Wissen‹ als auch das ›intelligente Wissen‹ immanent ist. Hierbei ist für Polanyi wichtig: »Wenn ich von Wissen spreche, beziehe ich mich also stets sowohl auf praktische als auch theoretische Kenntnisse« (ebd., 16). Damit sind Theorie- und Handlungswissen aufeinander verwiesen.

Im Anschluss an Polanyi nimmt der Körper als Träger eines ›verkörperten Wissens‹ in Situationen des Fallverstehens und der klinischen Urteilsbildung eine elementare Stellung ein. Polanyi geht von einem grundlegenden *Hintergrundbewusstsein* (proximaler Term) aus, das auf »Körpererfahrungen, Identität, Kontrollbewusstsein, Raum- und Zeiterleben sowie die Unterscheidung von Realitäten und Vorstellungen« (Polanyi 1965, zit. n. Heitmann 2006, 31) basiert.

Demgegenüber enthält das *Fokalbewusstsein* (distaler Term) bewusste Körper- und Sinneswahrnehmungen, intellektuelle Tätigkeiten wie Denken, Wollen, Erinnern oder Vorstellungen sowie Emotionen und Intentionen (vgl. ebd.). Das Verinnerlichen einer konkreten Pflegetheorie kann etwa dazu führen, dass diese in den proximalen Term des impliziten Wissens überführt und unbewusst im praktischen Pflegehandeln wirksam wird.

Über implizites Wissen bildet sich nach Polanyi (1985, 24) »der unausgesprochene Rahmen unserer moralischen Handlungen und Urteile.« Andererseits kann auch die Durchführung bspw. einer basalen Stimulation, die durch einen Kollegen vorgenommen wird, der eine Vorbildfunktion einnimmt, verinnerlicht und einverleibt werden. Der dabei auf Einfühlung beruhende Erkenntnisakt bildet die Grundlage für den Aufbau einer impliziten Triade (Integration). Entgegen der intellektualistischen Vorstellung, dass mentale Sprünge auf einer Regelverarbeitung beruhen, führt Polanyi diese auf die implizite Triade zurück. Diese basiert auf einem impliziten Schluss, der durch einen Betrachter vorgenommen wird und dabei eine kohärente Gestalt annimmt. Der implizite Schluss vollzieht sich beim Verstehen einer Situation, eines Phänomens oder bei einem anderen Erkenntnisakt und ist bedingt irreversibel. Durch die implizite Triade wird der proximale Term (Hintergrundbewusstsein) in den distalen Term (Fokalbewusstsein) transformiert. Den Kern des impliziten Triadenaufbaus bildet das Wechselspiel von Imagination (aktive Form) und Intuition (passive Form).

Zusammenfassend lässt sich feststellen, dass Fallverstehen und Urteilsbildung in dieser Lesart im Wesentlichen auf aktiven und passiven Wahrnehmungsprozessen beruhen, die im Wechselspiel zwischen Fokal- und Hintergrundbewusstsein angelegt sind. Der Leibkörper nimmt im Kontext dieser Wahrnehmungsprozesse und Erkenntnisbildung eine Schlüsselfunktion ein. Denn die unausdrückliche Erkenntnis basiert »auf einer bedeutungsvollen Integration unseres Leibes und der von ihr gespürten Empfindungen« (Polanyi 1978, 120 ff.). Darüber hinaus zeigt sich, dass die Deutungszuschreibungen der »Momente innerhalb und außerhalb unseres Leibes als Schlüssel zur Wahrnehmung gebraucht und als solche zur Einheit der Wahrnehmung integriert werden.« (ebd., 121) Intuitive Handlungsvollzüge werden durch die Einbildungskraft hervorgerufen. »Stets sucht unsere forschende Einbildungskraft unsere bildende Intuition aufzurufen, während ihr eigenes Streben selbst von der Intuition angeregt und geleitet wird.« (ebd., 131) Als Konsequenz dieser Erkenntnis versteht Polanyi *Einbildungskraft* und *Intuition* als förderungswürdig, da sie die Grundlagen aller Heuristik bilden (vgl. ebd.). Damit sind zwei zentrale Aspekte gefasst, die für das professionelle Pflegehandeln im Sinne eines forschenden Rekonstruierens am Einzelfall grundlegend sind.

Im Anschluss an Merleau-Ponty (1966) eröffnen sich Möglichkeiten, einen

»Zugang zum Anderen« (vgl. Hülsken-Giesler 2008) über ein sinnverstehendes Sprach- und Wahrnehmungshandeln zu konzeptualisieren. Das dialogische Gespräch und die Begegnung der Dialogpartner werden in den Kontext der zwischenleiblichen Kommunikation (vgl. Waldenfels 2000, Fuchs 2004) gestellt. Das situative Fallverstehen basiert hier auf einem situierten, intersubjektiven, sprachlich und nichtsprachlich artikulierten Austausch und bildet die Grundlage für Sinngebungen, -verschiebungen und -modifikationen. Sprache ist in dieser Vorstellung an ein sinnstiftendes Vermögen gebunden, in dem sprachliches und leibliches Können ineinander aufgehen. Leibliches Wahrnehmen und Verstehen entwickeln sich aus den Sinnesaktivitäten des Leibes heraus und ermöglichen damit die Vermittlung zwischen Selbst- und Weltverhältnis.

Reflexive Leiblichkeit verweist auf das unaufhebbare dialektische Verhältnis zwischen Leib und Bewusstsein, lebendiger Erfahrung und Reflexion. Das leibliche Selbst eröffnet mit seinen Wahrnehmungsorganen in einem ›Zur-Welt-Sein‹ die reflexiven Akte, in denen sich die dialektische Struktur des Leibes in Form von Doppelempfindungen ausdrückt. Im Kontext des Phänomens des Empfindens entfaltet sich die »*lebendige Kommunikation*« (Merleau-Ponty 1966, 251, Hervorhebungen i. Original) zwischen sinnhaft Empfindenden und dem sinnlich Empfundenen. In diesem präreflexiven Wahrnehmungs- und Erfahrungsmodus konstituiert sich die Sozialität des Leibes, die sich nicht auf die menschliche Existenz reduziert, sondern aus dem sozialen und kulturellen Weltverhältnis hervorgeht.

In der zwischenleiblichen Kommunikation, der die »leibliche Intersubjektivität« (Merleau-Ponty 1967, 58) in der menschlichen Begegnung zugrunde liegt, kann der Leib des Anderen an seinem körperlichen Ausdrucksverhalten wahrgenommen werden. Das ontologische Primat der Wahrnehmung über Sinnesaktivitäten nimmt in der dialogischen Begegnung eine elementare Stellung sowohl in diskursiven als auch in nicht-diskursiven Handlungsvollzügen des pflegespezifischen Fallverstehens ein. In dieser Form des Dialogs erfolgt ein Situations- und Fallverstehen durch diskursive Bewegungen von Rede, Zuhören und sinnlicher Wahrnehmung.

Mit Rückbindung der Sprache an den leiblichen Ausdruck, der bereits im Vorbegrifflichen über Sinn verfügt, tritt die Sinnstiftung aus der Differenz von Ausdruck und Auszudrückendem hervor. Sprache wird als eine Geste verstanden, die vor aller begrifflichen Fixierung einen Sinn in sich trägt. Das »sprechende Sprechen« entspricht dem »authentische[n]« (ebd., 211) Sprechen, in dessen Vollzügen sich Sinn und Bedeutung entwickeln. Die Sinnstiftung tritt insbesondere aus der Differenz von Gesagtem und Gemeintem hervor und initiiert darüber Transformationen eigener Erfahrungen. Die leiblichen Wahrnehmungen basieren auf tradierten Wissensbeständen und biografisch verankerten Erfahrungen. Das leibliche Erleben basiert auf dem »habituellen Leib«

(ebd., 107), dem die vergangenen Erfahrungen zugrunde liegen und dem »aktuellen Leib« (ebd.), dem die Erfahrungen im ›Hier und Jetzt‹ sowie die Erfahrungen des habituellen Leibes zugrunde liegen. Sie bilden die leibliche Wahrnehmungs- und Reflexionsfolie des situativen Fallverstehens, in der sich die Evidenz des Anderen in der interaktiv-dialogischen leibkörperbezogenen Begegnung erschließt.

Mit den Arbeiten Bourdieus (1974) gerät der Habitus, als zentrales Prinzip zum Erwerb und zur Reproduktion sozialer Praktiken, zur Grundlage reflexiver Könnerschaft im Kontext personenbezogener Dienstleistungen. Über den Habitus werden demnach soziale Strukturen vermittelt, die das Erfahren, Handeln, Fühlen und Denken von Individuen strukturieren. Diese Dimensionen sind aber nicht vollständig determiniert, vielmehr beschreibt das Habituskonzept einen *Möglichkeitsraum*, »ein System von Grenzen, die nur in bestimmten Situationen spürbar werden. Als eine Weise des In-der-Welt-Seins bestimmt der Habitus, wie ich in die Welt gestellt bin, und damit, wie ich mich zu ihr stellen kann, wie ich die Welt und meine Stellung in ihr erfahre.« (Celikates 2006, 80)

Betont wird damit das dynamische Moment des Habitus, das neben einem statischen Anteil von besonderer Bedeutung ist, insofern der Status »des habitusgenerierten Handelns als eines besonderen Handlungstyps [...] die Möglichkeiten der reflexiven Aufklärungsarbeit« begründet (Rieger-Ladich 2005, 292). Der biographisch-sozialisatorisch erworbene Habitus begründet demnach bei jedem Individuum einen ›praktischen Sinn‹, der sich in Gestalt eines Gespürs, einer Intuition für die im jeweiligen sozialen Feld vorherrschenden Strukturen und Regeln zeigt und zu einer »nicht reflektierten, leiblich verankerten Verhaltenssicherheit und Selbstverständlichkeit der Weltwahrnehmung« (Kastl 2007, 381) führt.

Der praktische Sinn begründet Verstehensleistungen im Sinne einer »synthetischen Intuition« (Bourdieu 1974, 132). Die Akteure werden dazu befähigt, »eine Situation mit einem Blick einzuschätzen« (Gebauer 2000, 440). Der praktische Sinn als präreflexiver Handlungsmodus ermöglicht intuitives Situationsverstehen und intuitives Urteilen in der Pflegesituation. Damit wird ein situationsangepasstes Handeln möglich, dem aber die kritische Distanz fehlt. Da der Habitus eines Individuums im biographischen Prozess als flexibel und veränderbar gilt, ist eine reflektierte Urteilskraft als kritischer Kontrapunkt zu habitualisierten Handlungsroutinen zu verstehen. Konkret gesagt, benötigen Pflegende eine reflektierte Urteilskraft, um die eigene Handlungspraxis kritisch beurteilen und bewerten zu können (vgl. Celikates 2006).

Für pflegerische Handlungskontexte bleibt festzuhalten, dass mit dem Habituskonzept insbesondere die körperliche Aufführungs- und Inszenierungspraxis der beteiligten Akteure als Grundlage eines situativen Verstehens hervorgehoben wird. Diese bildet die Ausgangslage für ein In-Bezug-Setzen von

Fremd- und Eigenwelt in sozialen Situationen und damit auch für einen sinn-verstehenden Zugang zum Anderen (vgl. Hülsken-Giesler 2008). Das Habitus-konzept verweist überdies auf die besondere Bedeutung der Biografizität, So-zialität und Kulturalität pflegeberuflichen Wissens und Könnens als elementarer Grundlage von Fallverstehen und Urteilsbildung. Vor diesem Hintergrund soll in einem nächsten Schritt das Konzept des ›Spurenlesens‹ in der interaktiv-dia-logischen leibkörperbezogenen Begegnung als relevanter Aspekt der Pflegear-beit in den Blick genommen werden.

4. Spurenlesen in der interaktiv-dialogischen leibkörperbezogenen Begegnung als Grundlage des pflegespezifischen Fallverstehens

Aus einer religionsphilosophischen Perspektive wird im Anschluss an Martin Buber (1984) die Begegnung zwischen Gesprächspartnern als ein von Echtheit gekennzeichnetes dialogisches Gespräch verstanden, in dem die Existenz der beteiligten Personen in den Blick rückt. *Gewahrsein* und *Achtsamkeit* bilden demnach die Grundlage einer verantwortungsvollen zwischenmenschlichen Begegnung. Verantwortung wird als ein dialogisches Moment verstanden. »Dialogisches Leben ist nicht eins, in dem man viel mit dem Menschen zu tun hat, sondern eins, in dem man mit den Menschen, mit denen man zu tun hat, wirklich zu tun hat [...]. Freilich man muß, um zum Anderen ausgehen zu können, den Ausgangspunkt innehaben, man muß bei sich gewesen sein.« (ebd., 167) Damit verbunden ist eine Haltung, die auf Offenheit und die Akzeptanz eines ungewissen Gesprächsverlaufs ausgerichtet ist. In diesem ereignishaften, identitätsstiftenden Geschehen wird die Einzigartigkeit der Begegnung im Kontext von Sozialität, Biografizität, Kulturalität und Geschichtlichkeit der Ge-sprächspartner gewürdigt. Zwischenmenschlichkeit bildet die elementare Grundlage einer authentischen Begegnung und Grenzziehung zum Anderen. Darüber wird deutlich, dass die Fremdheit des Anderen nie in einem restlosen Verstehen aufgeht und dementsprechend an ein Nicht-Verstehen gebunden ist.

Damit sind Voraussetzungen eines am Patienten orientierten pflegespezifi-schen Fallverstehens skizziert, die in einem nächsten Schritt um den Ansatz des ›Spurenlesens‹ erweitert werden können. Aus einem »lebensweltlichen Wissen« (Krämer 2007, 155) heraus haben die meisten Menschen eine Vorstellung von Spuren und Spurenlesen. Das liegt nicht zuletzt daran, dass ein Großteil »unserer alltäglichen Wissenspraktiken« (ebd., 156) sich aus dem »Identifizieren, Deuten und Berücksichtigen von Spuren« (ebd.) speist. So stellt die Identifikation von Spuren und das Ziehen von Rückschlüssen anhand vorgefundener Spuren eine

»elementare Fähigkeit unseres orientierenden Handelns in der Welt« (ebd., 155) dar. Im Kontext der pflegeberuflichen Handlungspraxis ist der Fokus auf die Rekonstruktion von biografisch und soziokulturell geprägten Lebensspuren der Pflegenden und zu Pflegenden gleichermaßen gerichtet.

Der Ursprung des Begriffs ›Spur‹ (lat. ›vestigium‹) lässt sich auf das althochdeutsche ›spor‹ zurückführen. Ursprünglich ist damit der Fußabdruck gemeint. Im Zentrum der Wortgeschichte steht jedoch das ›Spüren‹, »die mit Spürkraft ausgeübte Handlung des Aufnehmens und Folgerns einer Fährte (›Spürnase!‹). Das Objekt (Spur) und eine Tätigkeit (Spüren) gehen eine elementare Beziehung ein, aber nicht so, dass diese Tätigkeit sich [...] auf das ›Machen‹ von Spuren bezieht, vielmehr auf ihre Deutung und Verfolgung. Nicht also die Entstehung einer Spur, sondern der ihrer Genese nachträgliche Gebrauch ist die zur Spur scheinbar ›passende‹ Tätigkeitsform« (Krämer 2007, 13, Hervorhebung i. Original).

Die Übertragung dieser Wortbedeutung auf das pflegeberufliche Fallverstehen lässt sich an einem Beispiel im Kontext des pflegediagnostischen Prozesses skizzieren: Am Hals und im Gesicht einer zu Pflegenden sind Hämatome sichtbar. Die Pflegende nimmt dazu ein auffallend ängstliches Verhalten der Patientin wahr. Die Pflegende begreift diese Phänomene als Spur und beginnt mit einem Deutungsprozess, in dem sie Hypothesen entwickelt, um den Entstehungshintergrund dieser ›Spuren‹ verstehen und erklären zu können. Dieser Deutungsprozess kann als eine Spurensicherung verstanden werden, insofern die Pflegende die Fährte der Spur aufnimmt. Dabei verweisen die sichtbaren Spuren möglicherweise auf eine Gewalterfahrung, die durch das auffallend ängstliche Verhalten der zu Pflegenden ggf. verdeckt oder auch bemerkt werden soll. Eine erweiterte Perspektive im Deutungsprozess der vorgefundenen Spuren erfordert eine biografische Interpretation der Lebenssituation der zu Pflegenden.

Spuren können durchaus kaum wahrnehmbar bzw. bemerkbar sein, gelegentlich sind sie nicht durch direkten Zugang zu erfassen, sondern lediglich indirekt durch Verweise erkennbar. So kann ein plötzlich eintretender Hämoglobinabfall und eine damit einhergehende Anämie als ein erster Hinweis einer Blutung interpretiert werden. In diesem Zusammenhang zeigen sich die Spuren der Blutung in Form der Anämie und des Hämoglobinabfalls, die in der direkten Pflegesituation bspw. an einer auffallenden Blässe und zunehmenden Schläfrigkeit des Patienten identifiziert werden können.

Der Begriff der Spur ist in den vorangestellten Beispielen in einen sozial- und naturwissenschaftlichen Kontext gestellt worden. Aus diesem Blickwinkel heraus können Phänomene und Symptome als Spuren verstanden werden. Spuren verweisen dabei nicht nur auf das deutlich Wahrnehmbare, sie können auch auf das kaum Bemerkbare aufmerksam machen.

In einer kulturwissenschaftlichen Perspektive wird das *Spurenlesen* als eine elementare Wissens- und Orientierungspraktik diskutiert, durch die sich ein Zugang zum Anderen über Spuren im Sinne diskursiver und nicht-diskursiver Ausdrucksformen eröffnen kann. Der Spur als Objekt wird insofern ein »epistemologisches Doppelleben« (Krämer 2007, 155) bescheinigt. Spurenlesen gilt als eine Tätigkeit, eine Praxisform, in der Spuren gelesen, verfolgt und interpretiert werden. Dies setzt eine forschende Grundhaltung beim Spurenlesenden voraus, der in kriminalistischer Spitzfindigkeit (vgl. Reichertz 2007) und mit Spürsinn kreativ und phantasievoll sichtbare und unsichtbare Spuren sucht, entdeckt, kombiniert und erprobt. In pflegespezifischen Kontexten geht es dabei nicht nur um Problemlösungen, sondern zunächst um Beziehungsgestaltung, Wissensgenerierung und -transformation, um durch angemessenes Fallverstehen und Urteilen die Problemstellung überhaupt erst erkennbar zu machen. Die Könnerschaft des Spurenlesens setzt beim Spurenfahnder eine ausgeprägte Phantasie und Einbildungskraft voraus.

Damit ist das Spurenlesen als soziale Praktik zunächst in den Modus des intuitiv-situativen Fallverstehens im Rahmen einer interaktiv-dialogisch leibkörperbezogenen Begegnung gestellt. In einem nächsten Schritt gilt es, zentrale Ausdrucksformen von nicht-diskursiven und diskursiven Spuren näher zu untersuchen, um darüber deren Relevanz für das pflegespezifische Fallverstehen und die Urteilsbildung in Pflegesituationen nachvollziehen zu können.

Mit dem *Spürsinn* ist eine Spür- und Berührungspraxis verbunden, die auf der Grundlage biografischer und sozialisatorischer Erfahrungen als Deutungskunst verstanden werden kann und erste Orientierungen in häufig durch Ungewissheit gekennzeichneten Pflegesituationen ermöglicht. Mit Schmid (1999) ist der Spürsinn Teil der alltäglichen Lebenspraxis und beinhaltet die »allgemeine wie die besondere Aufmerksamkeit, die sinnliche, strukturelle und virtuelle Wahrnehmung« (ebd., 193). Damit verbunden ist überdies »eine Ethik der Wahl« (ebd.), die über »die Ausbildung von Sensibilität und Urteilskraft [...] das Entstehen jener Klugheit, auf deren Basis allein eine reflektierte Wahl getroffen werden kann« (ebd.) begünstigt. Das »Gespür« (ebd.), das sich auf der Grundlage der Reflexion von Erfahrungen ausbilden lässt, ermöglicht das Entdecken von Spuren, ist als »*Spüren*« (ebd., 198, Hervorhebung i. Org.) erfahrbar und verweist darüber auf die Sinnesdaten, die »einen integralen Eindruck von einer Situation, einer Lebenswelt, einer Befindlichkeit des Selbst und Anderer gibt.« (ebd.) Darüber hinaus lassen sich durch das Gespür, das einer Situation zugrunde liegende »Erspüren« und die damit einhergehenden »strukturelle[n] Zusammenhänge und Bedingtheiten, auch Manipulationen erahnen« (ebd.).

Eng verbunden mit dem Gespür ist der »*Möglichkeitssinn*« (ebd., 196), durch den das Individuum in kreativer und phantasievoller Weise die Grenzen der eigenen Wirklichkeit überschreiten und Handlungsalternativen entdecken kann. Durch ihr Gespür können Akteure eine strategische Wahl treffen. Im Kontext des Gespürs greifen »sensitives und reflexives Vermögen« (ebd., 198) ineinander und bilden die Grundlage der »*leiblichen Intelligenz*« (ebd., 198, Hervorhebungen i. Org.). Das Gespür übersteigt die kognitiv-rationale Seite des Denkens im situierten Handeln. Deutlich wird die Relevanz des Zusammenspiels von Leib, Erfahrung und Reflexion. Demnach können Erfahrungen aktiv und passiv vollzogen werden, und sie schreiben sich als Spuren in das Selbst. Denn »das Eigentümliche der Erfahrung ist, dass sie sich von selbst dem Leib einschreibt, dass das Selbst sie sich jedoch durch Reflexion auf bewusste Weise einverleiben kann, sodass sie auf doppelte Weise zur Bereicherung der leiblichen Intelligenz beiträgt.« (ebd., 199) Reflexion und Hermeneutik des leiblichen Gespürs bilden die Grundlage für Multiperspektivität und eine damit einhergehende Horizonterweiterung, durch die Handlungssituationen erfasst bzw. durchschaut und Handlungsmöglichkeiten erkannt werden können.

Die Spur der *Erinnerung* ist im Leibgedächtnis verankert und zeigt sich als eine »leibbegründete produktive Einbildungskraft« (Caysa 2008, 83). Die Erinnerung ist an alle Sinne gebunden und geht mit entsprechend »komplexen Körpergefühlen« (ebd.) einher. Im Handlungsvollzug werden Erinnerungen wachgerufen, die als »empraktische Körpererinnerungen« (ebd., 73) zu verstehen sind, denen eine körperliche Intelligenz und ein verkörpertes Wissen bzw. Vollzugswissen zugrunde liegt. Empraktische leibliche Handlungsvollzüge mobilisieren Erinnerungen, die sich begrifflich oder imaginativ Ausdruck verschaffen können. Es handelt sich um eine Form der reflexiven Erkenntnis, die in einem »impliziten leiblichen Gedächtnis« (Fuchs 2008, 48) fundiert ist. Der Erwerb impliziten Wissens erfolgt durch mimetische und performative Handlungsprozesse, über die sich ein Ähnlichwerden vollzieht, das durch eine zunehmende Übereinstimmung der Wahrnehmung alle Sinne erfasst und gespürt werden kann.

Erinnerungsspuren entstehen dabei im Zusammenspiel von Leibgedächtnis und biografischen Strukturen. Die soziale Wirklichkeit zwischen Interaktionspartnern basiert nun im Wesentlichen auf gespürten Wahrnehmungen und Situationen, die von »latenter, leiblicher Erinnerung« (ebd., 56) durchdrungen sind. Sinnlich-leibliche Wahrnehmung und mimetische Bewegungen begründen aktive Formen des ›In-der-Welt-Seins‹, die sich als Erinnerungsspuren in das biographische Leibgedächtnis einschreiben. Diese bilden wiederum den Ausgangsort für einen Zugang zum Anderen, der ein Verstehen unter Wahrung von Differenzerfahrungen und Fremdheit des Anderen ermöglichen kann (vgl. Hülsken-Giesler 2008).

Die Spur des *Bildes* in erfahrungsgebundenen Kontexten verweist auf ein »Aufmerksamkeitsgeschehen, indem sich Erfahrungsfelder organisieren« (vgl. Waldenfels 2004, 205). Das Ineinandergreifen von Leib- und Bildphänomenologie richtet sich auf die Verkörperung im Bild, durch die sich »der mediale, der szenische und der pathische Charakter einer leiblich verankerten Bilderfahrung« (ebd.) ausdrückt. Die soziale Wirklichkeit konstituiert sich durch ein interaktives Vollzugsgeschehen, in dem innere und äußere Bilder ineinander greifen und die Erfahrungsgrundlage in der leibkörperbezogenen interaktiv-dialogischen Begegnung mit dem Anderen bilden. Die präreflexive Wirkkraft der inneren Bilder stellt die Grundlage der imaginären Wahrnehmung des Anderen in der unmittelbaren Begegnung dar. Nicht zuletzt entwickeln sich in diesem Aufeinandertreffen von Selbst- und Fremdbildern spürbare Differenzerfahrungen.

Situatives Fallverstehen und Urteilsbildung in der direkten Pflegesituation basieren auf einem Bildgeschehen, in dem Wahrnehmung und Gestaltbildung ineinander aufgehen. Die Einbildungskraft, der Bildformungsprozesse zugrunde liegen, bildet die elementare Grundlage in pflegeberuflichen kommunikativen und interaktiven Handlungsvollzügen. Eine damit einhergehende radikale Imagination eröffnet Erfahrungs- und Möglichkeitsräume, die darüber bestimmen, wie die eigenen Grenzen und die Grenzen des Anderen wahrgenommen werden. In ›sprechender Sprache‹ lassen sich die habitualisierten inneren und äußeren Bilder, die das Denken, Handeln und Fühlen bestimmen, artikulieren. In bildnerischen Prozessen kommen leibkörperbezogene Spuren des Selbst zum Ausdruck, die in der artikulierten Sprache ihre Grenzen erfahren.

Entscheidend ist, dass die Entfaltung von inneren und äußeren Bildern an mimetische und performative Handlungsvollzüge gebunden und im Aisthetischen verankert ist. Auf dieser Grundlage entwickelt sich ein an die Sinne gebundener »sinnverstehender Zugang zum Anderen« (vgl. Hülsken-Giesler 2008). Die implizite und explizite Reflexion der im »hermeneutischen Sprechen« (vgl. Schürmann 1999) entfalteten Bilder, lässt sich als ein im Aisthetischen verhaftetes, reflexives hermeneutisches Fallverstehen beschreiben, in dem Selbst- und Fremdbilder aufeinander treffen und die soziale Wirklichkeit der Interaktionspartner in der Pflegesituation konstituieren.

Der *Blick* nimmt in der interaktiv-dialogischen leibkörperbezogenen Begegnung die zentrale Schlüsselstellung im pflegespezifischen Fallverstehen ein. Eine performative Sehpraxis (vgl. Schürmann 2008), in der Blicke wechselseitig, sei es einvernehmlich oder als Blickkämpfe, aufeinander reagieren, bildet zwischen Pflegenden und zu Pflegenden eine elementare Grundlage der leiblich-sinnlichen Kommunikations- und Beziehungsgestaltung, die Auskunft über Macht- und Herrschaftsverhältnisse in der Pflegesituation gibt. Nicht zuletzt ist mit dem Blick eine existentielle, ethisch-moralische und anthropologische Dimension der zwischenmenschlichen Begegnung angesprochen, in der die Art und Weise, und damit das *Wie* der Blickbegegnung, in der sich Selbst- und

Fremdbilder entfalten, darüber entscheidet, welche Wirkkraft der Blick auf das Verstehen und Nicht-Verstehen des Anderen hat.

Im Spiel des Blicks, das an sinnliche und mentale Vollzüge gebunden ist, entwickelt sich die performative Formation der Einbildungskraft, über die sich Vorstellungsbilder vom Anderen entwickeln, die den sinnverstehenden Zugang zum Anderen ermöglichen oder verstellen. Auf einer ethisch-moralischen Ebene zeichnet sich die Aufmerksamkeit und Achtung gegenüber dem Anderen im Blickgeschehen ab. Sensibilität und Aufmerksamkeit im Vollzug der Sehpraxis sind richtungsweisend und entscheiden darüber, inwieweit der Blick einen anderen berühren kann oder blind für subjektive Erlebenswelten lässt (vgl. Waldenfels 2004, Schürmann 2008). Darüber eröffnet sich eine enge Verbindung zwischen Sehpraxis, Perspektivbildung und Handlungsspielräumen, die grundlegend für die autonome Lebenspraxis von Interaktionspartnern und -partnerinnen ist.

Während die Spur des Blicks auf eine performative Sehpraxis verweist, wird mit der Spur der *Stimme* die performative Sprech- und Hörpraxis in der interaktiv-dialogischen leibkörperbezogenen Begegnung angesprochen. Die phänomenale Struktur der *Stimme* (vgl. Krämer 2004, Kolesch/Krämer 2006, Waldenfels 2006) ist im Aisthetischen begründet, das Verstehen des Anderen über diesen Zugang erfordert eine Könnerschaft des Hörens. Damit verbunden ist eine »hermeneutische Wahrnehmungseinstellung« (Combe/Buchen 1996, 304), durch die die nuancenreichen Facetten der Stimme, als Ausdruck tiefster seelischer Empfindungen, gehört werden und Einfluss auf die Art und Weise der zwischenleiblichen Kommunikation und Beziehungsgestaltung nehmen können. In diesem Sinne ist die Stimme spürbar und ein Hörer kann von ihr berührt werden. »Der Stimme haftet etwas Taktiles an: Sie stiftet dadurch einen direkten Kontakt mit dem Sprechenden. Der Kontakt hat, qua Berührung, einen leiblichen Impuls. Es ist mitunter dieser leibliche Impuls, der entscheidet, ob ich zuhöre, ob ich das Gesagte aufnehme, mich innerlich abwende oder gar den Anderen abweise.« (Mersch 2006, 212)

Die Performativität der Stimme ist ein phänomenales Geschehen (vgl. Waldenfels 2004), das situiert ist und die ethisch-moralische Dimension des Dialogs in der interaktiv-dialogischen leibkörperbezogenen Begegnung gestaltet. Die unmittelbare Wahrnehmung und Interpretation einer gehörten Stimme bestimmt die Grenzziehung zwischen Pflegenden und zu Pflegenden in der direkten Pflegesituation. Auch über das hermeneutische Hören der Stimme entfalten sich Bilder, in denen die Vorstellungen vom Anderen in das Verstehen bzw. Nicht-Verstehen des Anderen einfließen. Wie nun eine Verbindung zwischen leiblich-sinnlichen und mentalen Prozessen des Selbst- und Fremdverstehens über diskursive und nicht-diskursive Spuren hergestellt werden kann, soll im folgenden und letzten Abschnitt skizziert werden.

5.   Ausblick: Metaphern als Grundlage von Fallverstehen und Urteilsbildung

Die vorangestellten Ausführungen machen deutlich, dass professionelle praktische Könnerschaft in der Pflegesituation auf ein reflexiv hermeneutisches Fallverstehen verwiesen ist, das sich in mimetisch-performativen Prozessen vollzieht. »Performative Handlungen werden möglich durch die Entstehung praktischen Wissens im Verlauf mimetischer Prozesse. Das für performative Handlungen relevante praktische Wissen ist körperlich, ludisch, rituell und zugleich historisch und kulturell; es bildet sich in face-to-face Situationen und ist semantisch nicht eindeutig. Es hat imaginäre Komponenten, lässt sich nicht auf Intentionalität reduzieren, enthält einen Bedeutungsüberschuss und zeigt sich in den Inszenierungen und Aufführungen des alltäglichen Lebens« (Wulf 2005, 96).

Dass sich dieses Geschehen im Wechselspiel von leibkörpergebundener Mimesis und rationaler Vernunft kaum eindeutig zuzuordnen lässt, zeigt sich etwa in der gehäuften Nutzung von metaphorischen Wendungen in pflegerelevanten Situationen. Metaphern »konstituieren das Zwischenfeld im Dialog« (Abt-Zegelin/Schnell 2006, 12), in dem Krankheitserleben und lebensweltliches Wissen der zu Pflegenden ihren Ausdruck finden. Die derzeit im Professionalisierungsprozess vorangetriebene Diffamierung einer metaphorischen Sprache in der Pflege birgt die Gefahr, dass die Überformung der Wahrnehmungs- und Interpretationspraxis der professionellen Akteure durch wissenschaftlich-technische Perspektiven und entsprechende Fachsprachen (bspw. Pflegediagnosen) weiter voranschreitet und die Relevanz existentieller Erlebensweisen zunehmend beeinträchtigt wird (vgl. Hülsken-Giesler 2006, 2008). »Denn erst in der Dialektik von Mimesis und Ratio begründet sich der Zugang zur Welt und zum Gegenüber, der die lebendige Erfahrung zulässt, ohne sich in ihr zu verlieren. Eine Ratio ohne Mimesis verkommt zur instrumentellen Vernunft, eine Mimesis ohne Ratio verliert sich im (dinglichen oder lebendigen) Anderen.« (ebd., 410)

Ricoeur (1981) entwickelt eine Theorie der dreifachen Mimesis, die Flick (2000) in seine »methodologischen Überlegungen zur Fallrekonstruktion« (ebd., 179) übernimmt. Überträgt man diese Argumentationen auf die Herausforderungen einer hermeneutischen Interpretation von Pflegesituationen, lassen sich situiertes Fallverstehen und Urteilsbildung in konstruktiven und rekonstruktiven Prozessen beschreiben. Ricoeur unterscheidet hier verschiedene Weisen der Mimesis als Mimesis1, Mimesis2 und Mimesis3: Mit Mimesis1 werden demnach erfahrungsgebundene Perspektiven und Vorverständnisse der Interaktionspartner kommunikativ durch metaphorische Rede expliziert. Über

Mimesis2 entfaltet sich im dialogischen Gespräch ein identitätsstiftender Prozess, dem die Einbildungskraft der Gesprächspartner zugrunde liegt. Mit Mimesis3 eröffnen sich demnach über diese Imaginationen Möglichkeiten, Sinn einerseits in konkreten Situationen zu konstituieren, andererseits jedoch auch Sinndeutungen vorzunehmen, also zu situiertem Fallverstehen und Urteilsbildung zu gelangen.

Diese Prozesse der kreativen und produktiven Einbildungskraft berücksichtigen das lebensgeschichtliche Gewordensein von Pflegenden und zu Pflegenden und sind offen für eine permanente Veränderung von Wirklichkeit und Selbsterkenntnis. Im Kontext des situierten Fallverstehens und Urteilens entspricht die »lebendige Metapher« (Ricoeur 1986) der produktiven Einbildungskraft bei Kant: Über die produktive Tätigkeit der Einbildung entwickeln sich Schemata, die zwischen dem Begriff und dem Sinnlichen vermitteln (vgl. Ungheanu 2008). In leibkörperbezogenen Interaktions- und Kommunikationsprozessen entstehen zwischen Pflegenden und zu Pflegenden auf diese Weise neue Bilder, die als Resultat vorausgegangener Bedeutungszuschreibungen gelten müssen und insbesondere in ihrer begrifflichen Explikation als Metapher eine wirklichkeitserschließende Funktion haben.

Die Kraft der Metapher erzeugt neue Wirklichkeitskonstruktionen, die den Eigenhorizont des einzelnen Individuums überschreiten und dabei auch neue Deutungen von Phänomenen und Situationen ermöglichen. Dabei entstehende ›metaphorische Reibungen‹ begünstigen aber auch die Erkenntnis von Identität und Differenz. Metaphern als Deutungsmuster bilden damit ein wichtiges Verbindungsglied zwischen Reflexion, Habitus und implizitem Wissen (vgl. Schmitt 2005, Schachtner 1999).

Mit Hilfe von Metaphern lässt sich ein Körperwissen explizieren, das die Grundlage von »Wissen-in-der-Handlung« (Schön 1979) bildet (Lakoff/Johnson 1980). Mit Hilfe von Metaphern manifestieren sich darüber hinaus Realitäten, die mimetisches Verstehen und intuitives Handeln in ihrer Relevanz für das Soziale berücksichtigen. Eine metaphorisch-abduktive Logik gilt demnach als Voraussetzung von »Reflexion-in-der-Handlung«, begünstigt also Experimentieren und Probehandeln (vgl. Mezirow 1997), das schließlich ein assoziatives Denken mobilisieren und somit neue Sichtweisen und Handlungsstrategien hervorrufen kann, die dann etwa einen rational begründeten interaktiv-kommunikativen Prozess zwischen Pflegenden und zu Pflegenden ermöglichen.

Mit Polanyis (1985) ›Theory of tacit knowing‹ konnte gezeigt werden, dass implizites Denken auf einem Körperwissen beruht, das für die »Prozesse des Wahrnehmens, Beurteilens, Antizipierens, Denkens, Entscheidens, Handelns« (Neuweg 2005, 557) bedeutsam ist. Mit Lakoff/Johnson (1980) lässt sich zunächst feststellen, dass implizites Denken auf metaphorischen Konzepten beruht und darüber Fallverstehen und intuitive Urteile wesentlich bestimmt werden.

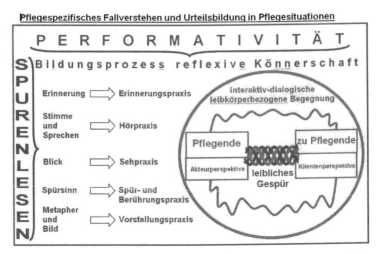

Abbildung 1: Pflegespezifisches Fallverstehen und Urteilsbildung, Quelle: Böhnke 2010

Auch in diesem Ansatz gilt allerdings ein verkörpertes Wissen als zentrales Fundament. Johnson (1987) und Lakoff (1987) begründen verkörpertes Wissen in der Integration von neurobiologischen und -physiologischen Körpererfahrungen sowie sozial-kulturellen Erlebens- und Erfahrungsweisen und gehen davon aus, dass diese mit vorbegrifflichen Bildschemata bzw. metaphorischen Konzepten eines Individuums als Grundlage gestaltbildender Urteile gleichgesetzt werden können.

Situiertes Fallverstehen und Urteilsbildung vollziehen sich im Anschluss an Polanyi (1965) über eine implizite Integration, die auf einem impliziten Schluss basiert. Während sich in dieser Vorstellung unmittelbares Verstehen auf der Basis epistemischer Integration entwickelt, Wahrnehmungen im distalen Term also unmittelbar erfahren, erkannt und verstanden werden, handelt es sich im Anschluss an Lakoff/Johnson (1980) bei diesem Prozess um eine Integration des Wahrgenommenen in bereits vorhandene metaphorische Konzepte. Der implizite Triadenaufbau basiert nach Polanyi auf dem Wechselspiel von Imagination (aktive Form) und Intuition (passive Form). Johnson (1987) beschreibt Imaginationen in Anlehnung an Kant als produktive Einbildungskraft, über die sich neue Bilderschemata entwickeln. Intuitionen entsprechen demnach den dem Handeln zugrunde liegende Bildschemata.

Resümierend lässt sich feststellen, dass der Leibkörper als Habitus und das intuitive Handeln zentrale Grundlagen einer reflexiven Könnerschaft in der Pflege darstellen. Pflegeberufliches situiertes Fallverstehen und Urteilen gehen aus dem Leibkörper hervor, der damit die Basis einer internen Evidenz in der Pflege darstellt. Die interne Evidenz entfaltet sich in der interaktiv-dialogischen leibkörperbezogenen Begegnung zwischen Pflegenden und zu Pflegenden. Der Habitus als Leibkörper ist der Träger von biografisch und soziokulturell geprägten Konzepten, die als Wahrnehmungs-, Bewertungs-, Urteils-, und Verstehensschemata darüber entscheiden, was in einer konkreten Pflegesituation Aufmerksamkeit erfährt und was unthematisiert bleibt.

Metaphern bilden hier eine wichtige Brücke zwischen Erfahrung und aktueller Situation, zwischen Begrifflichem und Nicht-Begrifflichem, zwischen Mimesis und Ratio. Sie können damit als hoch relevante Anschlussstellen für eine Pflegeforschung gelten, die sich nicht auf eine rein rationale Begründunglogik der Pflegepraxis verengen mag. Eine entsprechende Forschung hätte hier etwa eine systematische Rekonstruktion metaphorischer Konzepte in der Pflege zu leisten (vgl. Schmitt 2003, 2007, 2009, Schmitt/Böhnke 2006, Schmitt/Böhnke 2009). Zu entwickeln wäre weiterhin ein Forschungsfeld, das sich den »Spielarten« der Fallrekonstruktion (vgl. Kraimer 2000) im Sinne einer fallrekonstruktiven Metaphernanalyse verpflichtet fühlt. Überdies sollte aber auch deutlich geworden sein, dass weitere methodische Ansätze in Anschlag zu bringen sind, um der Komplexität des pflegespezifischen Fallverstehens gerecht zu werden. Die in diesem vorliegenden Band zur Diskussion gestellten methodologischen Begründungen zur Biographieorientierung, zur Dokumentarischen Methode, zur Objektiven Hermeneutik und eben zur Metaphernanalyse stellen dazu eine fruchtbare Ausgangslage bereit.

Literatur

ABT-ZEGELIN, Angelika/Martin W. Schnell (2006): Einführung in das interdisziplinäre Problemfeld. Die Sprachen der Pflege. In: Dies. (Hrsg.): Die Sprachen der Pflege. Interdisziplinäre Beiträge aus der Pflegewissenschaft, Medizin, Linguistik und Philosophie. Hannover, 9–13.

ALHEIT, Peter (1993): Transitorische Bildungsprozesse: Das »biografische Paradigma« in der Weiterbildung. In: Mader, Wilhelm (Hrsg.): Weiterbildung und Gesellschaft. Grundlagen wissenschaftlicher und beruflicher Praxis in der Bundesrepublik Deutschland. 2. erweiterte Auflage. Bremen, 343–418.

ALHEIT, Peter/Dausien, Bettina (2000): Die biografische Konstruktion der Wirklichkeit. Überlegungen zur Biografizität des Sozialen. In: Hoerning, Erika M. (Hrsg.): Biographische Sozialisation. Stuttgart, 257–283.

ALKEMEYER, Thomas (2006): Rhythmen, Resonanzen und Missklänge. Über die Körperlichkeit der Produktion des Sozialen im Spiel. In: Gugutzer, Robert (Hg.): Body turn. Perspektiven der Soziologie des Körpers und des Sports. Bielefeld, 265–295.

ALTRICHTER, Herbert (2000): Handlung und Reflexion bei Donald Schön. In: Neuweg, Georg Hans (Hg.): Wissen – Können – Reflexion. Ausgewählte Verhältnisbestimmungen. Innsbruck, 201–221.

Böhnke, Ulrike (2010): Dem Leibkörper auf der Spur. Theoretischer Begründungsrahmen professioneller reflexiver Könnerschaft im Berufsfeld Pflege. Dissertation Universität Bremen. Online im Internet unter URL: http://nbn-resolving.de/urn:nbn:de:gbv:46-00103599-12 (Stand: 10.12.2015).

Bourdieu, Pierre (1974): Zur Soziologie symbolischer Formen. Frankfurt am Main.

Bourdieu, Pierre (1976): Entwurf einer Theorie der Praxis auf der ethnologischen Grundlage der kabylischen Gesellschaft. Frankfurt am Main.

Buber, Martin (1984): Ich und Du. Heidelberg.

Caysa, Volker (2008): Körperliche Erkenntnis als empraktische Körpererinnerung. In: Bockrath, Franz/Bernhard Boschert/Elk Franke (Hg.): Körperliche Erkenntnis. Formen reflexiver Erfahrung. Bielefeld, 73–85.

Celikates, Robert (2006): Zwischen Habitus und Reflexion. Zu einigen methodologischen Problemen in Bourdieus Sozialtheorie. In: Hillebrand, Mark/Paula Krüger/Andrea Lilge/Karen Struve (Hg.): Willkürliche Grenzen. Das Werk Pierre Bourdieus in interdisziplinärer Anwendung. Bielefeld, 73–90.

Combe, Arno/Sylvia Buchen (1996): Belastung von Lehrerinnen und Lehrern. Fallstudien zur Bedeutung alltäglicher Handlungsabläufe an unterschiedlichen Schulformen. Weinheim.

Darmann, Ingrid (2000): Kommunikative Kompetenz in der Pflege. Ein pflegedidaktisches Konzept auf der Basis einer qualitativen Analyse der pflegerischen Kommunikation. Stuttgart.

Darmann-Finck, Ingrid (2009): Professionalisierung durch fallrekonstruktives Lernen? In: Darmann-Finck, Ingrid/Ulrike Böhnke/Katharina Straß (Hg): Fallrekonstruktives Lernen. Ein Beitrag zur Professionalisierung in den Berufsfeldern Pflege und Gesundheit. Frankfurt am Main, 11–36.

Dewe, Bernd/Wilfried Ferchhoff/Frank Olaf Radtke (1992): Auf dem Weg zu einer aufgabenzentrierten Professionstheorie pädagogischen Handelns. Einleitung. In: Dies. (Hg.): Erziehen als Profession. Zur Logik professionellen Handelns in pädagogischen Feldern. Opladen, 7–20.

Flick, Uwe (2000): Konstruktion und Rekonstruktion. Methodologische Überlegungen zur Fallrekonstruktion. In: Kraimer, Klaus (Hg.): Die Fallrekonstruktion. Sinnverstehen in der sozialwissenschaftlichen Forschung. Frankfurt am Main, 179–200.

Friesacher, Heiner (2008): Theorie und Praxis pflegerischen Handelns. Begründung und Entwurf einer kritischen Theorie der Pflegewissenschaft. Göttingen.

Fuchs, Thomas (2004): Der Leib und der interpersonale Raum. In: Schnell, Martin W. (Hrsg): Leib. Körper. Maschine. Interdisziplinäre Studien über den bedürftigen Menschen. Düsseldorf.

Fuchs, Thomas (2008): Leib und Lebenswelt. Neue philosophisch-psychiatrische Essays. Zug/Schweiz.

Gebauer, Gunter (2000): Die Konstruktion der Gesellschaft aus dem Geist? Searle vs. Bourdieu. In: Kölner Zeitschrift für Soziologie und Sozialpsychologie, 52. Jg., H. 3, 428–449.

Heitmann, Gabriele (2006): Der Entstehungsprozess impliziten Wissens. Eine Metaphernanalyse zur Erkenntnis- und Wissenstheorie Michael Polanyis. Hamburg.

Hülsken-Giesler, Manfred (2006): Die Pflege und die Sprache der Wissenschaft. In: Abt-Zegelin, Angelika/Martin W. Schnell (Hg.): Die Sprachen der Pflege. Interdisziplinäre

Beiträge aus Pflegewissenschaft, Medizin, Linguistik und Philosophie. Hannover, 79–87.

HÜLSKEN-GIESLER, Manfred (2008): Der Zugang zum Anderen. Zur theoretischen Rekonstruktion von Professionalisierungsstrategien pflegerischen Handelns im Spannungsfeld von Mimesis und Maschinenlogik. Göttingen.

JOHNSON, Mark (1987): The Body in the Mind. The Bodily Basis of Meaning, Imagination, and Reason. Chicago.

KASTL, Jörg Michael (2007): Habitus. In: Schützeichel, Rainer (Hg.): Handbuch der Wissenssoziologie und Wissensforschung. Konstanz, 375–387.

KOLESCH, Doris/Krämer, Sybille (Hrsg.) (2006): Stimme. Frankfurt a. Main.

KRAIMER, Klaus (2000): Die Fallrekonstruktion. Sinnverstehen in der sozialwissenschaftlichen Forschung. Frankfurt am Main.

KRÄMER, Sybille (2004): Performativität und Medialität. München.

KRÄMER, Sybille (2007): Was also ist die Spur? Und worin besteht ihre epistemologische Rolle? Eine Bestandaufnahme. In: Krämer, Sybille/Werner Kogge/Gernot Grube (Hg.): Spur. Spurenlesen als Orientierungstechnik und Wissenskunst. Frankfurt am Main, 11–33.

KRÄMER, Sybille/Werner Kogge/Gernot Grube (Hg.) (2007): Spur. Spurenlesen als Orientierungstechnik und Wissenskunst. Frankfurt am Main.

LAKOFF, George (1987): Women, Fire, Dangerous Things. What Categories Reveal about the Mind. Chicago.

LAKOFF, George/Mark Johnson (1980): Metaphors We Live By. Chicago.

MERLEAU-PONTY, Maurice (1966): Phänomenologie der Wahrnehmung. Berlin.

MERLEAU-PONTY, Maurice (1967): Das Auge und der Geist. Reinbek bei Hamburg.

MERSCH, Dieter (2006): Präsenz und Ethnizität der Stimme. In: Kolesch, Doris/Sybille Krämer (Hg.): Stimme. Annäherung an ein Phänomen. Frankfurt am Main, 211–236.

MEZIROW, Jack (1997): Transformative Erwachsenenbildung. Grundlagen der Berufs- und Erwachsenenbildung. Baltmannsweiler.

NAGL, Ludwig (1992): Charles Sanders Peirce. Frankfurt am Main.

NEUWEG, Georg (1999): Könnerschaft und implizites Wissen. Zur lehr-lerntheoretischen Bedeutung der Erkenntnis- und Wissenstheorie Michael Polanyis. Münster.

NEUWEG, Georg Hans (2005): Emergenzbedingungen pädagogischer Könnerschaft. In: Heid, Helmut/Christian Harteis (Hg.): Verwertbarkeit. Ein Qualitätskriterium (erziehungs-)wissenschaftlichen Wissens? Opladen, 205–228.

OEVERMANN, Ulrich (1978): Probleme der Professionalisierung in der berufsmäßigen Anwendung der sozialwissenschaftlicher Kompetenz: einige Überlegungen zu Folgeproblemen der Einrichtung berufsorientierter Studiengänge für Soziologen und Politologen. Typoskript. Frankfurt am Main.

OEVERMANN, Ulrich (1996): Theoretische Skizze einer revidierten Theorie professionalisierten Handelns: In: Combe, Arno/Werner Helsper (Hg.): Pädagogische Professionalität. Untersuchungen zum Typus pädagogischen Handelns. Frankfurt am Main, 70–182.

OEVERMANN, Ulrich (1998): Lebenspraxis, Krisenbewältigung und Konstitution von Erfahrung (Abduktion) als Grundprobleme in der Peirceschen Philosophie und der modernen Soziologie. Unveröffentlichtes Manuskript. Frankfurt am Main.

PILZ, Dirk (2007): Krisengeschöpfe. Zur Theorie und Methodologie der Objektiven Hermeneutik. Wiesbaden.

POLANYI, Michael (1978): Sinngebung und Sinndeutung. In: Gadamer, Hans Georg/ Gottfried Boehm (Hg.): Seminar. Die Hermeneutik und die Wissenschaften. Frankfurt am Main, 118–133.

POLANYI, Michael (1985): Implizites Wissen. Frankfurt am Main.

REICHERTZ, Jo (2003): Die Abduktion in der qualitativen Sozialforschung. Opladen.

REICHERTZ, Jo (2007): Die Spur des Fahnders oder: Wie Polizisten Spuren finden. In: Krämer, Sybille/Werner Kogge/Gernot Grube (Hg.): Spur. Frankfurt am Main, 309–332.

REMMERS, Hartmut (2000): Pflegerisches Handeln. Wissenschafts- und Ethikdiskurse zur Konturierung der Pflegewissenschaft. Bern.

RICOEUR, Paul (1981): Mimesis and Representation. In: Annals of Scholarship. Metastudies of the Humanities and Social Sciences, 3. Jg., H. 2, 15–32.

RICOEUR, Paul (1986): Die lebendige Metapher. München.

RIEGER-LADICH, Markus (2005): Weder Determinismus, noch Fatalismus. Pierre Bourdieus Habitustheorie im Licht neuerer Arbeiten. In: Zeitschrift für Erziehungswissenschaft, 25. Jg. H. 3, 281–296.

SCHACHTNER, Christine (1999): Ärztliche Praxis. Die gestaltende Kraft der Metapher. Frankfurt am Main.

SCHMID, Wilhelm (1999): Philosophie der Lebenskunst. Eine Grundlegung. Frankfurt am Main.

SCHMITT, Rudolf (2003): Methode und Subjektivität in der Systematischen Metaphernanalyse. In: Forum Qualitative Sozialforschung / Forum: Qualitative Social Research [Online Journal], 4. Jg., H. 2. Online im Internet unter URL: http://www.qualitative-research.net/index.php/fqs/rt/printerFriendly/714/1546 (Stand: 15.01.2016).

SCHMITT, Rudolf (2005): Entwicklung, Prägung, Reifung, Prozess und andere Metaphern. Oder: Wie eine systematische Metaphernanalyse in der Entwicklungspsychologie nützen könnte. In: Mey, Günter (Hg.): Handbuch Qualitative Entwicklungspsychologie. Köln, 545–584.

SCHMITT, Rudolf (2007): Versuch, die Ergebnisse von Metaphernanalysen nicht unzulässig zu generalisieren. In: Zeitschrift für qualitative Sozialforschung, 8. Jg., H. 1, 137–156.

SCHMITT, Rudolf (2009): Kriterien einer systematischen Metaphernanalyse. In: Darmann-Finck, Ingrid/Ulrike Böhnke/Katharina Straß (Hg.): Fallrekonstruktives Lernen. Ein Beitrag zur Professionalisierung in den Berufsfeldern Pflege und Gesundheit. Frankfurt am Main, 101–121.

SCHMITT, Rudolf/Ulrike Böhnke (2006): Metaphern in der Pflege. In: Abt-Zegelin, Angelika/Schnell, Martin W. (hrsg.): Die Sprachen der Pflege. Interdisziplinäre Beiträge aus Pflegewissenschaft, Medizin, Linguistik und Philosophie. Hannover, 101–119.

SCHMITT, Rudolf/Ulrike Böhnke (2009): Detailfunde, Überdeutungen und einige Lichtblicke: Metaphernanalyse in gesundheits- und pflegewissenschaftlichen Analysen. In: Darmann-Finck, Ingrid/Böhnke, Ulrike/Straß, Katharina (Hrsg.): Fallrekonstruktives Lernen. Ein Beitrag zur Professionalisierung in den Berufsfeldern Pflege und Gesundheit. Frankfurt a. Main, 123–149.

SCHÖN, Donald (1979): Generative Metaphor. A Perspektive on Problem-Setting in Social Policy. In: Ortony, Andrew (Hg.): Metaphor and Thought. Cambridge.

SCHÖN, Donald (1983): The Reflective Practitioner. How Professional Thinks in Action. London.

SCHÜRMANN, Eva (2008): Sehen als Praxis. Ethisch-ästhetische Studien zum Verhältnis von Sicht und Einsicht. Frankfurt am Main.

SCHÜRMANN, Volker (1999): Zur Struktur hermeneutischen Sprechens. Eine Bestimmung im Anschluß an Josef König. Freiburg/München.

SCHÜRMANN, Volker (2008): Reflexion und Wiederholung. Mit einem Ausblick auf ›Rhythmus‹. In: Bockrath, Franz/Bernhard Boschert/Elk Franke (Hg.): Körperliche Erkenntnis. Formen reflexiver Erfahrung. Bielefeld, 53–72.

STEINER, Edmund (2004): Erkenntnisentwicklung durch Arbeiten am Fall. Ein Beitrag zur Theorie fallbezogenen Lehrens und Lernens in Professionsausbildungen mit besonderer Berücksichtigung des Semiotischen Pragmatismus von Charles Sanders Peirce. Dissertation Universität Zürich. Online im Internet unter URL: http://www.tu-berlin.de/fileadmin/i49/dokumente/1143711480_diss_steiner.pdf (Stand: 13. 12. 2015).

UNGHEANU, Mihail (2008): Metaphern und Verstehen. Untersuchungen zu Paul Ricoeurs Metapherntheorie. Saarbrücken.

WALDENFELS, Bernhard (2000): Das leibliche Selbst. Vorlesungen zur Phänomenologie des Leibes. Frankfurt am Main.

WALDENFELS, Bernhard (2004): Phänomenologie der Aufmerksamkeit. Frankfurt am Main.

WALDENFELS, Bernhard (2006): Das Lautwerden der Stimme. In: Kolesch, Doris/Sybille Krämer (Hg.): Stimme. Frankfurt am Main, 191–210.

WERNET, Andreas (2006): Hermeneutik-Kasuistik-Fallverstehen. Eine Einführung. Stuttgart.

WULF, Christoph (2001): Einführung in die Anthropologie der Erziehung. Weinheim.

WULF, Christoph (2005): Zur Genese des Sozialen. Mimesis, Performativität, Ritual. Bielefeld.

WULF, Christoph/Jörg Zirfas (2001): Das Soziale als Ritual. Perspektiven des Performativen. In: Wulf, Christoph/Birgit Althans/Kathrin Audehm/Constanze Bausch/Michael Göhlich/Stephan Sting/Anja Tervooren/Monika Wagner-Willi/Jörg Zirfas (Hg.): Das Soziale als Ritual. Zur performativen Bildung von Gemeinschaften. Opladen, 339–347.

Kapitel 2: Methodologien und Methoden der Rekonstruktiven Fallarbeit. Konkretionen für die Pflege

Miriam Tariba Richter

Methodologische Begründung und Methoden der Biographieorientierung. Potentiale und Grenzen aus pflegewissenschaftlicher Perspektive

1. Einleitung

Das Konzept der Biographieorientierung hat in den letzten Jahren geradezu Konjunktur. In vielen Forschungsbereichen und Berufsfeldern soll nun das Biographische aufgedeckt und damit neue Perspektiven und Sichtweisen auf das Individuum gewonnen werden. Dabei ist die Ansicht zentral, dass alles, was das Individuum tangiert, durch eine biographische Genese geprägt ist. *Was* wir sind und *wie* wir sind und vor allem, weshalb wir *wie handeln,* wird von vergangenen Erfahrungen geprägt. Nicht nur in der Forschung, auch in der professionellen Praxis sozialer Berufe wird die Bedeutung der Biographie in den unterschiedlichsten Kontexten erkannt. Es ist als professionelles Handeln anzusehen, wenn die Biographie von Patientinnen und Patienten oder Klientinnen und Klienten mitberücksichtigt wird, denn es wird damit eine »ganzheitliche« Sichtweise auf den Menschen verbunden. Diese erweiterte Perspektive enthält die Möglichkeit, komplexere und stärker an dem Individuum orientierte Interventionen zu planen und umzusetzen.

In den Handlungsfeldern der beruflichen Praxis haben sich eine Vielzahl von Methoden und Begrifflichkeiten um die Biographieorientierung gebildet, bei denen allerdings nicht immer konkretisiert wird, was *methodologisch* vorausgesetzt und wie *methodisch* vorgegangen wird. Daher werden in dem vorliegenden Beitrag sowohl das Konzept Biographie und dessen methodologische Begründung skizziert, als auch Methoden der Biographieorientierung vorgestellt und auf das Handlungsfeld der professionellen Pflege bezogen. Eine Ausrichtung auf die Biographie von zu Pflegenden eröffnet Potentiale, hat aber auch Grenzen für das pflegerische Handlungsfeld, welche hier insbesondere kritisch gewürdigt werden.

2.   Biographieorientierung – Der professionelle Einbezug der Biographie eines Individuums

In Kontexten der professionellen personenbezogenen Dienstleistung haben sich Methoden der Biographieorientierung seit einigen Jahren etabliert. Sprachlich werden dabei viele Begriffe synonym verwendet, obwohl damit unterschiedliche Intentionen einhergehen (Dausien 2004, 7). Dies trifft auch auf den pflegerischen Bereich zu. Im Folgenden werden daher das Konzept Biographie und die verschiedenen Begrifflichkeiten um Ansätze der Biographieorientierung, wie Biographiearbeit, biographische Diagnostik, biographisches Lernen und Biographieforschung konkretisiert.

Der aus dem Griechischen stammende Begriff »Biographie« bedeutet die Beschreibung (graphia) des Lebens (bios) eines Einzelnen. Dies kann durch diesen selbst (auto), aber auch durch andere erfolgen (Misch 1989 in Griese/Griesehop 2007, 7). Zu unterscheiden ist die Orientierung an der Biographie eines Menschen oder an dessen Lebenslauf. Bei der Orientierung am Lebenslauf stehen die Abfolge gesellschaftlich objektivierter Verläufe und die damit verbundenen Statuspassagen im Vordergrund. Gegenstand einer Lebenslaufforschung sind die formalisierten Verlaufsstrukturen von Individuen vor dem Hintergrund einer sich ständig ändernden Gesellschaft (vgl. Hanses/Richter 2009). Es werden beispielsweise Menschen in bestimmten Lebensphasen, zugehörig zu differenten Generationen sowie hinsichtlich ihrer Statuspassagen, betrachtet. Eine Lebenslaufforschung beschäftigt sich unter anderem mit der Frage, wie sich Kindheit durch die Scheidung der Eltern verändert (vgl. Sackmann 2007). Eine Subjektperspektive wird dabei nicht explizit gewonnen und das Erzählen des Menschen ist als Datenbasis nicht immer notwendig. Informationen können quantitativ anhand der Daten des Lebenslaufs und gesellschaftlicher Ereignisse generiert werden (vgl. Hanses/Richter 2009). Während der Lebenslauf eine Gesamtheit von Ereignissen und Erfahrungen vermittelt, macht die Biographie den Lebenslauf aus Sicht des Individuums zum Thema (Hahn 1988, 93).

Die Biographie zielt auf eine autobiographische Selbstthematisierung ab und nutzt etwa die narrativen Selbstkonstruktionen (Erzählungen) als zentrale Verweise zwischen gesellschaftlichem Erfahrungsraum und subjektivem Aneignungsprozess (vgl. Hanses/Richter 2009). Im Gegensatz zum Lebenslauf wird in der Biographieorientierung die Subjektperspektive in den Mittelpunkt gestellt. Eine Biographie ist aber nicht nur als eine individuelle, sondern auch als eine soziale Konstruktion zu verstehen, denn sie wird von gesellschaftlichen und sozialen Einflüssen tangiert. Wir können uns nicht der Tatsache entziehen, dass wir unsere Biographie als Frau oder Mann, als Zugehörige einer sozialen Schicht, eines bestimmten historisch-kulturellen Kontextes oder einer spezifischen Generation gestalten. Auf der anderen Seite können wir auch nicht auf diese Gegebenheit reduziert werden, denn gleichermaßen ist ein Leben immer auch mit biographischem Eigensinn durchsetzt (Hanses 2000, 364). Eine Biographie ist darüber hinaus eine narrative Konstruktion, das heißt eine darstellende und bewertende Leistung der Biographin und des Biographen und bildet nicht eine allgemeine Wirklichkeit ab (Hanses/Richter 2009, 65). Je nach individueller Erfahrungsaufschichtung erzeugt die Biographie ein eigensinniges, kreatives und gelegentlich widerständiges Potential, das Alheit als »Biographizität« bezeichnet (vgl. Alheit 1995 a). Biographizität ist keine Leistung, die professionell vermittelt werden kann, sondern ein Potential des Subjektes, welches im Alltag wirksam und gerade in professionellen Kontexten produktiv genutzt, aber auch häufig ignoriert wird (Dausien 2004, 6).

In der Begrifflichkeit unterscheidet Dausien für die soziale Arbeit zwischen Biographieorientierung und Biographiearbeit. Biographieorientierung wird als Überbegriff der professionellen Arbeit am Biographischen gesehen. Sie wird als grundlegende konzeptuelle Ausrichtung der Planung, Durchführung und Reflexion professionellen Handelns in sozialen Berufsfeldern verstanden. Eine biographieorientierte professionelle Arbeit erschöpft sich nicht nur in der Anwendung interaktiver Methoden, sondern beinhaltet auch die systematische Reflexion und Gestaltung der Interaktion sowie die Berücksichtigung institutioneller Rahmenbedingungen und gesellschaftlicher Kontexte, die es der Klientin und dem Klienten ermöglichen, sich als biographisches Subjekt zu artikulieren.

Die Bezeichnung *Biographiearbeit* bezieht sich auf diejenige Praxis, die im Kern eine interaktive Dimension der Arbeit Professioneller mit ihren Adressaten umschließt. Sie bezeichnet eine methodisch-reflektierte sowie fall- und situationsangemessene Unterstützung der biographischen Alltagsarbeit von Lernenden, Rat- und Hilfesuchenden in einem professionellen Rahmen. Biographiearbeit kann in unterschiedlichen Phasen erfolgen und unterschiedliche Funktionen im Gesamtprozess der Begleitung von Klientinnen und Klienten haben (Dausien 2004, 6–11).

Im Sinne dieser Definition gehört die *Biographische Diagnostik* zum Bereich der Biographiearbeit, bzw. kann als deren initialer Schritt angesehen werden. Biographische Diagnostik fokussiert die Rekonstruktion und Bedeutung der Lebensgeschichte von Klientinnen und Klienten und wird als ein bewusstes, nachvollziehendes und besonnenes Fremdverstehen aufgefasst, welches einen verstehenden Zugang zu den biographischen Selbstthematisierungen, in besonderen Fällen auch Fremdthematisierungen, voraussetzt. Auf dieser Basis gestaltet sich ein interaktiver Prozess und es wird eine Hilfeplanung entlang der biographischen Sinnsetzung der Klientinnen und Klienten erarbeitet, bei der Lösungspotentiale freigelegt werden. Damit eröffnet sich die Chance, persönliche Sinnsetzung und Ressourcen in die Entscheidungsprozesse einzubeziehen

(Hanses 2000, 359). Als Voraussetzung für die professionelle Arbeit an den Biographien anderer gilt, neben einem kritisch-reflexiven Methoden- und Fachwissen, das Einüben einer fallrekonstruktiven Praxis und die Reflexion der eigenen Biographie im kollegialen Rahmen (Dausien 2004, 10).

Eine Möglichkeit, die Reflexion der eigenen Biographie anzuleiten, ist das *Biographische Lernen* innerhalb von Bildungsprozessen, welches ebenfalls zu dem Bereich der Biographiearbeit gehört. Der Gedanke, dass die Erfahrungs- und Sinnwelten der Lernenden als entscheidende Ressourcen und Kontexte für Bildungsprozesse fungieren, ist die grundlegende Einsicht biographischen Lernens. Lernende bringen in eine Bildungssituation bereits einen biographisch artikulierten Wissensvorrat mit, d. h. eine in der zeitlichen Aufschichtung einzigartige Erfahrungsgeschichte und eine je individuelle Konfiguration von Wahrnehmungs-, Handlungs- und Bewertungsdispositionen. Dieses biographische Wissen kann für Bildungsprozesse nutzbar gemacht werden. Damit verschiebt sich auch die Verantwortung für den Bildungsprozess zwischen Lehrenden und Lernenden, denn Lernende werden in der Rolle als Expertinnen und Experten ihrer Lebensgeschichte anerkannt und als aktiv Mitgestaltende des Bildungsprozesses betrachtet (Alheit/Herzberger 2011, 15–36).

Biographieforschung wird einerseits als die Forschung im Rahmen der Biographieorientierung verstanden. Die theoretischen Begründungen der Biographieorientierung fließen hier in die methodologischen Begründungen der Biographieforschung ein. Gleichwohl spielt die Biographieforschung andererseits eine übergeordnete Rolle, da sie den Ausgangspunkt von Ansätzen der Biographieorientierung darstellt und ihre Methoden in den interaktiven Anteilen biographieorientierter Arbeit zur Anwendung kommen. Die Biographieforschung ist angelehnt an das interpretative Paradigma der qualitativen Sozialforschung (vgl. Bohnsack 2010). Sie analysiert die Genese sozialer und psychischer Phänomene, den Prozess ihrer Entstehung, Aufrechterhaltung und Veränderung. Die Perspektive der Handelnden sowie deren Handlungsabläufe im biographisch konstituierten Sinnzusammenhang werden rekonstruiert. Um das subjektive Erleben von Vergangenem verstehen und erklären zu können, ist es notwendig, dieses eingebettet in den Gesamtzusammenhang des gegenwärtigen Lebens zu betrachten und die daraus resultierende Gegenwarts- und Zukunftsbedeutung zu rekonstruieren (Rosenthal 2011, 177–178).

Zusammenfassend geht es bei der Biographieorientierung um die Betrachtung der »lebensgeschichtlichen Gewordenheit« von Ereignissen. Dabei wird die Wechselwirkung beleuchtet zwischen Biographien und gesellschaftlichen Einflüssen, Geschlechterverhältnissen, sozialen Milieus, Institutionen etc. und wie diese durch die Personen selbst strukturiert, aktiv genutzt, gestaltet und verändert werden (vgl. Hanses/Richter 2009). Die Grundlage der Biographieorientierung bilden überwiegend schriftlich fixierte oder verbale Erzählungen, welche immer auf eine zeitliche Perspektive hinweisen. Denn sie sind über die Vergangenheit an die Gegenwart und Zukunft des Erzählten geknüpft. Wird man z. B. von seinen behandelnden Ärztinnen und Ärzten mit der Diagnose einer malignen Erkrankung konfrontiert, verändert sich nicht nur die gegenwärtige Lebenssituation, sondern auch die Art und Weise, wie man auf die Vergangenheit blickt. Unter dem Wissen der Krankheit werden Erlebnisse und Erinnerungen aus der Zeit vor der Diagnose anders bewertet. Zurückliegende Alltagssituationen werden dann ggf. als erste Anzeichen einer Krankheit angesehen oder nicht wahrgenommene und nun nicht mehr zu verwirklichende Möglichkeiten betrauert. Die Erlebnisse werden durch die Diagnose in einen anderen Sinnzusammenhang gesetzt. Durch eine verkürzte Lebenszeit oder Einschränkung von Gestaltungsmöglichkeiten aufgrund einer Erkrankung verändert sich auch der Blick in die Zukunft. Somit geben biographische Erzählungen sowohl Auskunft über die Bedeutung in der Gegenwart der Erzählenden als auch über deren Vergangenheits- und Zukunftsperspektive und dies unter den gesellschaftlichen Bedingungen, denen sie ausgesetzt sind (vgl. Rosenthal 2011).

Die Ausgangsfrage der Biographieorientierung beschäftigt sich in erster Linie mit dem Verstehen der Wirklichkeit des anderen, also mit Fremdverstehensprozessen (Rosenthal/Fischer-Rosenthal 2005, 456–468). Allerdings sollen u. a. für die pädagogische Arbeit sowohl die Selbstverstehensprozesse der Klientinnen und Klienten, als auch die der Professionellen angeregt werden, um eine Reflexion der eigenen Lebens- und Handlungswelt zu erreichen (vgl. Darmann-Finck/Richter 2011, Köttig/Rätz-Heinisch 2005).

Die Ansätze der Biographieorientierung entwickelten sich überwiegend in der Soziologie, der Erziehungswissenschaft und im Feld der Sozialen Arbeit und nahmen in den letzten Jahren Einfluss auf die Gesundheits- und Pflegewissenschaft. Eine vor allem methodologische Rezension des Ansatzes für die Pflegewissenschaft wurde bisher vernachlässigt. Dieser Situation soll mit dem vorliegenden Beitrag entgegengewirkt werden. In den nächsten beiden Kapiteln wird zunächst die methodologische Begründung der Biographieorientierung nachgezeichnet, um daran anschließend, Schlussfolgerungen für die Pflegewissenschaft herauszuarbeiten.

3. Methodologische Begründung der Biographieorientierung

Von *der* »Methodologie« der Biographieorientierung kann nicht gesprochen werden. Schon in den Anfängen einer theoretischen Fundierung der Biographieforschung gingen Kohli und Robert (1984) davon aus, dass zwar gemeinsame Grundlagen vorhanden sind, sich aber vielfältige theoretische und methodologische Zugänge ausgeprägt haben. Aufgrund von Forschungserfahrungen und theoretischen Nachfundierungsbestrebungen haben sich im Laufe der letzten Jahre neue methodologische Stränge und Methoden herausgebildet. Im folgenden Kapitel werden hauptsächlich die Gemeinsamkeiten fokussiert. Die Darstellung konzentriert sich auf jene methodologischen Grundlagen und Methoden, welche im gesundheits- und pflegewissenschaftlichen Feld bevorzugt Anwendung finden oder für dieses methodologisches Potential bieten.

Die Biographieorientierung hat in den letzen Jahren in der deutschen sozialwissenschaftlichen Diskussion Bekanntheit erlangt. Zusammenfassend steht sie für die Thematisierung einer umfassenden Eigenperspektive der handelnden Subjekte und soll gleichzeitig die historische, soziale und gesellschaftliche Dimension berücksichtigen. Wenn man sich die geschichtliche Entwicklung der Biographieorientierung ansieht, wird man feststellen, dass sich diese aus unterschiedlichen Bezügen zusammensetzt. Unter der Bezeichnung »biographische Methode« erhielt sie Anfang des 20. Jahrhunderts Einzug in die Wissenschaft (Kohli 1981, 273–293). Damals entwickelten sich mehrere Stränge in der methodologischen Ausrichtung. Zum einen gab es Anleihen aus der Psychoanalyse Sigmund Freuds und den psychologischen Ansätzen Karl und Charlotte Bühlers, wobei hier mehr die Erlebnisse oder Entwicklungen in Kindheit und Jugend im Vordergrund standen. Zum anderen prägte die Arbeit von Thomas und Znaniecki »The Polish Peasant in Europe and Amerika«, welche 1920 erschien und sich mit den kulturellen Lebensbedingungen polnischer Migrantinnen und Migranten in den USA beschäftigt, nachhaltig die Biographieorientierung (Rosenthal 2011, 161 f.). Das zentrale Merkmal dieser Studie ist der Versuch der Integration von subjektiven und objektiven Faktoren und damit die Hervorhebung der Bedeutung von Subjektivität in sozialen Prozessen (Kohli 1981, 273–293). Gerade der Zugang zu den subjektiven Erfahrungen durch autobiographische Quellen beeinflusste die damals aufblühende Chicagoer Schule und hier besonders den Symbolischen Interaktionismus und wurde als Gegenposition zu einer objektivistischen Wissenschaft gesehen (Rosenthal 2011, 175). Die Anleihen der Biographieorientierung an phänomenologische Traditionen und am Symbolischen Interaktionismus basieren auf der Biographischen Methode. Allerdings wurde die subjekttheoretische Sicht anfangs so radikalisiert, dass man sich darauf beschränkte, die Subjekte zum Sprechen zu bringen und eine theoretisch geleitete Interpretation ausblieb (Kohli 1981, 273–293). Durch den Wandel des Wissenschaftsparadigmas jener Zeit geriet die Biographische Methode in Deutschland vorerst in Vergessenheit und wurde erst in den 1970er Jahren als »Biographieorientierung« neu entdeckt.[1]

---

1 Die Biographieorientierung entwickelte sich weltweit sehr unterschiedlich und hat vor allem in Deutschland ihre Blüte. Es gibt nur wenige internationale Ansätze, wie z.B. den amerikanischen und israelitischen (vgl. Rosenthal 2011), polnischen (vgl. Kaźmierska 2009), ita-

Die deutsche Biographieorientierung richtet sich am interpretativen Paradigma der Sozialwissenschaften aus und bildet das qualitative Gegenstück zur überwiegend quantitativ ausgerichteten Lebenslaufforschung. Von den verschiedenen methodologischen Ansätzen werden im Folgenden die zentralen Annahmen, welche im Symbolischen Interaktionismus nach Blumer, in dem hermeneutischen Ansatz der verstehenden Psychologie nach Dilthey und der wissenssoziologischen und phänomenologischen Position nach Schütze liegen, dargelegt (Marotzki 2007, 175–186). Darauf folgend werden zentrale theoretische Auswirkungen auf generelle Vorgehensweisen in der Biographieorientierung erörtert.

Gesellschaftliche Tatsachen werden über die Sinn- und Bedeutungszuschreibungen der Handelnden erschlossen. Hier gilt die Prämisse von der Interaktionsbedingtheit individueller Bedeutungszuschreibungen, die aus der Perspektive des Symbolischen Interaktionismus durch Blumer (1969) herausgearbeitet wurde. Das Wechselspiel von Individuum und Gesellschaft wird hier als ein interpretativer Prozess verstanden, der sich im Medium signifikanter Symbole abspielt. Menschen lernen die Welt und sich selbst demnach grundsätzlich in interaktionsvermittelten und -gebundenen Deutungen kennen, die sie wiederum individuell interpretieren und verarbeiten (vgl. Blumer 2004, 321–385). Durch individuelle Variationen und Neuerzeugungen von Strukturen der Erfahrungsverarbeitung werden »Normalbiographien« seltener. Die gesteigerte Ausdifferenzierung gesellschaftlicher Sinnwelten geht einher mit einer sich ausbildenden Vielfältigkeit individueller Lebensführungen und Werthaltungen. Aus diesem Grund sind auch die Reaktions- und Verarbeitungsformen der Menschen in der heutigen Gesellschaft vielfältiger geworden (Marotzki 2007, 175–186). Vor allem führen die immer komplexer werdenden Bedingungen der Gesellschaft dazu, dass für die Erfahrungsverarbeitung auch komplexere und subjektive Identitäten vorausgesetzt werden. Identitäten werden nicht mehr nur in Sach- und Sozialdimensionen, im Sinne von »Wer bin ich und zu wem gehöre ich?«, sondern auch in der Zeitdimension »Wer bin ich geworden und wer werde ich sein?« formuliert. Biographien von Individuen in der modernen gesellschaftlichen Welt bewegen sich zwischen autonomer Lebensführung und heteronomer Standardisierung und fordern zur Ausbildung der Identität einen Austarierungsprozess dieser beiden Pole (Nassehi 1994, 16 f.).

Bei dem Prozess der Bedeutungs- und Sinnerzeugung wird nach Dilthey (2004) von einem hermeneutischen Verstehenskonzept ausgegangen, welches sich auf die innere Erfahrung der Realität bezieht. Methodisch gesehen sind

---

lienischen (vgl. Mangione 2009), französischen (vgl. Pape 2010) und englischen Zweig (vgl. Roberts 2010). Die Ansätze haben sich relativ getrennt und aus unterschiedlichen Traditionen entwickelt. Ihre Wurzeln liegen überwiegend in der Soziologie, aber auch in den Geschichts- und Literaturwissenschaften.

menschliche Objektivationen und Manifestationen im weitesten Sinne als Texte aufzufassen, die es im Verstehensprozess aufzudecken gilt. Um die gesellschaftlich aufeinander bezogenen individuellen Lebensformen zu verstehen, werden als Ausdrucksformen Worte und Handlungen von Einzelpersonen betrachtet. Die zentrale Kategorie des Lebens ist nicht das begriffliche Denken, sondern die durch Herstellung eines Zusammenhangs hervorgebrachte Sinnbildung. Damit erweist sich Lebensgeschichte als ein vom Subjekt hervorgebrachtes Konstrukt, das die Fülle von Erfahrungen und Ereignissen des gelebten Lebens zu einem Gesamtzusammenhang organisiert. Die Herstellung eines solchen Zusammenhangs erfolgt über Bedeutungszuschreibungen, welche von der Gegenwart aus vergangenen Ereignissen verliehen werden und die dazu genutzt werden, das Leben zu strukturieren und einen Bezugs- und Orientierungsrahmen herzustellen (vgl. Dilthey 2004). Gerade die Perspektive der individuellen Sinn- und Bedeutungserzeugung beeinflusst den Ansatz der modernen Biographieforschung. In dieser Sichtweise ist der Mensch ein interpretierendes, Welt entwerfendes und Wirklichkeit erst erzeugendes Wesen (Marotzki 2007, 175–186).

Für den Prozess der Selbst- und Welterzeugung wird auf die wissenssoziologische Position von Alfred Schütz verwiesen. Diese phänomenologisch orientierte Theorie geht auf Husserl zurück, der eine Klärung der Sinnkonstitutionsprozesse in der Lebenswelt einfordert. Schütz ergründet, wie die soziale Welt sinnhaft konstruiert wird. Der zentrale Kern seines Ansatzes liegt in der Frage begründet, wie der subjektive Sinn fremden Verhaltens methodisch verstanden werden kann. Er geht davon aus, dass der Mensch verschiedene und vielfältige innere Haltungen gegenüber sich selbst und der Welt aufbauen kann. In seiner Arbeit »Der sinnhafte Aufbau der sozialen Welt« setzt er Sinnkonstitutionen mit sozialem Handeln und dessen Sozialität in eine wesentliche Beziehung. In der Auseinandersetzung mit der Pluralität von Wirklichkeitsbereichen schafft der Mensch seine Lebenswelt, indem er die Welt sinnhaft auslegt. Menschliches Leben ist aus diesem Blickwinkel ein ständiger Prozess der Erzeugung und Aufrechterhaltung der Welten (vgl. Schütz 1974). Die Biographieorientierung setzt an der großen Vielzahl von Formen des Zugangs des Menschen zur Konstruktion seiner gesellschaftlichen Realität an. Durch dieses phänomenologische Wissen wird über das »Was?« und »Warum?« vor allem das »Wie?« von Biographisierungsprozessen erfragt. Die Lebenswelt ist dabei nicht vorgegeben, sondern muss handelnd, kommunizierend und biographisierend erzeugt und aufrechterhalten werden (Marotzki 2007, 175–186).

Biographien stiften Zusammenhänge, die es vorher nicht gab. Was in der Vergangenheit eines Lebenslaufs erfahren wird, ist keine Reproduktion von Vergangenem, sondern stets eine Neuproduktion bzw. -konstruktion einer operativen Gegenwart aus der Perspektive der Biographin und des Biographen

(Nassehi 1994, 53). Die Regeln, welche in der Lebenskonstruktion vorausgesetzt werden, sind nicht notgedrungen einem objektiven Sinn zugeordnet. Vielmehr erzeugt der

> »Handelnde ... in seinen Handlungsvollzügen stets mehr Sinn als er subjektiv vermeint. Er kann zwar im Nachhinein versuchen, sein Handeln besser zu verstehen als er es im aktuellen Vollzug konnte ..., d.h. er erweitert den Horizont seiner subjektiven Intentionen, aber auch das vollzieht sich handelnd, d.h. er produziert wieder Sinn, den er subjektiv nicht überschaut. Den Grenzfall der aktuellen Übereinstimmung von Sinn und Intention – gleichsam den subjektiv vollbrachten ›Zustand der Bedeutung‹ – kann es prinzipiell nicht geben – es sei denn, der Handelnde handelt nicht mehr.« (Bude 1984, 11)

Lebenskonstruktionen sind somit nur mit handelnden Subjekten zu denken. Und sie sind nicht direkt abfragbar, sie müssen aus den Lebensäußerungen einer Person »irgendwie« erschlossen bzw. rekonstruiert werden. Dabei können alle Lebensäußerungen – hier ist nicht nur das gesprochene Wort, sondern es sind vielfältige Informationsquellen gemeint – einer Person Aufschluss über die verborgenen Regeln seines Lebens geben.

Im Gegensatz zu anderen Bereichen der interpretativen Sozialforschung, welche zeitlich und räumlich begrenzte Bereiche oder Situationen fokussieren, wird aus der Perspektive der Biographieorientierung das Subjekt mit einem eigenen Leben und einer eigenen Geschichte, bezogen auf das »ganze Leben«, betrachtet. Das gilt auch dort, wo nur ein Teilabschnitt des Lebens, etwa eine Krankheitsphase, untersucht wird. Subjektive Erfahrungen und subjektives Handeln rücken damit ins Zentrum der Aufmerksamkeit. Mit der Thematisierung des Subjekts ist aber nicht die Auflösung der sozialen Perspektive gemeint. Vielmehr geht es sowohl um die gesellschaftliche Bedeutung von Individualität als auch um Individualität als Vergesellschaftungsform (vgl. Kohli/Robert 1984). Diese Verschränkung muss bei der Rekonstruktion biographischen Materials beachtet werden, damit Erzählungen nicht, wie Bourdieu es befürchtet, nur eine biographische Illusion darstellen, welche gesellschaftliche Normen und soziale Strukturen verschleiern (Bourdieu 1990, 75).

Das in phänomenologischer Tradition begründete Konzept der Lebenswelt entspricht methodischen Verfahren einer strukturellen Rekonstruktion. Diesen liegt die Annahme zugrunde, dass es eine prinzipielle Struktur des Lebens gibt. Für die Rekonstruktion dieser Struktur wird aus der Perspektive der Biographieorientierung einerseits eine hermeneutische Herangehensweise, also ein sinnverstehender Zugang zum subjektiven Leben, benötigt, andererseits wird durch eine sozial-strukturalistische Perspektive die soziale Struktur der verborgenen Sinnmuster des subjektiven Lebens entziffert. Gegenstand der Rekonstruktion ist der einzelne Fall. Ein einzelner Fall beinhaltet das Leben eines einzelnen Menschen. Dieses Leben würde eine Fülle an Material hergeben, dennoch wird bei der Rekonstruktion nur auf wenige Daten zurückgegriffen, denn im Sinne des Modells der Lebenskonstruktionen müssen die Kohärenzregeln subjektiven Lebens in jeder für die Lebenskonstruktion relevanten Situation erkennbar sein.

Ziel der Rekonstruktion ist die Entschlüsselung der Logik der Relationierung zwischen den einzelnen Äußerungen der Erzählung, was die Erzeugungsweise dieses individuellen Falls aufdeckt. Durch das Ergründen der Relationen zwischen den Äußerungen greifen die Interpretierenden gleichsam in die Ebene der bewussten Intentionen des Redenden ein und legen den verborgenen Sinn der Rede frei (Bude 1984, 7–28). Aus diesem Grund werden biographische Analysen als Fallrekonstruktionen vorgenommen. Die Rekonstruktion des einzelnen Falls führt zur Erkenntnis einer sozialen Struktur.

Nicht die Anzahl der untersuchten Fälle bemisst, ob eine Strukturaussage als typisch gelten kann, sondern die Schlüssigkeit der Rekonstruktion eines einzelnen Falls. Diese Begründung geht auf die Annahmen Lewins (1930/1931) zurück, der von zwei Begriffen der Gesetzlichkeit ausgeht: Dem Begriff der Gesetzlichkeit als Häufigkeit, für den durchschnittliche Häufigkeit als Kriterium für Gesetzmäßigkeit reicht, und dem strengen Begriff des Gesetzes, das ausnahmslos Geltung fordert. Den beiden Gesetzesbegriffen entsprechen jeweils unterschiedliche Stellungen zum individuellen Fall. Im Verständnis der Gesetzmäßigkeit als Häufigkeit ist der individuelle Fall einmalig und zufällig. Erst die Häufung gleichartig erscheinender individueller Fälle berührt die Gesetzmäßigkeit im Sinne durchschnittlicher Häufigkeit. Der strenge Begriff des Gesetzes dagegen behauptet auch die strenge Gesetzlichkeit des individuellen Falls. Ein einziger widersinniger Fall bringt die Geltung des Gesetzes zum Einsturz. Lewin argumentiert, dass die Häufigkeitsannahme den Anspruch aufgegeben hat, die Hintergründe der Erzeugung von Gesetzmäßigkeiten zu ergründen. Dem Anspruch des strengen Begriffs des Gesetzes zufolge ist ein soziales Gesetz erst dann entdeckt, wenn die innere Struktur des untersuchten Gebildes oder Geschehensverlaufs entschlüsselt wird:

> »Auch ein ›Einzelfall‹ also ist dann ohne Weiteres als gesetzlich aufzufassen. Historische Seltenheit ist kein Gegenargument, historische Regelmäßigkeit kein Beweis für Gesetzlichkeit, weil der Begriff der Gesetzlichkeit streng von dem der Regelmäßigkeit, der Begriff der Ausnahmslosigkeit des Gesetzes streng von dem Begriff der historischen Konstanz (des ›Immer‹) getrennt wird« (Lewin 1930/1931, 450).

Demzufolge wird in der Biographieorientierung von keiner numerischen, sondern von einer theoretischen Verallgemeinerungen ausgegangen (Rosenthal 2001, 266–275). Für die Aufdeckung von Gesetzlichkeiten schlägt Lewin Fallstudien vor, in denen die »volle Konkretheit« des Falls und dessen typische

Struktur erfasst werden (Lewin 1930/31, 432). Auf Basis des Ansatzes von Lewin (1930/1931), der bei der methodischen Umsetzung selbst vage bleibt, gründet sich der Vorschlag Budes (1984), als Ergänzung eine strukturale Sinnrekonstruktion durchzuführen. Diese enthält als weiteren Kernpunkt den strukturellen Falsifikationismus. Danach muss die an einer Stelle des Materials erschlossene Deutungsregel die Totalität des Falls komplett erfassen können. Findet man eine Stelle bzw. Relation, die der Deutungsregel widerspricht, ist sie falsifiziert. Die Schlüssigkeit einer strukturellen Rekonstruktion legt die soziale Typik des Falls offen und präsentiert in der typischen Struktur eines Falls die Gesetzmäßigkeit des sozialen Sachverhaltes (Bude 1984, 24–25).

Bei der »vollen Konkretheit« wird davon ausgegangen, »daß sich die allgemeine Struktur sequentiell im Einzelfall ausbildet, das Allgemeine im Besonderen.« (Fischer/Kohli 1987, 44) Unter Sequenzialität wird verstanden, dass die zeitlichen Bezüge von Erfahrung und Handeln einen prozesshaften Charakter haben. Handlungsanalysen sind daher immer Sequenzanalysen. Es geht nicht um eine lineare Abfolge, sondern vielmehr verbinden sich Irreversibilität und Reversibilität im Entstehen biographischer Strukturen. Die Sequenzialität manifestiert sich in der Textförmigkeit der sozialen Realität von sozialen Handlungsprozessen und den aus ihnen hervorgehenden sozialen Gebilden. Aus der Gegenwartsperspektive ist Vergangenheit nicht nur kontingent, sondern wird variabel ausgelegt und interpretiert. Darauf aufbauend wird ein spezifisches biographisches Konzept konstituiert.

Als Datenmaterial werden die verschriftlichte Form eines narrativen Interviews und je nach methodischer Ausrichtung Dokumente, Interaktionen, Beobachtungen oder biographisches Material wie Tagebücher etc. herangezogen. Es ist allerdings in Rechnung zu stellen, dass es Erfahrungen geben könnte, die sich nicht in diesen Darstellungsformen abbilden lassen. Auf die Problematik der Abbildung aller Erfahrungen hat bereits Bude (1984) hingewiesen. Sie wird darüber hinaus in der Auseinandersetzung um andere Darstellungsformen der Biographie, wie bei Bohnsack (2010), ersichtlich. Pflegewissenschaftlich relevant wird insbesondere die Frage, ob und inwiefern sich leibliche Erfahrungen des Menschen mit den Methoden der Biographieorientierung abbilden lassen.

4. Die Methoden der Biographieorientierung

Um die methodologisch eingeforderten Ansprüche zu realisieren, wird in der Biographieorientierung auf die Methoden der Biographieforschung zurückgegriffen. Gemäß dem Forschungsprozess werden die Erhebungs- und Auswertungsmethoden von der konkreten Fragestellung und dem thematischen Kontext der Forschungsarbeit bestimmt. Die Bandbreite derzeit vorliegender For-

schungsthemen reicht von der (geschichts)politischen Biographieforschung (vgl.
Miethe 1999, Rosenthal/Völter 1997, Alheit 1995b), über die Rekonstruktion berufsbiographischer Verläufe (vgl. Brose 1986, Alheit/Dausien 1985) und Migrati-
onsverläufe (vgl. Schulze 2006, Lutz 2000, Apitzsch 1999) bis zu dem Zusammenhang von Biographie und Geschlecht (vgl. Dausien 1999, 1996). Entsprechend
entwickelten sich innerhalb der Sozialwissenschaften soziologische, erziehungswissenschaftliche und historisch ausgerichtete Forschungsrichtungen (Rosenthal
2011, 161 ff.). Auch im gesundheits- und pflegewissenschaftlichen Bereich fand in
den letzten Jahren eine Annäherung an die Biographieorientierung statt. Die
Anwendung der Methoden der Biographieforschung bezieht sich mittlerweile
nicht nur auf den Forschungsbereich (vgl. Giebeler u. a. 2007, Miethe u. a. 2007,
Hanses 1996), sondern es existieren inzwischen auch anwendungsbezogene Ansätze wie das biographische Fallverstehen in sozialen Handlungsfeldern (vgl.
Richter/Hanses 2009, Hohn/Hanses 2008, Fesenfeld 2006 a, b, Schulze 2006,
Sander 2005), die Biographiearbeit z. B. in der Altenpflege (vgl. Sander 2006,
Friebe 2004, Kollak 2004, Blimlinger u. a. 1994) oder das biographieorientierte
Lernen (vgl. Darmann-Finck/Richter 2011, Gieseke 2008, Koppermann/Schuster
2007, Oelke/Ruwe 2007) sowie biographische Beratung bei chronischen Erkran-
kungen (vgl. Darmann-Finck/Sahm 2006) und schließlich auch die biographische
Diagnostik im Handlungsfeld der Pflege (vgl. Richter 2015, Richter 2011 a).

Im Folgenden werden nun ausgewählte Methoden der Biographieorientierung
skizziert und es wird auf ihre Potentiale für die Pflegewissenschaft eingegangen.
Zunächst wird die Erhebungsmethode des narrativen Interviews vorgestellt und
darauf folgend ausgewählte Auswertungsmethoden dargelegt.

Als *die Erhebungsmethode* der Biographieforschung wird das von Fritz
Schütze (1984) in die Biographieforschung eingebrachte narrative Interview
angesehen. Das Wort »narrativ« kommt vom lateinischen »narrare« und bedeutet nichts anderes als ›erzählen‹. Der handlungstheoretische und methodologische Bezugsrahmen ist von den gemeinsamen Orientierungslinien der
Biographieorientierung, insbesondere von phänomenologischen und interaktionistischen Ansätzen, beeinflusst. Erzählungen sind demzufolge ein im Alltag
vertrautes und gängiges Mittel, einer anderen Person ein sich selbst betreffendes
Thema oder Erlebnis mitzuteilen. Sie sind als elementare Institution menschlicher Kommunikation zu verstehen. Da wir im Alltag bereits über eine intuitive
Kompetenz verfügen, eine Erzählung so zu gestalten, dass sie vom Zuhörenden
verstanden wird, geht es im narrativen Interview darum, diese Kompetenz
möglichst ungetrübt und durch die Interviewenden unbeeinflusst zu entfalten.
Die Erzählenden reproduzieren die Erfahrung, wie sie durch ihre lebensgeschichtliche Aufschichtung erlebt wurde, in jener Relevanz und Fokussierung,
wie sie für ihre Identität konstitutiv und somit auch handlungsleitend war

(Bohnsack 2010, 92). Narrative Interviews sind für Schütze autobiographische Stegreiferzählungen des selbsterfahrenen Lebens (Schütze 1984, 78–117).

Schütze formuliert für das Erzählen drei so genannte Zugzwänge. Erstens den Gestaltschließungszwang, der die kompetente Entscheidung voraussetzt, wann eine Erzählung abgeschlossen ist und wann nicht, zweitens den Relevanzfestlegungs- und Kondensierungszwang, bei dem sich die Erzählenden in der Gesamterzählung auf das Wesentliche begrenzen, ohne die Gestaltschließung zu gefährden, und zuletzt den Detaillierungszwang, der zum Zwecke der Plausibilisierung das Geschehen detailliert auf den Kontext der angesprochenen Ereignisse führt (Bohnsack 2010, 94)[2]. Die Zugzwänge des Stegreiferzählens prägen im Interview nicht nur die Darstellungsinhalte, sondern auch die Art der Darstellung. Insbesondere die Zurückhaltung der Interviewten in der Erzählsituation ermöglicht den Erzählenden, sich beim Präzisieren von Erfahrungszusammenhängen im Erzählablauf an die eigene Lebensgeschichte und deren identitätskonstituierende Interaktionsgeflechte zu erinnern und die wichtigsten Interaktions- und Beziehungsinstanzen der eigenen Vergangenheit und des eigenen Selbst zu entfalten. Schütze geht davon aus, dass sich Stegreiferzählungen an den grundlegenden kognitiven Figuren der Erfahrungsrekapitulation ausrichten, welche Ordnungsprinzipien der Erfahrungsrekapitulation darstellen und in der kommunikativen Darstellung angewendet werden. Anhand der Prinzipien werden Ereignisse und Erfahrungen aus der Sicht persönlichen Erlebens präsentiert und in Form von Kommunikationsmerkmalen, wie dem Beschreiben, Argumentieren und Erzählen vermittelt (Schütze 1984, 78–117).

Methodisch gesehen wird je nach Forschungsfrage eine mehr oder weniger offene, erzählgenerierende Eingangsfrage gestellt, welche auf Erfahrungen der gesamten Lebensgeschichte oder ein lebensgeschichtlich relevantes Thema, z. B. eine Erkrankung, ausgerichtet ist (vgl. Rosenthal 2011). Die Interviewten bestimmen den größten Teil der Erzählung selbst. Im Anschluss an den Haupterzählteil gibt es im Nachfrageteil die Möglichkeit, wichtige Erzählungen zu vertiefen oder zu erweitern (vgl. Rosenthal 2011, Küsters 2009, Glinka 2003, Schütze 1983).

---

2 Diese Zugzwänge werden in einigen Publikationen aufgrund der verwendeten Begrifflichkeit kritisiert (vgl. Tanner 1992, Leitner 1988, Nassehi 1994). Demnach entsteht der Eindruck, dass die Erzählenden gar nicht anders können, als über die jeweilige Biographie zu erzählen. Nassehi ist der Ansicht, dass die Generalisierung dieser Zugzwänge einen normativen Maßstab impliziert, der von Biographien eine integrierbare Gesamtgestalt erwartet. Er sieht sie daher nur als eine mögliche, keinesfalls notwendige Form der Gestaltung von Erzählungen. Er plädiert eher für den Begriff der Basisregeln. Wenn man allerdings berücksichtigt, dass trotz aller prinzipiellen Offenheit ein narratives Interview eine methodisch angeleitete und nicht spontane Erzählsituation ist und damit ein Eingriff in die Normalität des Erzählens stattfindet, würde der Begriff des Zugzwangs die Unnatürlichkeit der Situation unterstreichen (vgl. Nassehi 1994, 55).

Ein Fokus der Biographieorientierung liegt darin, die erlebte Wirklichkeit eines Gegenübers im Sinne eines Fremdverstehensprozesses zu erschließen. Methodisch wird dazu auf narrative Interviews zurückgegriffen (Rosenthal/Fischer-Rosenthal 2005, 456–468). Diese sehr offene Interviewform gibt den Erzählenden Freiräume, Geschichten und Erzählungen auf ihre Art und Weise zu gestalten. Dadurch wird die Relevanzstruktur der Erzählenden, etwa im Zusammenhang mit Erfahrungen eines Krankheitsprozesses, weitestmöglich respektiert. Am Beispiel von Erzählungen im Zusammenhang mit Erkrankungen kann das Erleben der Erfahrung aufgezeigt werden:

> »Im Erzählen der Betroffenen thematisiert sich das Erleben der Leiblichkeit in ihrer physischen und sozialen Komponente, die Erfahrungen des ›Nicht-mehr-könnens‹, der Hilfebedürftigkeit, der Abhängigkeit, der Verluste im Alltag und in den Lebensplänen. Hier lässt sich auch ablesen, welche Haltungen die Betroffenen zu der Krankheit oder Behinderung einnehmen: wann sie sich als Opfer eines schicksalhaften Geschehens, und wann als Mitgestalter ihres Lebens fühlen, wie sie die Beeinträchtigungen in ihrer Identität und Wirklichkeitserfahrung verarbeiten und in welche Sinnzusammenhänge sie sie einordnen.« (Lucius-Höhne 1998, 111)

In der Dialogischen Biographiearbeit, einem Zweig der Biographieorientierung in der rekonstruktiven Fallarbeit mit Jugendlichen, konnte mit einer konsequent angewandten narrativen Gesprächsführung aufgezeigt werden, dass bei den Klientinnen und Klienten auch Prozesse des Selbstverstehens initiiert wurden (Rätz-Heinisch, Köttig 2007). Die Möglichkeit, im Kontext professioneller Hilfesysteme erzählen zu können, beinhaltet darüber hinaus auch die Chance, den Zugriffen von Expertensystemen eigene Geschichten und damit auch eigene Erfahrungs- und Handlungsräume entgegen zu setzen (vgl. Lucius-Hoene 1998). In diesem Sinne wird die »Eigensinnigkeit« von Patientinnen und Patienten weniger als »Schrulligkeit« oder »persönliche Macke« betrachtet, vielmehr kann sie als eine Leistung des Gegenübers anerkannt werden, sich in der Welt behaupten zu können (vgl. Hanses 2000).

Narrative Erzählungen gehen über das objektive Wissen einer Erkrankung hinaus und spiegeln das Erleben der Krankheit durch die Betroffenen und die von ihnen gezogenen Konsequenzen hinsichtlich der Lebensgestaltung, welche entscheidend für den Bewältigungsprozess sind. Die Erfahrungen und Erlebnisse in Worte zu fassen, kann sich für die Betroffenen als heilsam erweisen bzw. entlastend auswirken (vgl. Rosenthal 1995). Dies gilt eingeschränkt für Menschen, die sich noch in einer akuten Belastungssituation befinden und durch ein narratives Interview zu Erinnerungsprozessen angeregt werden. Hier gestaltet sich ein Rückblick in die Vergangenheit ambivalent. Denn auf der einen Seite mangelt es noch an stabilisierenden Erinnerungen, auf der anderen Seite bedarf es einer Entlastung des Erlittenen und noch gegenwärtigen Leides durch hilfreiche Gespräche. Die Interviewenden stehen vor diesem Hintergrund vor besonderen methodischen Herausforderungen und sie müssen mit empathischem und selbstreflexivem Geschick erkennen, wie der Schutz der Patientin oder des Patienten gewährleistet wird und wann eigene Kompetenzgrenzen erreicht werden (vgl. Loch 2002, Rosenthal 2002).

Zu nennen sind in diesem Zusammenhang Grenzen der narrativen Gesprächsführung für Personengruppen, bei denen eine biographische Selbstthematisierung auf Grund eingeschränkter kognitiver Fähigkeiten noch nicht oder nicht mehr möglich ist. Zu dieser Personengruppe zählen etwa Menschen mit Demenz oder Personen, die aus anderen Gründen nicht oder nur eingeschränkt kommunizieren können. Für diesen Personenkreis kann die Einbindung der leiblichen Ebene eine alternative Zugangsform für die Biographieorientierung bieten. Weitere Möglichkeiten stellen narrative Gespräche stellvertretend mit Angehörigen dar (vgl. Richter 2009).

Des Weiteren ist es für das pflegerische Feld von besonderer Bedeutung, dass Institutionen Auswirkungen auf Erzählungen haben. So ist empirisch belegt, dass Narrationen im institutionellen Setting sozialer Handlungsfelder wesentlich kürzer sind, geringere Erzählanteile beinhalten und häufiger von Symbolisierungen durchwirkt sind als in anderen Settings (vgl. Goblirsch u. a. 2007, Hanses 2000). Dies wird auf verschiedene Faktoren, wie eine taktische Vorsicht aufgrund der Abhängigkeit von den Mitarbeitenden des Gesundheitswesens oder soziale Erwünschtheit, zurückgeführt (Hanses 2000).

In der Biographieforschung werden verschiedene Auswertungsmethoden verwendet. Primär ist in diesem Zusammenhang die Narrationsanalyse nach Schütze (1983) zu nennen, welche sich aus dem narrativen Interview heraus entwickelt hat. Seit Ende der 1980er Jahre wird das narrative Interview auch mit der Auswertung der Objektiven Hermeneutik nach Oevermann (2002) kombiniert. Von Rosenthal (2011) wurden Elemente der Narrationsanalyse nach Schütze mit der Objektiven Hermeneutik und der thematischen Gestaltanalyse (Fischer 1982, Gurwitsch 1979) verbunden. Von Riemann (2000) und Schütze (1993) wurde die Interaktions- oder Gesprächsanalyse mit der teilnehmenden Beobachtung verknüpft, Lucius-Hoene und Deppermann (2004) haben vermehrt konversationsanalytische Verfahren einbezogen und Nohl verknüpft Narrationsanalysen mit der dokumentarischen Methode (Nohl 2012). In jüngster Zeit gibt es immer neue Kombinationen von Auswertungsverfahren und neue Ansätze, die jeweils spezifische Foki auf die Auswertung legen. Im Bereich der Sozialen Arbeit werden Ansätze verwendet, welche sich aus praktischen Handlungsfeldern heraus entwickelt haben und rekonstruktive Fallarbeit und/oder biographische Diagnostik fokussieren. Insbesondere sind hier der Ansatz nach Hanses (2003) und die Arbeiten von Köttig/Rätz-Heinisch (2005) zu nennen. Die Auswertungsmethoden sind vom zu untersuchenden Gegenstand abhängig. Im Folgenden werden die Ansätze von Schütze, Rosenthal, Hanses und Köttig/Rätz-Heinisch vorgestellt, da sie sich für den pflegewissenschaftlichen Kontext als besonders gewinnbringend erweisen.

Schützes besonderes Interesse ist es, individuelle Prozessstrukturen im Lebenslauf aufzudecken. Er geht davon aus, dass trotz gemeinsamer sozialer Merkmale oder Ereignisverkettungen die Identität der Biographieträgerin und des Biographieträgers angegriffen und gerade unter dem Aspekt des persönlichen Schicksals wirksam wird. Er versucht insbesondere, den Zusammenhang zwischen Lebensgeschichte und den Deutungsmustern der Betroffenen aufzudecken und interpretiert faktische Prozessabläufe in ihrer Bedeutung für die Biographin und den Biographen. Um diese zu analysieren, wird die Lebensgeschichte in ihrer zeitlichen Struktur betrachtet. Sie ist demnach als eine Aufschichtung größerer und kleinerer in sich sequentiell geordneter Prozessstrukturen zu verstehen. Mit dem Wechsel der dominanten Prozessstrukturen im Fortschreiten der Lebenszeit ändert sich auch die jeweilige Gesamtdeutung der Lebensgeschichte durch die Trägerin oder den Träger. Dadurch sollen die aufgeschichteten Prozessstrukturen in ihren wechselnden Deutungen erfasst werden. Hier sind für Schütze insbesondere jene Prozesse von Interesse, welche durch sozio-strukturelle und äußerlich-schicksalhafte Bedingungen die Existenz erschüttern. Die Prozesse werden durch eine konsequente Suche nach den damit im Zusammenhang stehenden Heteronomitäts- bzw. Autonomieanteilen in der Lebensgeschichte aufgedeckt (Schütze 1984, 78–117).

Schütze untersucht des Weiteren die formale Struktur eines Textes, Erzählträger oder -ketten, thematische Gesamtgestalt etc. und rekonstruiert das jeweilige Präsentationsinteresse der Biographin und des Biographen aus der Wahl der Textsorten. Die Textsorte des Erzählens hebt Schütze besonders hervor, da sich dort am deutlichsten die Ereignisbeteiligung und Verarbeitung des Erzählenden zeigt und sich eine interaktive Darstellung des Gesagten rekonstruieren lässt. Zusätzlich werden der Biographin und dem Biographen manifeste, d. h. bewusste, sowie latente, d. h. nicht bewusste, aber dennoch handlungsleitende Erfahrungsaufschichtungen rekonstruiert (vgl. Schütze 1983, 1984).

Das besondere Augenmerk Schützes liegt auf der Verbindung der formalen (textanalytischen) und der inhaltlichen Besonderheiten, also dem Verhältnis zwischen den dargestellten Inhalten und der Art und Weise ihrer Darstellung. Hinter der Analyse der Prozessstrukturen des Lebenslaufs verbergen sich biographische Handlungsschemata, welche insbesondere für den Bereich der pflegerischen Unterstützung relevant sein können. Warum jeweilige Bewältigungsstrategien ergriffen oder verweigert werden, kann z.B. aufgrund der Prozessstrukturen verdeutlicht werden. Durch die Rekonstruktion der Darstellung wird auf das präsentative Interesse des Erzählenden Bezug genommen, in dem die Frage gestellt wird, warum (im latenten Sinne) sich z. B. der Erzählende als leidend oder unverwundbar präsentiert und welche Implikationen sich daraus für die Hilfeplanung ergeben.

Rosenthal hat das von Schütze entwickelte Analyseverfahren zum so genannten Verfahren der Biographischen Fallrekonstruktion weiterentwickelt. Sie hat die Methode mit Prinzipien der Objektiven Hermeneutik und der auf den Gestalttheoretiker Gurwitsch zurückgehenden thematischen Feldanalyse kombiniert. Rosenthals Auswertung zielt auf die vielfältigen Zusammenhänge zwischen erzählter und erlebter Lebensgeschichte. Neben der Reihenfolge und der Textart der Präsentation von biographisch relevanten Erlebnissen in Biographien wird auch untersucht, wie die einzelnen biographischen Erfahrungen in der Lebensgeschichte chronologisch erzählt werden. Ziel der Rekonstruktion ist es, die Bedeutung des in der Vergangenheit erlebten Faktischen in der aktuellen Selbstrepräsentation aufzudecken. Die Ebenen des Erzählten und des Erlebten werden erst einmal getrennt rekonstruiert. Aus dem Vergleich des gelebten und des erzählten Lebens werden Schlüsse hinsichtlich der Bedeutung der Ereignisse für die Biographin und den Biographen gezogen. In Feldern, in denen objektive Daten, wie etwa die objektiven Krankheitsdaten, eine besondere Rolle einnehmen, kann eine getrennte Auswertung der Ebenen dazu beitragen, die objektiven Bedingungen und Bewältigungsstrategien im institutionellen Feld und ihren Einfluss auf das biographisch Bedeutsame aufzudecken (vgl. Rosenthal 2011).

Hanses (2000) verwendet den narrationsanalytischen Ansatz Schützes bei der Auswertung von Erzählungen mit dem Ziel, zu den Orientierungsstrukturen vergangenen Handelns und Erleidens vorzudringen. Er legt den Fokus in der Analyse stärker auf die Rekonstruktion der leitenden biographischen Themen, um bei der Hilfeplanung die biographischen und lebensweltlichen Sinnhorizonte sowie die Ressourcen der Klientinnen und Klienten aufgreifen zu können. In seinem Ansatz wird mit Blick auf die Praxis betont, dass es zweckmäßig ist, die (psycho)sozialen Problemlagen nicht losgelöst von deren Lebensweltbezügen, biographischen Erfahrungen und Sinnkonstruktionen zu betrachten (Hanses 2000, 361). Er setzt seine Methode in der Biographieforschung, aber auch in der rekonstruktiven Fallarbeit, im Sinne einer biographischen Diagnostik um. Biographieorientierung wird von ihm als ein kommunikativer Prozess begriffen, bei dem nicht nur etwas über die biographischen Erfahrungen und Sinnkonstruktionen erfahren wird, sondern auch

»über die Prozesse des Erleidens, deren Ereignisverkettungen und Lösungen … sowie über das ›ungelebte Leben‹, … also über die Teile in der Lebensgeschichte, die nie Wirklichkeit werden konnten. … Für die professionelle Praxis (werden) … wichtige Kategorien wie Handlung, Erleiden, Erfahrung, Eigentheorie, Selbstevaluation und soziale Rahmung zugänglich.« (Hanses 2000, 365)

Bei Hanses ist insbesondere die Ressourcenorientierung hervorzuheben. Ressourcen schlagen sich in gelungenen Lebensstrategien und Erfahrungen nieder, welche als »Gegenerfahrungen« zu problematischen Situationen betrachtet werden können. Für das methodische Vorgehen bedeutet dies, dass bei der Analyse der Erzähltexte eine doppelte Perspektive einzunehmen ist. Zum einen erfolgt eine Problemanalyse und zum anderen eine Suche nach Bewältigungsressourcen, da sich beide Perspektiven in den Erzählungen auf derselben Ebene verschränken (Griese/Griesehop 2007, 89 f., vgl. Hanses 2000 357 f.). Zusätzlich wird die Analyse bei Hanses durch ihren praxis- und lebensweltorientierten Blick und den Fokus auf die Bedingungen der institutionellen Alltagswelt erweitert (Hanses 2000, 359).

Ergänzend ist das Verfahren der Dialogischen Biographiearbeit nach Köttig und Rätz-Heinisch (2005) zu skizzieren, welches sich an die biographische Fallrekonstruktion von Rosenthal anlehnt und im Rahmen der Sozialen Arbeit mit Jugendlichen entwickelt wurde. In der Dialogischen Biographiearbeit steht insbesondere die Förderung von Selbstverstehensprozessen der Klientinnen und Klienten und damit verbunden die Erweiterung innerer Autonomie, welche Ausgangspunkt für die Veränderung der eigenen Lebensführung ist, im Vordergrund (Köttig/Rosenthal 2006, 189–221). Als Voraussetzung von Selbstverstehensprozessen gelten Erkenntnisse über die Genese der gegenwärtigen Situation (Köttig 2007, 79–92). Es wird in diesem Ansatz angeregt, ein Bewusstsein für das »So-Geworden-Sein« der eigenen Situation zu entwickeln (Köttig/Rätz-Heinisch 2005, 16–20). Um diese Selbsterfahrungsprozesse zu fördern und Interventionen darauf zu stützen, wird in der sozialen Praxis eine besonders sensible und konsequente narrative Gesprächsführung angewandt, die sich an den eingebrachten Themen der Jugendlichen orientiert. Die Jugendlichen werden als Expertinnen und Experten ihrer Lebensgeschichte angesehen, um dadurch vorherige negative institutionelle Erfahrungen zu durchbrechen. Ziel der Dialogischen Biographiearbeit ist die Entwicklung eines »gelingenderen Alltags«[3]. Diese Konzeption basiert nicht nur auf dem narrativen Gespräch und dessen Auswertung, sondern zieht ausdrücklich Interaktion und Beobachtung als weitere Perspektiven für die Auswertung hinzu.

Rekonstruktive Methoden und die Methoden der Biographieforschung sind zeitintensiv und erfordern vor allem bei der Auswertung die Unterstützung durch eine Forschergemeinschaft. Für die Auswertung biographischen Materi-

---

3 Hier wird von dem Anliegen der Lebensweltorientierung der Kinder- und Jugendhilfe ausgegangen, an deren Ende eine Verbesserung der Bewältigung des Alltags mit all seinen Anforderungen steht. Potentiell ausgegrenzten Menschen soll zu Teilhabe, Recht und Emanzipation verholfen werden. Dazu wird vor allem auf die Stärken und Ressourcen der Menschen bei der alltäglichen Lebensbewältigung gesetzt, die gestärkt und unterstützt werden sollen (vgl. Köttig/Rätz-Heinisch 2005).

als wird methodisch eine Fremdperspektive gefordert, in der zunächst kontextunabhängige Auswertungen vorgenommen werden. Kontextunabhängig meint in diesem Zusammenhang nicht nur das Zurückstellen der Ausgangsfragestellung, möglicher Vorerfahrungen im Feld sowie eigener Einstellungen und Emotionen, sondern auch eine Ausblendung aller mit dem Interview im Zusammenhang stehenden Eindrücke und Informationen. Da dies nur bedingt möglich ist, sind gemeinschaftliche Auswertungen, etwa in Forschungswerkstätten, angezeigt. Die gemeinsame Fallrekonstruktion in Forschergemeinschaften ermöglicht auch die Bildung möglichst vieler Lesarten und eine Gestaltung von Perspektivenvielfalt. In der praktischen Fallarbeit kann Multiperspektivität durch Gruppeninterpretationen oder Fallbesprechungen erreicht werden. Die gemeinsame hermeneutische Arbeit z. B. im Rahmen der biographischen Diagnostik und der damit verbundene reflexive Umgang mit dem eigenen beruflichen Handeln kann als wesentlicher Zugewinn für die professionelle Praxis gewertet werden (vgl. Hanses 2000).

Für die Auswertung von narrativen Gesprächen im praktischen Pflegekontext sind die Methoden dem jeweiligen Anwendungsbereich anzupassen. So sind Methoden der biographischen Diagnostik oder des biographieorientierten Lernens so zu modifizieren, dass sie praktisch anwendbar sind und dennoch einem gewissen theoretischen Anspruch genügen. Für den Kontext pflegewissenschaftlicher Analysen stellt insbesondere die methodische geleitete Integration einer Leibperspektive eine große Herausforderung dar.

5. Biographieorientierung im Handlungsfeld der Pflegewissenschaft

Die Biographieorientierung hält aus pflegewissenschaftlicher, -praktischer und -didaktischer Sicht einige Potentiale bereit. Remmers (2006) formuliert diesbezüglich drei Gesichtspunkte: Demnach ist eine Biographieorientierung in der praktischen Pflege angezeigt, da sie von Pflegenden verwendet werden kann, um Unterstützungsbedarfe und Bewältigungsmöglichkeiten von zu Pflegenden herauszuarbeiten, welche stets in ihrer lebensgeschichtlichen Bedeutsamkeit zu betrachten sind. Des Weiteren dient die Biographieorientierung dazu, wissenschaftlich fundierte Kenntnisse über die durch Veränderungen im gesundheitlichen Status ausgelösten Ablaufgestalten eines Erlebens- und Erleidensprozesses zu generieren und um allgemeine Schlussfolgerungen hinsichtlich der Unterstützungsangebote ziehen zu können. Letztendlich kann eine Biographieorientierung dazu genutzt werden, das Subjekt der oder des Erkrankten zu rehabilitieren (Remmers 2006, 186 f.). Auf Basis dieser Argumentation werden

im Folgenden zwei zentrale Bedingungen der Pflegewissenschaft exemplarisch
herausgegriffen und näher expliziert. Die Pflegewissenschaft wird in dieser
Betrachtung als Handlungswissenschaft mit einem gesonderten Professions-
und Wissensanspruch auf die Biographieorientierung bezogen. Daran anschließend soll auf den Kern des Pflegerischen hingewiesen werden, der einerseits eine biographieorientierte Arbeit nahe legt und andererseits auf die Notwendigkeit einer Weiterentwicklung der Biographieorientierung um leibliche
Aspekte des menschlichen Seins verweist.

Aus wissenschaftstheoretischer Perspektive lässt sich die Pflegewissenschaft
als eine praktische Wissenschaft bzw. eine Handlungswissenschaft darstellen,
welche einer doppelten Handlungslogik folgt und daher sowohl handlungstheoretische als auch wissenstheoretische Grundlagen benötigt (vgl. Friesacher
2001, 1999, Remmers 2000, 1999). Die Pflegewissenschaft zeichnet sich dadurch
aus, dass alleiniges theoretisches Wissen, aber auch das Handlungswissen der
Praxis nicht ausreichen, um Patientinnen und Patienten adäquate Hilfe in
existenziellen Lebenssituationen anzubieten. Vielmehr wird dafür zusätzlich
eine verstehende Einzelfalldeutung (Fallverstehen) benötigt. Die Biographieorientierung kann eine Möglichkeit darstellen, um zu einer solchen Deutung zu
gelangen. Um die Struktur pflegerischen Handelns zu ergründen, kann der
handlungstheoretische Ansatz Oevermanns (vgl. Oevermann 2002, 1996, 1981)
herangezogen werden. Das Anliegen der professionellen Hilfeleistung ist es, für
kritische Lebenssituationen und krisenhafte Erfahrungen eine einzelfallspezi-
fische Unterstützungsarbeit mit dem Ziel der Rückgewinnung der Autonomie
der Patientinnen und Patienten zu leisten und gesundheitliche Risiken als auch
entwicklungsfördernde Potentiale aufzudecken. Solche Verarbeitungsleistungen
sind nur erfolgreich zu bewältigen, wenn die kritischen Lebensereignisse, welche
eingebettet sind in die Lebensgeschichte des Betroffenen, von der Patientin und
von dem Patienten und von den professionell Helfenden sinngeladen verstanden
werden (Remmers 2006, 183–191). In der Biographieorientierung strebt man
danach, neue Perspektiven und Sinnzusammenhänge zu erfahren, etwa die
durch unterschiedliche Menschen differente Wahrnehmung scheinbar eindeu-
tiger Tatsachen, ihre Verarbeitung und jeweilige Bedeutungszuschreibung.
Dabei gibt es, um den Fall verstehen zu können, keine wahre oder falsche Zuschreibung, vielmehr muss die konkrete Erfahrungswelt der Menschen als ei-
genständiger Bedeutungs- und Sinnzusammenhang für Kreativitäts- und Problemlösungsprozesse systematisch berücksichtigt werden (Marotzki 2007, 186).
Eine professionelle Ausrichtung der Pflege muss diesen Bedeutungs- und
Sinnzusammenhang aufgreifen, um Patientinnen und Patienten adäquate Hilfe
in ihrer spezifischen Situation anbieten zu können.

Aus der Perspektive der Biographieorientierung sind diesbezüglich vielfältige
Parallelen zwischen der sozialen Arbeit und der Pflegewissenschaft festzustel-

len. Beide Felder zielen auf einen gemeinsamen, in einem interaktiven Beziehungsprozess entwickelten Problemlösungsprozess, beide bewegen sich im institutionellen Feld und streben eine Subjekt- und Lebensweltorientierung an. Während der Fokus der sozialen Arbeit auf den psycho-sozialen Problemlagen und ihren lebensweltlichen Bezügen liegt (Hanses 2000, 360), kommt im pflegerischen Kontext eine krankheitsbezogene, wie auch eine fürsorgende Perspektive in existentiell belasteten Lebenssituationen hinzu, welche sich gleichermaßen an körperlichen, geistigen, sozialen, seelischen und emotionalen Belangen orientiert. Diese Perspektive kann mit einer Orientierung an der Leiblichkeit der Patientinnen und Patienten gleichgesetzt werden und als eine »an den Grundbedürfnissen ansetzende Beziehungsarbeit in existenziellen, die Integrität bedrohenden Lebenssituationen« (Friesacher 2008, 333) bezeichnet werden. Professionelle haben nun die Möglichkeit, aber auch die Verpflichtung, die verschiedenen Perspektiven in ihr professionelles Handeln aufzunehmen und eine integrierende Sicht auf die Patientin und den Patienten einzunehmen (Friesacher 2008, 322f., vgl. Uzarewicz/Uzarewicz 2005). Die Perspektive des leiblichen Erlebens von gesundheitlichen Beeinträchtigungen, aber auch von vorhandenen Ressourcen und gelungenen Bewältigungsprozessen, kann als Kern des pflegerischen Handelns verstanden werden (Wettreck 2001, 260).

Der Leib wird in der Philosophie als ein Konzept verhandelt, das in der Kritik an einseitigen Verkürzungen im dualistischen Menschenbild Descartes eine neue Bedeutung erlangte. Während ›Körper‹ den dinglich-gegenständlichen Aspekt des menschlichen Seins bezeichnet, der, etwa in der Perspektive der naturwissenschaftlichen Medizin mit Methoden der Fremderfahrung beschrieben, erforscht und ggf. durch Eingriffe von außen manipuliert wird, kennzeichnet der Leib das menschliche Sein in der Selbsterfahrung. Der Unterschied liegt in dem leiblichen Spüren der Betroffenheit der Existenz: »Qua Leib ist der Mensch je in einer bestimmten Zeit, an einem bestimmten Ort und er ist von der Unausweichlichkeit seines Daseins, das er in radikaler Besonderung als diesen Leib erfährt, unausweichlich betroffen.« (Böhme 2003, 61)

In der Fremderfahrung sieht sich der Mensch als Objekt, in der Selbsterfahrung erfährt er sich als lebendiges Wesen. Die Kritik des Begriffs »Körper« ist somit eine Kritik an der Entfremdung, Instrumentalisierung und Manipulation des Menschen. Böhme sieht es als ständige Lebensaufgabe an, den Körper und den Leib trotz dieser Differenzen zu integrieren (Böhme 2003, 11–14). Die verschiedenen Leibtheorien fokussieren dabei jeweils unterschiedliche Aspekte der Leiblichkeit (vgl. z. B. Böhme 2003, Plessner 1982, Gugutzer 2002, Schmitz 1992).

In der Biographieorientierung ist der Leib schon sehr früh zum Gegenstand theoretischer Betrachtungen geworden. In dieser Sichtweise gehören der Leib und die Biographie zusammen, sie entstehen aneinander und durcheinander. Sie haben zwar jeweils unterschiedliche Strukturen, stehen aber dennoch in oszil-

lierender Verbindung (vgl. Alheit u. a. 1999). Die erste Anbindung an eine
Leibkonzeption in der Biographieorientierung erfolgte durch Alfred Schütz (vgl.
Fischer-Rosenthal 1999), der die Strukturierung der Lebenswelt in einer ge-
schichtlichen, biographischen und räumlichen Orientierung am Leib sieht:

> »Der durch die Vermittlung des Leibes erfahrene Raum ist zuallererst ein Orientie-
> rungsraum. Mein Leib ist sozusagen der Nullpunkt des Koordinatensystems, mit Hilfe
> dessen ich die mich umgebenden Gegenstände in rechts und links, oben und unten,
> vorne und hinten einteile. Wo ich bin – das heißt der Platz meines Leibes im äußeren
> Raum – ist ›hier‹, alles andere ist ›dort‹.« (Schütz 1971, 215)

Mit der biographischen Dimension erweitert Schütz das Konzept der Lebenswelt, das in der Folge auch in der intersubjektiven Wahrnehmung des anderen
im Schema des Leibes konstituiert wird. Der andere wird in dieser Leiblichkeit
wahrgenommen. Vor allem die leibphilosophischen Ansätze von Merleau-Ponty,
Plessner, Bourdieu, Lindemann und Schmitz fanden Einzug in die Biographieorientierung (vgl. Alheit u. a. 1999). Ergänzend zu einer auf kognitiven Prozessen gestützten biographischen Kommunikation, wird in dieser Verbindung
eine leibliche Kommunikation interessant, welche auch die vorkommunikativen
Sphären des Erlebens berücksichtigen soll. Hierdurch kann es etwa im Bereich
von Gesundheit und Krankheit zur biographischen Thematisierung von Leiberfahrungen kommen, die eine vornehmlich körperbezogene Perspektive um
die Erfahrung von Leiblichkeit erweitert. Fischer-Rosenthal (1999, 15–43) weist
etwa darauf hin, dass z. B. chronische Erkrankungen als Artikulation des Körpers im Ausdrucksfeld des Leibes aufgefasst werden können und Krankheiten
als Sprache bzw. Spuren des Leibes biographisch-rekonstruktiv zu entschlüsseln
sind. Sie sind damit nicht mehr nur als manipulierbare Symptome zu deuten,
sondern können als ein individuelles Erfahren am eigenen Leib, als eine un-
veräußerliche, ureigene Dimension unserer Existenz sichtbar gemacht werden:
»Denn die Erfahrung des ›Leibes, der ich bin‹ ist immer eine zutiefst biographische Erfahrung, das Erlebnis, der Krankheit, die ich vorgeblich nur ›habe‹, ist
in erster Linie mein sehr individuelles Kranksein.« (Alheit u. a. 1999, 9)

Bei Erkrankungen bildet die Biographieorientierung nicht nur das Leiberleben ab (vgl. Kütemeyer 1999), sondern sie kann auch als biographische Ressource für Krankheitsbewältigung genutzt werden (vgl. Hanses 1999).

Nach Annelie Keil ist der Leib *die* »Bühne«, auf der die Biographie eines
Menschen aufgeführt wird. Das Verhältnis von Leib und Biographie stellt sich
über eine Inszenierung dar, in welcher der Mensch über sein Leben eine Art
Protokoll führt (vgl. Keil 1999, 2003). Diese Inszenierung ist nicht nur als ein rein
verbaler Akt anzusehen, sondern als ein allgemein kommunikativer Prozess.
Denn biographische Erzählungen sind Kommunikation und die Kommunizierenden sind leibliche Akteurinnen oder Akteure. Die Präsentation des Selbst

und seiner Geschichte in einer Erzählung und deren Rezeption lässt sich von der Tatsache der Verkörperung der Beteiligten nicht ablösen (Lindemann 1999, 44–72).

Die Perspektive der Biographieorientierung ist daher um die Perspektive der Leiblichkeit zu erweitern, denn die Lebensgeschichte ist an die erfahrende und handelnde Präsenz eines einzelnen »leibhaftigen« Menschen geknüpft. Der Leib als Erfahrungs- und Handlungszentrum ist rezeptiv und aktiv, steht für eine passive und aktive Strukturierung und Konstituierung seines Erfahrungsfeldes. Wenn der Leib in eine temporale Dimension gefasst wird, drückt sich in ihm die konkrete, singuläre Verarbeitung präformierter biographischer Schemata der Lebensgeschichte aus (Fischer/Kohli 1987, 28–29). Vor allem im Bereich des Gesundheitswesens führt die Erweiterung von einer rein biomedizinischen Betrachtungsweise hin zu einer leiblichen Perspektive des Menschen zu komplexeren Interventionsansätzen. Der theoretische Forschungsstand zum Leib, auch im Kontext der Pflegewissenschaft, nimmt in den letzten Jahren zu und es liegen hierzu mittlerweile mehrere Arbeiten vor (Friesacher 2008, Hülsken-Giesler 2008, Schmitt/Böhnke 2006, Fesenfeld 2006 a, b, Uzarewicz/Uzarewicz 2005).

Zwischen der Biographie als theoretischem Konzept und den modernen leibphilosophischen Ansätzen gibt es zwar vielfältige Bezüge, die Methoden der Biographieorientierung sind aber nur bedingt geeignet, um leibliches Erleben zu erfassen. Fischer-Rosenthal sieht das Zusammenwirken der Dimensionen als eine Erweiterung einer auf die rein verbale Kommunikation bezogenen Biographieorientierung (Fischer-Rosenthal 1999, 18–19) an. Geht man davon aus, dass Narrationen kognitiv bewertete lebensgeschichtliche Erfahrungen darstellen, wird man aber der Leiblichkeit nur in ihrer rationalisierten Übertragung und damit nur eingeschränkt auf die Spur kommen. Schließt man sich Budes (1984) Argumentation an, wonach es gilt, den latenten, also den nicht objektiv und rationalisierten Sinn von Lebensäußerungen zu ergründen, schließt dies leibliche Erfahrungen ausdrücklich mit ein. Allerdings ist damit noch nicht die methodische Frage geklärt, wie sich leibliches Erleben aus verschriftlichten Texten rekonstruieren lässt. Hier ist für die Biographieorientierung ein weiterer Beitrag zu leisten. Methodisch sind vor allem die »anderen« Erfahrungen, die sich beispielsweise durch Interaktionen ausdrücken (z. B. in leiblicher Kommunikation), aufzugreifen. Möglich ist aber auch, dass es Erfahrungen gibt, welche weder der rational bewussten Fremd- noch der Selbstdeutung zugänglich sind.

Zusammenfassend lässt sich sagen, dass die Biographieorientierung in ihrer methodologischen Begründung für die Pflegewissenschaft Potentiale beinhaltet. Ergänzend zu der bereits von Remmers (2006) postulierten Bedeutung wurden weitere Aspekte für das professionelle Fallverstehen hervorgehoben und auf die

Integration der Leiblichkeit verwiesen. Kritisch wurde danach gefragt, wie sich diese Forderung methodisch umsetzen lässt. Im nächsten Kapitel werden die Potentiale der Biographieorientierung auf ausgewählte pflegewissenschaftliche Anwendungsbereiche bezogen. Abschließend erfolgt eine Reflexion des Ertrages der Biographieorientierung für die Pflegewissenschaft.

6.   Biographieorientierung und ihr Anwendungsbezug in der Pflegeforschung, -bildung und -praxis

Sander (2005) diskutiert für die Anwendung im Pflegekontext folgende drei biographische Dimensionen in Forschung und Praxis: das Aufgreifen der Biographie im Erkrankungs- und Gesundungsprozess, im institutionellen Rahmen sowie in der Interaktion und Beziehung. Der Zusammenhang von Biographie und Erkrankungs- und Gesundungsprozessen hat sich durch mehrere Forschungsarbeiten bestätigt.[4] Krankheitsverläufe folgen, wie bereits erwähnt, nicht nur einer Symptomlogik, sondern auch einer inneren biographischen Logik (vgl. Alheit, Hanses 2004). Sie sind somit als biographische Konstruktion zu verstehen, welche ggf. auch durch die Institution sowie die darin tätigen Mitarbeitenden beeinflusst werden können. Um die zu Pflegenden bei der Bewältigung ihrer Probleme zu unterstützen, sollten die Professionellen die biographischen Konstruktionen der Klientinnen und Klienten erkunden. Ein Verstehen von biographisch beeinflussten Krankheits- und Gesundungsprozessen kann als Fach- und Methodenwissen in die pflegerische Tätigkeit eingebettet werden, um entsprechende spezifische Interventionen daraus abzuleiten. Das Expertenwissen wird durch biographisches Wissen ergänzt. In Anbetracht dessen, dass in jeder pflegerischen Interaktion biographische Konstruktionen von Pflegenden und zu Pflegenden und ihren Angehörigen aufeinander treffen, ist davon auszugehen, dass auch die pflegerische Beziehung biographisch beeinflusst ist. Pflegebeziehungen werden durch aktuelle und durch frühere Erfahrungen geprägt, sie werden von biographisch erfahrener Unterstützung, Kränkung, Abhängigkeit und Autonomiebestrebungen beeinflusst. In der Analyse pflegerischer Interaktionssituationen können folglich beide Erfahrungsdimensionen des Biographischen – auf Seite der Hilfeempfängerinnen und Hilfeempfänger und auf Seite der Pflegenden – aufgedeckt werden. Bei Beratungsgesprächen, aber auch in anderen pflegerischen Situationen, dient eine

---

4 Hervorzuheben sind hier die Arbeiten zu Wissenskonstruktionen im Kontext biographischer Krankheitsdeutungen (vgl. Richter 2009, Hohn/Hanses 2008), zum Thema Migration und Krankwerden (Schulze 2006), zur Lebensqualität darmkrebserkrankter Frauen und Männer (Wachtlin 2011) und zum Leiberleben nach Brustverlust (Fesenfeld 2006 a).

solche Analyse dazu, pflegerische Beziehungen zu stärken und Machtverhält-
nisse aufzudecken (Sander 2007, 1–6).

In diesem Kapitel sollen anhand dreier Beispiele die Chancen der Biographieorientierung für die Pflegewissenschaft dargelegt werden. Das erste Beispiel
geht auf die Forschung ein und beschäftigt sich mit dem Thema des Leib-Erle-
bens von brustamputierten Frauen. Ein Projektbeispiel des biographischen
Lernens im Bereich Pflegebildung schließt sich daran an und das dritte Beispiel
bezieht sich auf die Biographische Diagnostik im Setting der kardiologischen
Rehabilitation.

Die Dissertation von Anke Fesenfeld (2006 a) mit dem Titel »Brustverlust.
Zum Leiberleben von Frauen mit einer Brustamputation« exploriert die Betroffenen als Expertinnen ihrer eigenen Biographie. Gerade bei chronisch
kranken Patientinnen und Patienten braucht es ihrer Ansicht nach zur Unterstützung von Alltagskompetenzen einerseits eine Integration der Einschrän-
kungen in den Alltag und andererseits eine Verbindung zwischen den Bedürf-
nissen und Problemen der Betroffenen und den darauf bezogenen Angeboten.
Hierfür wird eine Annäherung an die Perspektive und Lebenswelt der Betroffenen benötigt. Zu diesem Zweck führte Fesenfeld narrative Interviews mit
betroffenen Frauen und wertete diese mit der biographisch-fallrekonstruktiven
Methode nach Rosenthal aus. Aus der Darstellung der Analyse können weiterführende Ergebnisse anhand von Fremd- und Selbsterfahrungsprozessen für die
Pflegepraxis genutzt werden.

Krankheitsprozesse wurden in dieser Arbeit nicht nur auf ein normatives
Krankheitskonzept bezogen, sondern durch ein Verständnis für den biographischen Werdegang ergänzt. So konnten u. a. Bedürfnisse und Ressourcen der
Krankheitsbewältigungsprozesse in ihrer biographischen Struktur rekonstruiert werden. Es zeigte sich beispielsweise, dass im Behandlungsverlauf Bedürfnisse nicht geäußert wurden auf Grund von Scham, eines krankheitsbedingt
geschwächten Selbstwertgefühls oder der Vorstellung, Bedürfnisse könnten eine
Zumutung für die Professionellen darstellen. Das narrative Erzählen während
des Interviews half den Betroffenen, die eigenen Bedürfnisse deutlicher wahrzunehmen und zu äußern. Es zeigte sich des Weiteren, dass gegenüber den
Patientinnen viele alltagsrelevante Aspekte nicht thematisiert wurden, wie beispielsweise das Umziehen in Sammelumkleiden im Schwimmbad. Dadurch
blieben Alltagsprobleme unhinterfragt und wurden als gegeben hingenommen.

Relevant für die psychische Betreuung nach der Brustamputation ist außer-
dem die Beobachtung von Fesenfeld, dass sich die Trauer über den Verlust der
Brust erst nach Jahren zeigte. In den Forschungsergebnissen ist eine deutliche
Verschränkung des Biographischen mit gesellschaftlichen Werten ersichtlich.
Das gesellschaftliche Bild von Weiblichkeit wurde in die medizinische und
pflegerische Versorgung beispielsweise dadurch übernommen, dass das Her-

stellen der »normalen« Weiblichkeit durch Prothesen oder Brustaufbau ohne Erkundung des Wunsches der Betroffenen vorausgesetzt wurde. Jüngere Frauen mit nur einer Brust wurden implizit von den Professionellen als eine gesellschaftliche Zumutung ausgewiesen. Im Unterschied dazu wurde älteren Frauen nach der Menopause ein geringeres Interesse an Sexualität, am eigenen Körperbild und damit z. B. an einem Brustaufbau unterstellt. Jüngere Patientinnen hingegen sind sehr früh zu einer Entscheidung zum Brustaufbau gedrängt worden. Einer frei gewählten Entscheidung wurde dadurch vorgegriffen und die Entwicklung eines eigenen Leiberlebens gehemmt (vgl. Fesenfeld 2006 a).

Diese Erkenntnisse aus der biographischen Forschung lassen Rückschlüsse hinsichtlich des Fremdverstehens der Professionellen zu. Sie sind nutzbar für zukünftige Pflegeplanungsprozesse, für die Entwicklung von patientenorientierten Versorgungskonzepten sowie für den Einsatz von gezielten biographieorientierten Beratungsansätzen. Die Selbstverstehensprozesse der betroffenen Frauen zeigen darüber hinaus Strategien für die Entwicklung autonomer Bewältigungskompetenzen auf.

Das zweite Beispiel beschäftigt sich mit dem Thema des biographischen Lernens in der Pflegebildung. Sowohl private als auch berufliche Erfahrungen prägen berufliches Handeln. Aus diesem Grund wurden in der Pflegebildung berufliche Handlungsmuster anhand des Konzepts des biographieorientierten Lernens unter der lebensgeschichtlichen Perspektive der Lernenden untersucht und reflektiert. Im Rahmen der Tagung »Lernwelten 2007«, die unter dem Motto »Bildung und Biographie« stand, regte das Team der Abteilung Qualifikations- und Curriculumforschung am Institut für Public Health und Pflegeforschung der Universität Bremen die in Bremen und Bremerhaven angesiedelten Altenpflege-, Kinderkranken- und Krankenpflegeschulen sowie eine Hebammenschule an, jeweils eine Unterrichtseinheit zu entwickeln und durchzuführen, in der biographieorientiertes Lernen im Mittelpunkt stehen sollte. Insgesamt nahmen acht Schulen an dem Vorhaben teil und wurden bei der Konzeption ihrer Unterrichtseinheiten seitens der Universität Bremen begleitet. Im Vorfeld handelten die beteiligten Lehrerinnen und Lehrer ein gemeinsames Verständnis des Konzepts und ein dreiphasiges Artikulationsschema[5] aus, welches den methodischen Aufbau der Unterrichtseinheiten strukturieren sollte. Die Schulen widmeten sich in ihren biographieorientierten Unterrichtsprojekten unterschiedlichen Themen, wie dem Thema »Nähe und Distanz im richtigen Leben und in der pflegerischen Interaktion«, »Gesundheit und Wohlbefinden«, »Umgang mit Schmerz im Pflegealltag – biographische Einflüsse und berufliche

---

5 Artikulationsschema biographischen Lernens: I Verstehen und Nachvollziehen der eigenen Erfahrungen, II Analytisches Verstehen und Reflexion, III Entwicklung von Veränderungsmöglichkeiten und Handlungsperspektiven (vgl. Luther, Richter 2011).

Sozialisation«, »Der frühe Tod« (Hebammenschule) und »Ekel in der Pflege«. Die Projekte beschränkten sich nicht nur auf das Arbeiten an der eigenen Biographie, sondern schlossen – unter Berücksichtigung gesellschaftlicher sowie institutioneller Dimensionen – das Lernen an den Biographien anderer mit ein (z. B. von Mitschülerinnen und Mitschülern).

Biographieorientiertes Lernen wird in Bezug auf das Selbstverstehen und das Fremdverstehen Pflegender durchgeführt. Im Sinne der Förderung des Selbstverstehens werden methodisch das autobiographische und erfahrungsbezogene Lernen, wie z. B. das Szenische Spiel als Arbeit an eigenen Haltungen und bilanzierende oder antizipierende Methoden, angewendet. Im Hinblick auf das Fremdverstehen können biographieorientierte oder erfahrungsbezogene Methoden, wie z. B. die Analyse narrativer Interviews bzw. von Tagebuchaufzeichnungen oder das Szenische Spiel als Einfühlung in die Welten anderer, hinzugezogen werden (vgl. Darmann-Finck 2011). So wurden beispielsweise beim Thema »Umgang mit Schmerz im Pflegealltag« eigene Schmerzerfahrungen anhand eines gemalten Körperbildes (Body Chart) reflektiert. Dem Umgang mit beruflichen Schmerzsituationen und dem Schmerzerleben von Patientinnen und Patienten konnte sich durch szenisches Spiel und andere erfahrungsbezogene Methoden angenähert werden.

Im Anschluss an die Durchführung der Unterrichtseinheiten wurden die Unterrichtsvorhaben hinsichtlich ihrer Durchführung und ihrer Wirkungen durch leitfadengestützte Interviews sowohl mit Lehrenden als auch mit Lernenden evaluiert. Neben den methodischen Umsetzungsschwierigkeiten und emotionalen Herausforderungen in der biographischen Auseinandersetzung zeigten sich viele positive Effekte. Bezogen auf den Erkenntnisgewinn wurde von den Auszubildenden u. a. als besonders gewinnbringend die Auseinandersetzung mit der Selbst- und der Fremdwahrnehmung, der Perspektivenwechsel und der einfühlsame und rücksichtvolle Austausch mit den Kurskolleginnen und -kollegen gewertet. Bezogen auf das Arbeiten im Projekt wurde positiv gewichtet, dass das Lern- und Arbeitstempo weitestgehend selbst bestimmt werden konnte und die eigene Kreativität durch das selbstständige Arbeiten gefördert wurde. Die Lehrkräfte bewerteten als besonderes Highlight die hohe Motivation und die Zufriedenheit der Lernenden. Positiv überrascht waren sie darüber, mit welcher hohen Sensibilität und Zugewandtheit die Lernenden auf unvorhergesehene Ereignisse (z. B. emotionale Reaktionen) reagierten. Besonders einträglich empfanden die Lehrkräfte die biographieorientierte Projektarbeit, weil institutionelle Einflüsse sowie gesellschaftliche Grenzen diskutiert wurden.[6] Die Pflegenden treten dabei in Kontakt mit eigenen Ängsten, Gefühlen

---

6 Durch die Interviews konnte nicht eindeutig aufgezeigt werden, ob sich dieser Effekt ausschließlich auf den Einsatz des biographieorientierten Lernens bezog.

und Erfahrungen und nehmen die eigene Hilflosigkeit gegenüber den Patientinnen und Patienten wahr. Damit solche Situationen nicht als belastend erfahren werden und nachwirkend negative Auswirkungen auf das pflegerische Handeln haben, ist eine Reflexion der eigenen Biographie zur Förderung des Selbstverstehens Voraussetzung (vgl. Luther/Richter 2011, Tolle/Zündel 2011).

Durch das Projekt wurde ersichtlich, dass die Biographie nicht nur bei Menschen in gesundheitlichen Krisensituationen eine entscheidende Rolle spielt, sondern auch bei den professionell Pflegenden selbst. Biographisches Lernen bietet damit eine Möglichkeit, den anderen in seinem Anderssein anzuerkennen und sich selbst zu reflektieren. Beides sind Kernkompetenzen, die es in allen Gesundheitsfachberufen zu erlernen gilt, und über die sich professionelles Handlungsvermögen herstellen lässt (vgl. Luther/Richter 2011, Richter 2009).

Das abschließende dritte Beispiel stammt aus dem Bereich der biographischen Diagnostik im pflegerischen Feld der stationären kardiologischen Rehabilitation und wurde im Rahmen des Promotionsprojektes der Autorin erhoben. In diesem Feld befinden sich überwiegend Patientinnen und Patienten mit koronaren Herzkrankheiten, die z. T. einen Herzinfarkt hinter sich haben. Für Überlebende eines Infarktes besteht grundsätzlich ein hohes Risiko eines erneuten Infarkts und dauerhafter Invalidität, welche häufig mit Pflegebedürftigkeit, Erwerbslosigkeit und Einschränkung der Lebensqualität verbunden ist. Die Risikofaktoren einer koronaren Herzkrankheit gehen vornehmlich auf die Lebensumstände der Betroffenen zurück, deshalb spielt in der kardiologischen Rehabilitation die Änderung dieser verhaltens- und verhältnisbedingten Umstände der Lebenssituation eine bedeutende Rolle (vgl. RKI 2006 a).

Das Aufgabengebiet der Pflege in der kardiologischen Rehabilitation wird meist im Bereich der Sekundärprävention gesehen (Fischer 2007, Hasseler u. a. 2006). Die Probleme der kardiologischen Rehabilitation bestehen u. a. darin, dass die individuellen und psychosozialen Ursachen (vgl. Grande et al. 1998), die einer koronaren Herzerkrankung zu Grunde liegen, wie die vermehrt auftretenden Angstzustände (vgl. Pollack u. a. 2005) und Depressionen (vgl. Barth u. a. 2005) wie auch geschlechts-, alters- und sozialbedingte Unterschiede bei den Erwartungen an die Rehabilitation, die Motivation und soziale Unterstützung (Grande u. a. 2002) zu selten erkannt und nicht in die Rehabilitationsplanung übernommen werden. Zusätzlich konnte nachgewiesen werden, dass sich die vielfach geringe Rehabilitationsmotivation nachteilig auf die anschließende Umstellung der Lebensführung auswirkt (vgl. Horres-Sieben 2004). Da in der Anamnese bisher überwiegend funktionale und biomedizinische Parameter erfasst werden (vgl. Rauch 2007, Grande u. a. 1998), bleiben individuelle psychosoziale Faktoren in der Planung der Rehabilitation ausgeblendet und die Ziele der rehabilitativen Versorgung können nur bedingt erreicht werden. Um eine möglichst hohe Motivation und Akzeptanz der Veränderungen im Alltagsleben zu erreichen, ist es daher von großer Wichtigkeit, die Interventionen auch an die subjektiven und biographischen Bedeutungsstrukturen der Betroffenen anzupassen.

Die Einführung des Konzeptes der narrativen Anamnese und biographischen Diagnostik in der stationären kardiologischen Rehabilitation zeigte in ersten Ergebnissen, dass die herkömmliche Anamnese um bedeutende Aspekte ergänzt werden konnte (vgl. Richter 2011 a, b).

Auf Basis der narrativen Interviews konnte z. B. im weiteren Verlauf aufgezeigt werden, dass ein biographisch entwickeltes Kontextwissen dafür genutzt werden kann, individuelle Probleme und Ressourcen zu erkennen und im Anschluss daran mögliche Interventionen abzuleiten. Beispielsweise konnten den rein physischen Problemen Themen wie das Bedürfnis nach Zurückerlangung der Handlungskompetenz, die Tragfähigkeit sozialer Ressourcen oder Vorstellungen vom eigenen Leib-Körper-Konzept entgegen gesetzt werden. Darüber hinaus zeigten sich insbesondere die eigenen Relevanzsetzungen im Leben der Betroffenen, die nicht notgedrungen mit der gesundheitlichen Norm zur Risikominimierung übereinstimmten. Diese Relevanzsetzung kann als ein Eigensinn gewertet werden, der eine wertvolle Ressource gegenüber expertokratischer Macht darstellt. Die Ergebnisse der Arbeit zeigen auf, dass die narrative Anamnese und biographische Diagnostik Patientinnen und Patienten dazu ermächtigt, subjektive und biographische Bedeutung von Krankheit und Gesundheit zu äußern. Dies kann unter dem Einbezug individueller, objektiver und kontextueller Faktoren dazu führen, eine optimierte pflegerische Planung und Intervention zu konzipieren. Auf Seiten der Pflegenden können durch diese Perspektive Verstehens- und Reflexionsprozesse ausgelöst werden, die diese dazu befähigen, Patientinnen und Patienten unterstützend zu helfen, autonome Entscheidungen hinsichtlich ihrer eigenen Relevanzen zu treffen. Darüber hinaus kann den Betroffenen die Möglichkeit gegeben werden, ihren Gefühlen wie Angst oder Unsicherheit Ausdruck zu verleihen, wodurch ein positiver Beitrag zur persönlichen Stabilisierung und Krankheitsbewältigung geleistet werden kann (Richter 2015).

Obwohl die Biographieorientierung im pflegerischen Feld noch sehr jung ist, zeigt sich anhand der drei Beispiele im Bereich der Biographieforschung, dem biographischen Lernen und der biographischen Diagnostik, dass vielfältige Effekte für das Fremd- und Selbstverstehen der Professionellen und das Selbstverstehen der zu Pflegenden durch diesen Ansatz generiert werden können.

7.   Relevanz der Biographieorientierung für die Pflegewissenschaft

In den vorangegangenen Abschnitten wurden die Grundlagen der Biographieorientierung dargelegt und auf das pflegerische Handlungsfeld bezogen. Diese
knüpfen an eine interaktionistische, phänomenologische und hermeneutische
Tradition an. Die Intention biographieorientierter Ansätze, das Subjekt in seinen lebensweltlichen Bezügen zu berücksichtigen, verweist auf Entsprechungen
in handlungstheoretischen Ansätzen und wird dem Kern des pflegerischen
Handelns gerecht. Daher bietet die Biographieorientierung der Pflege eine er-
gänzende theoretische Basis, vor allem hinsichtlich der Subjektorientierung.

Der Ansatz der Biographieorientierung stellt Methoden bereit, die Einzelfalldeutungen und Fallverstehen durch Fremd- sowie Selbstverstehensprozesse
von Patientinnen und Patienten einerseits und professionell Pflegenden andererseits erlauben. Gerade durch diese Verstehensprozesse werden Potentiale für
ein Fallverstehen entwickelt, mit dem es gelingen kann, pflegerische Konzepte
oder Interventionspläne stärker an dem betroffenen Individuum zu orientieren.
Hierdurch wird ein wertvoller Beitrag in professionstheoretischer Hinsicht geleistet. Dabei ist zu berücksichtigen, dass Biographie nicht nur handelnd, sondern auch interaktiv produziert wird. Diese Interaktionen finden nicht nur auf
der Mikroebene statt, sondern werden auch institutionell und gesellschaftlich
beeinflusst. Diese Facetten sind zu bedenken und werden durch eine biographische Sicht verknüpft.

In der Interaktion ist der Leib der performative »Gegenstand«, an dem sich
die Biographie sichtbar zeigt. Allerdings stellt ein systematisches Aufgreifen der
Leibperspektive die Biographieorientierung bislang vor große methodische
Herausforderungen. Gleichwohl bieten sowohl die Erhebungs- als auch Auswertungsmethoden der Biographieforschung Möglichkeiten, die geforderten
theoretischen Ansätze je nach methodologischer Einbettung in modifizierter
praktischer Anwendung umzusetzen. Für die professionelle Pflegepraxis sind
folglich noch kontextspezifische Methoden zu entwickeln bzw. zu modifizieren.
Dennoch ist gerade durch die zeitliche Verschränkung der vergangenen, gegenwärtigen und antizipierten zukünftigen Perspektiven eine bedeutende inhaltliche Ergänzung zur Leiblichkeit und damit zum Kern pflegerischen Handelns erfolgt.

Der Ertrag biographischer Methoden für Pflege und Pflegewissenschaft lässt
sich an bereits vorliegenden Ergebnissen aufzeigen. Erste Umsetzungen innerhalb der Biographieforschung, des biographischen Lernens und der biographischen Diagnostik, welche in diesem Beitrag exemplarisch skizziert wurden,
konnten dies verdeutlichen. Daran schließt die Forderung an, dass die Biogra-

phieorientierung nun auch in eine pflegepraktische Regelversorgung integriert werden sollte. Insgesamt ist die Biographieorientierung, wenn auch mit geringen Einschränkungen, ein Konzept, welches vielfältige Anknüpfungspunkte für die Pflegewissenschaft enthält. Biographieorientierung ermöglicht maßgeblich, eine erweiterte Perspektive auf Patientinnen und Patienten zu entfalten. Die Potentiale der Biographieorientierung werden in den nächsten Jahren durch weitere methodologische und methodische Entwicklungen auch für die Pflege und Pflegewissenschaft erweitert und gefestigt werden.

Literatur

ALHEIT, Peter (1995 a): ›Biographizität‹ als Lernpotential. Konzeptionelle Überlegungen zum biographischen Ansatz in der Erwachsenenbildung. In: Krüger, Heinz-Hermann/ Winfried Marotzki (Hg.): Erziehungswissenschaftliche Biographieforschung. Opladen, 276–307.

ALHEIT, Peter (1995 b): Die Spaltung von »Biographie« und »Gesellschaft«. Kollektive Verlaufskurven der deutschen Wiedervereinigung. In: Fischer-Rosenthal, Wolfram/ Peter Alheit (Hg.): Biographien in Deutschland. Soziologische Rekonstruktion gelebter Gesellschaftsgeschichte. Opladen, 87–115.

ALHEIT, Peter/Bettina Dausien (1985): Arbeitsleben. Eine qualitative Untersuchung von Arbeitslebensgeschichten. Frankfurt am Main, New York.

ALHEIT, Peter/Bettina Dausien/Wolfram Fischer-Rosenthal/Andreas Hanses/Annelie Keil (Hg.) (1999): Biographie und Leib. Gießen.

ALHEIT, Peter/Andreas Hanses (2004): Institution und Biographie. Zur Selbstreflexivität personenbezogener Dienstleistungen. In: Hanses, Andreas (Hg.): Biographie und Soziale Arbeit. Hohengehren, 8–28.

ALHEIT, Peter/Heidrun Herzberger (2011): Biographie und Lernen in der Pflege. Chancen und Blockaden aus der Perspektive der Bildungswissenschaften. In: Darmann-Finck, Ingrid/Miriam Tariba Richter (Hg.): Biographieorientierung im Pflegeunterricht. Frankfurt am Main, 15–36.

APITSCH, Ursula (Hg.) (1999): Migration und Traditionsbildung. Opladen, Wiesbaden.

BARTH, Jürgen/Martin Härter/Juliane Paul/Jürgen Bengel (2005): Behandlung von Patienten mit koronarer Herzkrankheit und komorbider Depression in der Rehabilitation. In: Psychotherapie, Psychosomatik, Medizinische Psychologie, 55. Jg., 416–424.

BLIMLINGER, Eva/Angelika Ertl/Ursula Koch Straube/Elisabeth Wappelshammer (1994): »Lebensgeschichten«. Biographiearbeit mit alten Menschen. Hannover.

BLUMER, Herbert (2004): Der methodologische Standort des Symbolischen Interaktionismus. In: Strübing, Jörg/Bernt Schnettler (Hg.): Methodologie interpretativer Sozialforschung. Klassische Grundlagentexte. Konstanz, 321–385.

BÖHME, Gernot (2003): Leibsein als Aufgabe. Leibphilosophie in pragmatischer Hinsicht. Zug.

BOHNSACK, Ralf (2010): Rekonstruktive Sozialforschung. Einführung in qualitative Methoden. Opladen, Farmington Hills, MI.

BOURDIEU, Pierre (1990): Die biographische Illusion. In: BIOS. Zeitschrift für Biographieforschung und Oral History, 3. Jg., 75–82.

BROSE, Hans-Georg (1986): Berufsbiographie im Wandel. In: Ders. (Hg.): Berufsbiographien im Wandel. Opladen, 1–19.

BUDE, Heinz (1984): Rekonstruktion von Lebenskonstruktionen. Eine Antwort auf die Frage, was die Biographieforschung bringt. In: Kohli, Martin/Günther Robert (Hg.): Biographie und soziale Wirklichkeit. Neue Beiträge und Forschungsperspektiven. Stuttgart, 7–28.

DARMANN-FINCK, Ingrid (2011): Fachdidaktische und methodische Aspekte biographischen Lernens im Pflegeunterricht. In: Darmann-Finck, Ingrid/Miriam Tariba Richter (Hg.): Biographieorientierung im Pflegeunterricht. Frankfurt am Main, 67–81.

DARMANN-FINCK, Ingrid/Miriam Tariba Richter (Hg.) (2011): Biographieorientierung im Pflegeunterricht. Frankfurt am Main.

DARMANN-FINCK, Ingrid/Martina Sahm (2006): Biographieorientierte Diagnostik in der Beratung von Patienten mit chronischen Erkrankungen. In: Pflege, 19. Jg., 287–293.

DAUSIEN, Bettina (1996): Biographie und Geschlecht. Zur biographischen Konstruktion sozialer Wirklichkeit in Frauenlebensgeschichten. Bremen.

DAUSIEN, Bettina (1999): »Geschlechtsspezifische Sozialisation«. Konstruktiv(istisch)e Gedanken zu Karriere und Kritik eines Konzepts. In: Dausien, Bettina/Martina Herrmann/Mechthild Oechsle/Christiane Schmerl/Marlene Stein-Hilbers (Hg.): Erkenntnisprojekt Geschlecht. Feministische Perspektiven verwandeln Wissenschaft. Opladen, 216–249.

DAUSIEN, Bettina (2004): Biographieorientierung in der Sozialen Arbeit. Überlegungen zur Professionalisierung pädagogischen Handelns. In: Sozialextra, 11. Jg., 6–11.

DILTHEY, Wilhelm (2004): Die Entstehung der Hermeneutik. In: Strübing, Jörg/Bernt Schnettler (Hg.): Methodologie interpretativer Sozialforschung. Klassische Grundlagentexte. Konstanz, 21–42.

FESENFELD, Anke (2006 a): Brustverlust. Zum Leib-Erleben von Frauen mit einer Brustamputation. Marburg.

FESENFELD, Anke (2006 b): Biographieforschung. Ein interessanter Weg für die Pflegeforschung. In: Pflege und Gesellschaft, 11. Jg., H. 3, 240–266.

FISCHER, Renate (2007): Prävention und Rehabilitation. Präventive und rehabilitative Konzepte pflegerischen Handelns. In: Lauber, Anette/Petra Schmalstieg (Hg.): Prävention und Rehabilitation. Stuttgart, 4–55.

FISCHER, Wolfram (1982): Alltagszeit und Lebenszeit in Lebensgeschichten von chronisch Kranken. In: Zeitschrift für Sozialisationsforschung und Erziehungssozialisation, 2. Jg., 5–19.

FISCHER, Wolfram/Martin Kohli (1987): Biographieforschung. In: Voges, Wolfgang (Hg.): Methoden der Biographie- und Lebenslaufforschung. Opladen, 25–49.

FISCHER-ROSENTHAL, Wolfram (1999): Biographie und Leiblichkeit. Zur biographischen Arbeit und Artikulation des Körpers. In: Alheit, Peter/Bettina Dausien/Wolfram Fischer-Rosenthal/ Andreas Hanses/Annelie Keil (Hg.): Biographie und Leib. Gießen, 15–43.

FRIEBE, Jens (2004): Der biographische Ansatz in der Pflege. In: Pflege und Gesellschaft, 9. Jg., H. 1, 3–5.

FRIESACHER, Heiner (1999): Verstehende, phänomenologisch-biographische Diagnostik. Eine Alternative zu »traditionellen« Klassifikations- und Diagnosesystemen in der Pflege? In: Mabuse, H. 120, 54–60.

FRIESACHER, Heiner (2001): Bedeutung und Möglichkeit von Diagnostik und Klassifikation in einer praktischen Wissenschaft. In: Kollak, Ingrid/Margret Georg (Hg.): Pflegediagnosen. Was leisten sie – was leisten sie nicht? Frankfurt am Main, 27–37.

FRIESACHER, Heiner (2008): Theorie und Praxis pflegerischen Handelns. Begründung und Entwurf einer kritischen Theorie der Pflegewissenschaft. Göttingen.

GIEBELER, Cornelia/Wolfram Fischer/Martina Goblirsch/Ingrid Miethe/Gerhard Riemann (Hg.) (2007): Fallverstehen und Fallstudien. Interdisziplinäre Beiträge zur rekonstruktiven Sozialarbeitsforschung. Opladen.

GIESEKE, Wiltrud (2008): Bildung, Biographie und Pflege. In: Pflegewissenschaft, H. 7–8, 421–428.

GLINKA, Hans-Jürgen (2003): Das narrative Interview. Eine Einführung für Sozialpädagogen. Weinheim, München.

GOBLIRSCH, Martina/Daniela Inthorn/Monika Veit (2007): Professionalisierung und Diagnostik in der Sozialen Arbeit. In: Miethe, Ingrid/Wolfram Fischer/Cornelia Giebeler/Martina Goblirsch/Gerhard Riemann (Hg.): Rekonstruktion und Intervention. Interdisziplinäre Beiträge zur rekonstruktiven Sozialarbeitsforschung. Rekonstruktive Forschung in der Sozialen Arbeit, Bd. 4. Opladen, 138–227.

GRANDE, Gesine/Anja Leppin/Matthias Romppel/Thomas Altenhöner/Hermann Mannebach, (2002): Frauen und Männer nach Herzinfarkt. Gibt es in Deutschland geschlechtsspezifische Unterschiede in der Inanspruchnahme rehabilitativer Leistungen? In: Rehabilitation, 41. Jg., 320–328.

GRANDE, Gesine/Thomas Schott/Bernhard Badura (1998): Die kardiologische Rehabilitation. Entwicklung, Konzepte, Maßnahmen und Erfolge. In: Zeitschrift für Gesundheitspsychologie, 6. Jg., H. 3, 126–136.

GRIESE, Birgit/Hedwig Rosa Grieshop (Hg.) (2007): Biographische Fallarbeit. Theorie, Methode und Praxisrelevanz. Wiesbaden.

GUGUTZER, Robert (2002): Leib, Körper und Identität. Eine phänomenologisch soziologische Untersuchung zur personalen Identität. Wiesbaden.

GURWITSCH, Aron (1979): Studies in Phenomenology and Psychology. Evanston.

HAHN, Alois (1988): Biographie und Lebenslauf. In: Brose, Hans-Georg/Bruno Hildenbrand (Hg.): Vom Ende des Individuums zur Individualität ohne Ende. Opladen, 91–105.

HANSES, Andreas (1996): Epilepsie als biographische Konstruktion. Eine Analyse von Erkrankungs- und Gesundheitsprozessen anfallskranker Menschen anhand erzählter Lebensgeschichten. Bremen.

HANSES, Andreas (1999): Das Leiberleben als biographische Ressource in der Krankheitsbewältigung. Biographieanalytische Betrachtungen über den »Leib« bei Menschen mit Epilepsien. In: Alheit, Peter/Bettina Dausien/Wolfram Fischer-Rosenthal/Andreas Hanses/Annelie Keil (Hg.): Biographie und Leib. Gießen, 111–132.

HANSES, Andreas (2000): Biographische Diagnostik in der Sozialen Arbeit. Über die Notwendigkeit und Möglichkeit eines hermeneutischen Fallverstehens im institutionellen Kontext. In: Neue Praxis np. Zeitschrift für Sozialarbeit, Sozialpädagogik und Sozialpolitik, 4. Jg., 357–397.

HANSES, Andreas (2003): Angewandte Biographieforschung in der Sozialen Arbeit. Erörterungen zu »Abkürzungsverfahren« biographischer Analysen in praxisorientierter Forschung. In: Otto, Hans-Uwe/Gertrud Oelerich/Heinz-Günter Micheel (Hg.): Empirische Forschung und Soziale Arbeit. Ein Lehr- und Arbeitsbuch. München, Unterschleißheim, 259–277.

HANSES, Andreas/Petra Richter (2009): Biographieforschung. In: Darmann-Finck, Ingrid/Ulrike Böhnke/Katharina Straß (Hg.): Fallrekonstruktives Lernen. Ein Beitrag zur Professionalisierung in den Berufsfeldern Pflege und Gesundheit. Frankfurt am Main, 63–82.

HASSELER, Martina/Martha Meyer (2006): Prävention und Gesundheitsförderung. Neue Aufgaben für die Pflege. Grundlagen und Beispiele. Hannover.

HOHN, Kirstin/Andreas Hanses (2008): Zur Konstruktion von Wissen im Kontext biographischer Krankheitsdeutungen. Professionelle Interventionen und kollektive therapeutische Prozesse bei psychosomatisch erkrankten Frauen. Forum Qualitative Sozialforschung/Forum Qualitative Social Research. http://www.qualitative-research.net/index.php/fqs/article/view/ 316/694–06.02.09. (24.08.2011).

HORRES-SIEBEN, Barbara (2004): Erwartungen von Frauen und Männern an die kardiologische Rehabilitation nach einem koronaren Ereignis. Inauguraldissertation aus dem Institut für Sozialmedizin der Universität zu Lübeck. http://deposit.d-nb.de/cgi-bin/dokserv?idn=975754351&dok_var=d1&dok_ext=pdf&filename=975754351.pdf (06.02.2009).

HÜLSKEN-GIESLER, Manfred (2008): Der Zugang zum Anderen. Zur theoretischen Rekonstruktion von Professionalisierungsstrategien pflegerischen Handelns im Spannungsfeld von Mimesis und Maschinenlogik. Göttingen.

KAŹMIERSKA, Kaja (2009): Biographical Research in Poland. In: Riemann, Gerhard/Christine Müller-Botsch/Martina Schiebel, (Hg.): Sektion Biographieforschung Rundbrief 57. http://www.soziologie.de/fileadmin/user_upload/Sektion_Biographieforschung/Rundbrief-57.pdf (15.09.2011).

KEIL, Annelie (1999): Zur Leibhaftigkeit menschlicher Existenz. In: Alheit, Peter/Bettina Dausien/Wolfram Fischer-Rosenthal/Andreas Hanses/Annelie Keil (Hg.): Biographie und Leib. Gießen, 73–88.

KEIL, Annelie (2003): Gesundheit und Krankheit als biographische Gestaltbewegung. In: Hanses, Andreas (Hg.): Biographie und Soziale Arbeit. Baltmannsweiler, 111–126.

KÖTTIG, Michaela (2007): Zwischen Handlungsdruck im Interaktionsgeschehen und Fallverstehen. Zur Übersetzung rekonstruktiven Vorgehens aus dem Forschungsprozess in die offene Jugendarbeit. In: Giebeler, Cornelia/Wolfram Fischer/Martina Goblirsch/Ingrid Miethe/Gerhard Riemann (Hg.): Fallverstehen und Fallstudien. Interdisziplinäre Beiträge zur rekonstruktiven Sozialarbeitsforschung. Opladen, 79–92.

KÖTTIG, Michaela/Regina Rätz-Heinisch (2005): »Potenziale unterstützen, Selbstvertrauen fördern«. Dialogische Biographiearbeit in der Kinder- und Jugendhilfe. In: Sozial Extra, 29. Jg., H. 11, 16–20.

KÖTTIG, Michaela/Gabriele Rosenthal (2006): Können sozial benachteiligte und problembelastete Jugendliche ihre Lebensgeschichte erzählen? Anleitungen zu einer konsequenten und sensiblen Gesprächsführung. In: Rosenthal, Gabriele/Michaela Köttig/Nicole Witte/Anne Blenzinger (Hg.): Biographisch-narrative Gespräche mit Jugendlichen. Opladen, 189–221.

Kohli, Martin (1981): Wie es zur »biographischen Methode« kam und was daraus geworden ist. Ein Kapitel aus der Geschichte der Sozialforschung. In: Zeitschrift für Soziologie, 10. Jg., H. 3, 273–293.

Kohli, Martin/Günther Robert (1984): Einleitung. In: Dies. (Hg.): Biographie und soziale Wirklichkeit. Neue Beiträge und Forschungsperspektiven. Stuttgart, 1–5.

Kollak, Ingrid (2004): Lebensläufe sichtbar machen. Biographisches Arbeiten mit Mitteln der optischen Veranschaulichung. In: Pflege und Gesellschaft, 9. Jg., H. 1, 12–14.

Koppermann, Carola/Sabine Schuster (2007): »Neue Aspekte in der Biografiearbeit« oder »Braucht es Krisen zur Entwicklung«. Theoretische Anregungen und Methoden aus verschiedenen Arbeitsbereichen. In: Printernet, 12. Jg., 758–766.

Küsters, Yvonne (2009): Narrative Interviews. Grundlagen und Anwendungen. Wiesbaden.

Kütemeyer, Mechthilde (1999): Der Körper als Kompaß in der Lebensgeschichte. In: Alheit, Peter/Bettina Dausien/Wolfram Fischer-Rosenthal/Andreas Hanses/Annelie Keil (Hg.): Biographie und Leib. Gießen, 91–110.

Leitner, Hartmann (19988): Text oder Leben? Über den Gegenstand der Lebenslauf- und Biographieforschung. In: Kohli, Martin/Hartmann Leitner: Biographie oder Lebenslauf? Über die Tauglichkeit zweier Konzepte. Kurseinheit 2, Fernuniversität Hagen, Hagen, 2–63.

Lewin, Kurt (1930/1931): Der Übergang von der aristotelischen zur galileischen Denkweise in Biologie und Psychologie. In: Erkenntnis, I, 421–466. http://www.springerlink.com/content/pj34572602436g4p/fulltext.pdf (24.08.2011).

Lindemann, Gesa (1999): Bewusstsein, Leib und Biographie. Biographische Kommunikation und die Verkörperung doppelter Kontingenz. In: Alheit, Peter/Bettina Dausien/Wolfram Fischer-Rosenthal/Andreas Hanses/Annelie Keil (Hg.): Biographie und Leib. Gießen, 44–72.

Loch, Ulrike (2002): Grenzen und Chancen der narrativen Gesprächsführung bei Menschen mit traumatischen Erlebnissen in der Kindheit. In: Schaeffer, Doris/Gabriele Müller-Mundt (Hg.): Qualitative Gesundheits- und Pflegeforschung. Bern, Göttingen, Toronto, Seattle, 233–246.

Lucius-Hoene, Gabriele (1998): Erzählen von Krankheit und Behinderung. In: Psychotherapie, Psychosomatik, Medizinische Psychologie, 48. Jg., 108–113.

Lucius-Hoene, Gabriele/Arnulf Deppermann (2004): Rekonstruktion narrativer Identität. Ein Arbeitsbuch zur Analyse narrativer Interviews. Wiesbaden.

Luther, Birte/Miriam Tariba Richter (2011): »Mit sich selbst auseinander zu setzen ist auch nicht so einfach, aber ich fand es trotzdem schön, mal so zu arbeiten«. Wirkungen biographieorientierten Lernens aus Sicht von LehrerInnen und SchülerInnen. In: Darmann-Finck, Ingrid/Miriam Tariba Richter (Hg.): Biographieorientierung im Pflegeunterricht. Frankfurt am Main.

Lutz, Helma (2000): Biographisches Kapital als Ressource der Bewältigung von Migrationsprozessen. In: Gogolin, Ingrid/Bernhard Nauck (Hg.): Migration, gesellschaftliche Differenzierung und Bildung. Opladen, 179–210.

Mangione, Cosimo (2009): Einblicke in die Entwicklung der Biographieforschung in Italien. In: Riemann, Gerhard/Christine Müller-Botsch/Martina Schiebel (Hg.): Sektion Biographieforschung Rundbrief 56. http://www.soziologie.de/fileadmin/user_upload/Sektion_Biographieforschung /Rundbrief_56.pdf (15.09.2011).

MAROTZKI, Winfried (2007): Qualitative Biographieforschung. In: Flick, Uwe/Ernst von Kardorff/Ines Steinke (Hg.): Qualitative Forschung. Ein Handbuch. Reinbeck bei Hamburg, 175–186.

MIETHE, Ingrid (1999): Frauen in der DDR-Opposition. Lebens- und kollektivgeschichtliche Verläufe in einer Frauenfriedensgruppe. Opladen.

MIETHE, Ingrid/Wolfram Fischer/Cornelia Giebeler/Martina Goblirsch/Gerhard Riemann (Hg.) (2007): Rekonstruktion und Intervention. Interdisziplinäre Beiträge zur rekonstruktiven Sozialarbeitsforschung. Rekonstruktive Forschung in der Sozialen Arbeit, Bd. 4. Opladen.

NASSEHI, Armin (1994): Die Form der Biographie. Theoretische Überlegungen zur Biographieforschung in methodologischer Absicht. In: BIOS. Zeitschrift für Biographieforschung und Oral History, 1. Jg., H. 7, 46–64.

NOHL, Arnd-Michael (2012): Interview und dokumentarische Methode. Anleitungen für die Forschungspraxis. Wiesbaden.

OELKE, Uta/Gisela Ruwe (2007): Reflexion der Berufsbiografie. Konzept und Themen einer szenisch gestalteten Lerneinheit. In: Printernet, 12. Jg., 767–772.

OEVERMANN, Ulrich (1981): Professionalisierungstheorie. Vorlesungsmanuskript. Frankfurt am Main.

OEVERMANN, Ulrich (1996): Theoretische Skizze einer revidierten Theorie professionalisierten Handelns. In: Combe, Arno/Werner Helsper (Hg.): Pädagogische Professionalität. Frankfurt am Main, 70–182.

OEVERMANN, Ulrich (2002): Klinische Soziologie auf der Basis der Methodologie der objektiven Hermeneutik. Manifest der objektiven hermeneutischen Sozialforschung. http://www.ihsk.de/ManifestWord.doc (24.03.2004).

PAPE, Elise (2010): Der biographische Ansatz in Frankreich. Entstehung und aktuelle Entwicklungen. In: Riemann, Gerhard/Christine Müller-Botsch/Martina Schiebel (Hg.): Sektion Biographieforschung Rundbrief 58. http://www.soziologie.de/fileadmin/user_upload/Sektion_Biographieforschung/Rundbrief-58a.pdf (15.09.2011).

PLESSNER, Helmuth (1982): Gesammelte Schriften VII: Ausdruck und menschliche Natur. Frankfurt am Main.

POLLACK, K./Michael Nitschke/Franziska Einsle/RH. Strasser/Volker Köllner (2005): Die Bedeutung von Herzangst in der interdisziplinären Diagnostik psychosomatischer Komorbidität bei Thoraxschmerzpatienten. In: Psychotherapie, Psychosomatik, Medizinische Psychologie, 55. Jg., H. 1, 146.

RÄTZ-HEINISCH, Regina/Michaela Köttig (2007): Die Praxis Dialogischer Biographiearbeit. Rekonstruktives Fallverstehen und Unterstützung von Selbstverstehensprozessen. In: Miethe, Ingrid/Wolfram Fischer/Cornelia Giebeler/Martina Goblirsch/Gerhard Riemann (Hg.): Rekonstruktion und Intervention. Interdisziplinäre Beiträge zur rekonstruktiven Sozialarbeitsforschung. Opladen, 239–257.

RAUCH, Bernhard (2007): Kardiologische Rehabilitation. Standards für die Praxis nach den Leitlinien der Deutschen Gesellschaft für Prävention und Rehabilitation von Herz-Kreislauferkrankungen. Stuttgart.

REMMERS, Hartmut (1999): Pflegewissenschaft und ihre Bezugswissenschaften. Fragen pflegwissenschaftlicher Zentrierung interdisziplinären Wissens. In: Pflege, 12. Jg., 367–376.

REMMERS, Hartmut (2000): Pflegerisches Handeln. Wissenschafts- und Ethikdiskurse zur Konturierung der Pflegewissenschaft. Bern.

REMMERS, Hartmut (2006): Zur Bedeutung biographischer Ansätze in der Pflegewissenschaft. In: Zeitschrift für Gerontologie und Geriatrie, 39. Jg., H. 3, 183–191.

RICHTER, Miriam Tariba (2009): Biographieorientierung als Chance zur Erweiterung professionellen intensivpflegerischen Handelns. In: intensiv, 18. Jg., H. 1, 37–43.

RICHTER, Miriam Tariba (2011 a): Die Bedeutung der Biographie in der pflegerischen Diagnostik. Theoretische Grundlagen für die Pflegepraxis und -bildung. In: Darmann-Finck, Ingrid/Miriam Tariba Richter (Hg.): Biographieorientierung im Pflegeunterricht. Frankfurt am Main.

RICHTER, Miriam Tariba (2011 b): Biographieorientierte Diagnostik im Pflegeunterricht. Anregungen zur methodischen Umsetzung In: Darmann-Finck, Ingrid/Miriam Tariba Richter (Hg.): Biographieorientierung im Pflegeunterricht. Frankfurt am Main.

RICHTER, Miriam Tariba (2015): Die narrative Anamnese im Rahmen einer biographischen Diagnostik im pflegerischen Setting der kardiologischen Rehabilitation. Eine konzeptuelle Entwicklung. Frankfurt am Main.

RICHTER, Petra (2009): Biographisches und professionelles Wissen im Kontext von Brustkrebserkrankungen. Eine biographieanalytische Studie. Dissertation, Universität Bremen.

RICHTER, Petra/Andreas Hanses (2009): Biographische Konstruktion von Brustkrebs. Auswertungen narrativer Interviews am Beispiel eines Forschungsprojektes. In: Darmann-Finck, Ingrid/Ulrike Böhnke/Katharina Straß (Hg.): Fallrekonstruktives Lernen. Ein Beitrag zur Professionalisierung in den Berufsfeldern Pflege und Gesundheit. Frankfurt am Main, 83–100.

RIEMANN, Gerhard (2000): Die Arbeit in der sozialpädagogischen Familienberatung. Interaktionsprozesse in einem Handlungsfeld der sozialen Arbeit. Weinheim, München.

ROBERT KOCH INSTITUT (2006): Bundesberichterstattung des Bundes. Heft 33: Koronare Herzkrankheiten und akuter Myokardinfarkt. http://www.rki.de/cln_091/nn_199850/DE/Content/GBE/Gesundheitsberichterstattung/GBEDownloadsT/herzkrankheit,templateId=raw,property=publicationFile.pdf/herzkrankheit.pdf (30.01.09).

ROBERTS, Brian (2010): Biographical Research in the UK. In: Riemann, Gerhard/Christine Müller-Botsch/Martina Schiebel (Hg.): Sektion Biographieforschung Rundbrief 59. http://www.soziologie.de/fileadmin/user_upload/Sektion_Biographieforschung/Rundbrief-59-1.pdf (15.08.2011).

ROGERS, Carl R. (2007): Therapeut und Klient. Grundlagen der Gesprächspsychotherapie. Frankfurt am Main.

ROSENTHAL, Gabriele (1995): Erlebte und erzählte Lebensgeschichte. Gestalt und Struktur biographischer Selbstbeschreibung. Frankfurt am Main.

ROSENTHAL, Gabriele (2001): Biographische Methode. In: Keupp, Heiner/Klaus Weber (Hg.): Psychologie. Ein Grundkurs. Rowohlts Enzyklopädie. Reinbeck bei Hamburg, 266–275.

ROSENTHAL, Gabriele (2002): Biographisch-narrative Gesprächsführung. Zu den Bedingungen heilsamen Erzählens im Forschungs- und Beratungskontext. In: Psychotherapie und Sozialwissenschaften. Zeitschrift für qualitative Forschung. Sonderheft 3: Heilsames Erzählen, 204–227.

ROSENTHAL, Gabriele (2011): Interpretative Sozialforschung. Weinheim, München.

ROSENTHAL, Gabriele/Wolfram Fischer-Rosenthal (2005): Analyse narrativ-biographischer Interviews. In: Flick, Uwe/Ernst von Kardorff/Ines Steinke (Hg.): Qualitative Forschung. Ein Handbuch. Reinbek bei Hamburg, 456–468.

ROSENTHAL, Gabriele/Bettina Völter (1997): Erinnern an die Verfolgungsvergangenheit in ost-deutschen Drei-Generationen-Familien nach der Wende. In: Psychosozial, 20. Jg., H. 67, 27–44.

SACKMANN, Reinhold (2007): Lebenslaufanalyse und Biografieforschung. Eine Einführung. Wiesbaden.

SANDER, Kirsten (2005): Biographieforschung und Pflege. In: Schneider, Kordula/Elfriede Brinker-Meyendriesch/Alfred Schneider (Hg.): Pflegepädagogik. Für Studium und Praxis. Heidelberg, 37–58.

SANDER, Kirsten (2006): Biographiearbeit. Erste Überlegungen für ein konzeptionelles Verständnis. In: Unterricht Pflege, 1. Jg., 2–7.

SCHMITT, Rudolf/Ulrike Böhnke (2006): Die Pflege und die Sprache der Metaphern. In: Abt-Zegelin, Angelika/Martin W. Schnell (Hg.): Die Sprache der Pflege. Interdisziplinäre Beiträge aus Pflegewissenschaft, Medizin, Linguistik und Philosophie. Hannover, 101–119.

SCHMITZ, Hermann (1992): Leib und Gefühl. Materialien zu einer philosophischen Therapeutik. Paderborn.

SCHÜTZ, Alfred (1971): Das Problem der Relevanz. Frankfurt am Main.

SCHÜTZ, Alfred (1974): Der sinnhafte Aufbau der sozialen Welt. Eine Einleitung in die verstehende Soziologie. Wien, Frankfurt am Main.

SCHÜTZE, Fritz (1983): Biographieforschung und narratives Interview. In: Neue Praxis, 13. Jg., 283–293.

SCHÜTZE, Fritz (1984): Kognitive Figuren des autobiographischen Stegreiferzählens. In: Kohli, Martin/Günther Robert (Hg.): Biographie und soziale Wirklichkeit. Neue Beiträge und Forschungsperspektiven, 78–117.

SCHÜTZE, Fritz (1993): Die Fallanalyse. Zur wissenschaftlichen Fundierung einer klassischen Methode der sozialen Arbeit. In: Rauschenbach, Thomas/Friedrich Ortmann/Maria E. Karsten, (Hg.): Der sozialpädagogische Blick. Lebensweltorientierte Methoden der Sozialen Arbeit. Weinheim, München, 191–221.

SCHULZE, Heidrun (2006): Migrieren – Arbeiten – Krankwerden. Eine biographietheoretische Untersuchung. Bielefeld.

TANNER, Klaus (1994): Von der liberalprotestantischen Persönlichkeit zur postmodernen Patchwork-Identität? In: Graf, Friedrich Wilhelm/Klaus Tanner (Hg.): Protestantische Identitäten heute. Gütersloh, 96–104.

TOLLE, Patrizia/Matthias Zündel (2011): Ethische Aspekte biographieorientierten Lernens. In: Darmann-Finck, Ingrid/Miriam Tariba Richter (Hg.): Biographieorientierung im Pflegeunterricht. Frankfurt am Main.

UZAREWICZ, Charlotte/Michael Uzarewicz (2005): Das Weite suchen. Eine Einführung in eine phänomenologische Anthropologie für Pflege. Stuttgart.

WACHTLIN, Martina (2011): Lebensqualität aus der Sicht darmkrebserkrankter Frauen und Männer. Rekonstruierte Lebens- und Krankengeschichten und ihre Bedeutungen für eine patienten- und patientinnenorientierte Versorgung. Dissertation, Universität Bremen.

WETTRECK, Rainer (2001): »Am Bett ist alles anders«. Perspektiven professioneller Pflegeethik. Münster, Hamburg, London.

Uwe Raven

Objektive Hermeneutik. Ein Paradigma für Pflegeforschung und Pflegepraxis?

1. Einleitung

Die folgende Abhandlung soll die Frage beantworten, welchen Beitrag »die Methodologie der Objektiven Hermeneutik als Paradigma« (Oevermann 2004a, 101) für den Erkenntnisgewinn in Pflegeforschung und Pflegepraxis leisten kann. Wenn hier von Objektiver Hermeneutik als einer Methode des Verstehens sozialer Wirklichkeit gesprochen wird, so nicht im Sinne des klassisch-hermeneutischen Nachvollziehens des subjektiv gemeinten Sinns einer sozialen Handlung bzw. einer darin verbal oder nonverbal explizierten Befindlichkeit. Objektiver Hermeneutik geht es also nicht um die Feststellung eines subjektiven Sinns, den Personen ihren Handlungen beigemessen haben könnten. Eine solche ›Feststellung‹ wäre immer auch eine mit dem Risiko des Falschverstehens behaftete ›Unterstellung‹.

Objektive Hermeneutik verlässt vielmehr die Ebene des alltagspraktisch hochrelevanten spekulativen Nachvollziehens vermeintlicher subjektiver Sinnzuschreibung zugunsten einer methodisch-kontrollierten Form des Verstehens des einer Handlung zugrunde liegenden objektiven, weil regelerzeugten Sinns. Indem dieses Verfahren davon ausgeht, dass soziale Handlungen jedweder Art auf bedeutungsgenerierenden Regeln beruhen, stehen ihm eben diese Regeln auch zur Entschlüsselung der objektiven Bedeutungs und Sinnstrukturen menschlicher Handlungspraxis zur Verfügung. Zugleich wird damit das Falschverstehen prinzipiell vermeidbar, weil Interpretationsergebnisse zu jeder Zeit und von jeder voll sozialisierten Person falsifikatorisch überprüft werden können (vgl. hierzu grundlegend Oevermann 2004 a).

Betrachtet man die bisherige Rezeptionsgeschichte des Oevermannschen Theoriegebäudes[1] in der pflegewissenschaftlichen Diskussion[2], wird deutlich,

---

1 In seiner Abschiedsvorlesung am 28. April 2008 fasste *Ulrich Oevermann* die zentralen Ergebnisse seiner 40-jährigen gegenstands- und erkenntnistheoretischen Forschungsarbeit unter dem Titel – *»Krise und Routine« als analytisches Paradigma in den Sozialwissen-*

dass hier seine revidierte Fassung der soziologischen Professionstheorie als Einstieg herangezogen wurde. Dies geschah vermutlich vor allem in der Hoffnung, die Eigenständigkeit der noch jungen Disziplin Pflegewissenschaft durch die Besonderheit einer Strukturlogik pflegerischen Handelns begründen und festigen zu können. Überhaupt erschien es vielen am pflegewissenschaftlichen Diskurs Beteiligten durchaus einleuchtend, dass neben dem *Theorieverstehen* – also der Begründung des Handelns auf (empirisch) gesicherten Wissensbeständen – das *Fallverstehen* – also der hermeneutische Zugang zur Problemlage des je spezifischen Patienten – als zweite Komponente eine unabdingbare Voraussetzung für eine gute Pflegepraxis sein muss.

Als jedoch hinter dem Begriff des Fallverstehens die konstitutionstheoretisch anspruchsvolle, in der Forschungspraxis zeitökonomisch aufwendige und für die Pflegepraxis vermeintlich ganz und gar nicht geeignete Methode der Objektiven Hermeneutik zum Vorschein kam, schlug dieses anfängliche Interesse in eine noch immer andauernde, von prinzipiellen Vorbehalten gegenüber qualitativen Forschungsmethoden begleitete Skepsis um. Dass diese Skepsis jedoch seit geraumer Zeit – trotz allgemein um sich greifender »Evidenz-Euphorien« – einem Erosionsprozess zu unterliegen scheint, wird nicht zuletzt an der verstärkten Aufmerksamkeit für Methodologien der Fallrekonstruktion, wie sie in diesem Band zur Diskussion gestellt werden, deutlich.

Mit diesem gewachsenen Interesse an Fallrekonstruktion rückt das Oevermannsche Theoriegebäude erneut in den Blickpunkt, diesmal aber primär in seiner erkenntnistheoretischen bzw. wissenschaftslogischen Dimension. Für die eingangs in Aussicht gestellte Klärung der Bedeutung der Objektiven Hermeneutik für Pflegeforschung, Pflegebildung und Pflegepraxis, ist hierbei auch daran zu erinnern, dass in der Entwicklung der Methodologie der Objektiven Hermeneutik immer schon ein wechselseitiges Bedingungsverhältnis zwischen gegenstandsbezogener Theoriebildung und Forschungsmethode konstitutiv war (vgl. Garz 2010). Diesem Umstand ist – wie zu zeigen sein wird – unter anderem auch die besondere Affinität der Objektiven Hermeneutik zum Forschungs- und Handlungsfeld Pflege geschuldet.

---

schaften – zusammen und benennt die forschungsstrategischen und theoretischen Folgerungen. Sein Ziel der Integration verschiedener Grundlagentheorien zu einer Konstitutionstheorie im Sinne einer Einheit von Strukturalismus, Dialektik und Falsifikationismus nimmt dabei eine erste, wenn auch immer noch vorläufige Gestalt an.

2 Exemplarisch hierzu: Schaeffer (1994), Weidner (1995), Weidner/Moers (1998), Remmers (2000), Veit (2004), Bartholomeyczik (2010).

2. Theoriegeschichtliche Aspekte und der Bezug der Objektiven Hermeneutik zur Pflege

Die Methodologie der Objektiven Hermeneutik kann für sich in Anspruch nehmen, sehr früh neben dem quantitativ-empirischen und dem klassisch-hermeneutischen bzw. phänomenologischen Paradigma einen dritten Weg des Erkenntnisgewinns in den ›Menschenwissenschaften‹ (Norbert Elias), nämlich den rekonstruktionslogischen, entwickelt zu haben. Dieser dritte Weg will mehr als eine die Wirklichkeit duplizierende Deskription sozialer Phänomene mit dem wissenschaftlichen Ertrag *empirischer Generalisierungen*, er will vielmehr die Wirklichkeit sozialer Phänomene, d.h. die diesen zugrunde liegenden *Sinnstrukturen* (Sinnstrukturiertheit der sozialen Welt) erschließen und den wissenschaftlichen Ertrag ihrer Forschungsarbeit in Form von *Strukturgeneralisierungen* festschreiben.[3]

Theoriegeschichtlich betrachtet, ist dieser dritte Weg ein Resultat forschungspraktischer Probleme, die sich bei der Suche nach sozialisationstheoretischen Antworten auf die Frage nach der Genese des autonom handlungsfähigen, mit sich selbst identischen Subjekts ergaben.[4] Weder deskriptiv-statistische noch hermeneutische Versuche, die Dynamik des familialen Interaktionsgeschehens zu erklären bzw. zu deuten, erwiesen sich als geeignet, die strukturellen Bedingungen für die autonome Gestaltung einer *Lebenspraxis* freizulegen. Der Schlüssel hierfür fand sich in dem – gewissermaßen abduktiv sich aufdrängenden – Gedanken, dass bei allen erzieherischen Intentionen, die familiale Interaktion bestimmen könnten, vor allem verborgene, sinngebende Kräfte strukturbildend am Werk sein müssen. Diese latenten und zugleich objektiv wirksamen Kräfte können wiederum rekonstruiert werden, wenn der in einem Protokoll fixierte sequenzielle Verlauf von Realität als empirische Grundlage für eine Analyse herangezogen wird. Auf diese Weise werden aus den alltagspraktischen Objektivationen der Subjekte jene

---

3 Um von strukturbedingten Generalisierungen sprechen zu können, bedurfte es eines ›vollständig veränderten Strukturbegriffs‹, den Oevermann wie folgt vom herkömmlichen Strukturbegriff abgrenzt: »Strukturen sind jetzt nicht mehr in einer sonst üblichen leeren formalen Bestimmung eine Menge von Elementen, die in einer zu spezifizierenden Relation zueinander stehen. Sie sind vielmehr für je konkrete Gebilde, die eine Lebenspraxis darstellen, genau jene Gesetzmäßigkeiten, die sich überhaupt erst in der Rekonstruktion jener wiedererkennbaren typischen Auswahlen von Möglichkeiten abbilden lassen, die durch einen konkreten Fall bzw. Fallstrukturgesetzlichkeiten getroffen werden.« (Oevermann 2004, 111) Inbegriffe dieser Neubestimmung von ›Struktur‹ sind *Dynamik und Veränderung* (und nicht mehr wie bisher Statik und Konstanz), wie sie vom handelnden Subjekt mittels ›Erzeugungs- und Auswahlparameter‹ ausgehen (siehe hierzu auch Abschnitt 3).

4 Zur engen Verknüpfung von Sozialisationsforschung und Objektiver Hermeneutik siehe auch Oevermann (1976, 1979, 1983, 1986) und Oevermann u. a. (1976, 1979). Hierzu, aber auch zur allgemeinen Einführung in das Gesamtwerk Ullrich Oevermanns vergleiche jüngst Garz/Raven 2015.

Strukturgesetzlichkeiten aufgedeckt, die eben diese Subjekte in die Lage versetzen, solche und eine Vielzahl weiterer Objektivationen zu erzeugen.[5]

Zugleich eröffneten die Analysen der *Erziehungswirklichkeit* Einsichten in die Bedeutung von *Rekonstruktion* als bestimmender Kraft der sozialisatorischen Interaktion. Kinder sind in jedem Lebensalter auf Deutungen und Handlungen erwachsener Subjekte angewiesen, wobei deren Deutungen und Handlungen immer mehr Sinn transportieren, als Kinder mit ihrem jeweils entwickelten ›Verstehenspotential‹ erfassen können. Vieles des noch nicht Verstehbaren geht jedoch nicht verloren, sondern bleibt als Erinnerungsspur erhalten und kann später durch das – in Folge der unaufhörlichen Auseinandersetzung mit der Welt – gewachsene Verstehenspotential, quasi nachholend, erschlossen werden. Dieses Erschließen ist gleichbedeutend mit einer Rekonstruktion des latenten, objektiv in den Deutungen und Handlungen der Erwachsenen eingelassenen Sinns. So gesehen bedeutet *Lernen* nichts anderes als eine rekonstruktive Überführung latenten objektiven Sinns in subjektiv verfügbare Intentionalität, d.h. in ein dem Subjekt verfügbares Wissen, und die Entwicklung des Subjekts kann als sozialisatorisch angeregtes Anwachsen der ›Verstehenspotentiale‹ angesehen werden. Der Mensch ist also immer schon auf Rekonstruktionslogik angewiesen und er praktiziert diese auch von Anfang an.

Es war dieses rekonstruktionslogische, sich an die Realität der (familialen) Lebenspraxis anschmiegende Verfahren der Sequenzanalyse – d.h. das Forschungsverfahren, das der Logik der Lebenspraxis analog deren konstitutive Gesetzmäßigkeiten aufdeckt –, das es erlaubte, zum Kern der sozialisationstheoretischen Problematik vorzudringen. Im Zuge dieser gegenstandsbezogenen Theoriebildung entstand also auch eine dem Gegenstand angemessene Methodologie einer strukturalen, d.h. Strukturgesetzlichkeiten aufdeckenden Hermeneutik, die sich auf alle kriseninduzierten Problembereiche autonomen sozialen Handelns anwenden lässt. Das, was der Fall rekonstruktiver wissenschaftlicher Analysen – in welcher sozialwissenschaftlichen Disziplin auch immer – sein soll, wird bestimmt durch das jeweils vorgängig zu definierende Erkenntnisinteresse in Bezug auf die vielfältigen Erscheinungsformen von krisenhafter Lebenspraxis.

Für das Verständnis der weiteren Argumentation ist es wichtig, die bereits zum Teil mehrfach angesprochenen theoriestrategisch bedeutsamen Begrifflichkeiten ›Lebenspraxis‹, ›Krise‹ und ›Routine‹ sowie ›Autonomie‹ etwas ausführlicher einzuführen. Im Ergebnis seiner sozialisationstheoretischen For-

---

5 Grundlage dafür, dass diese Gesetzmäßigkeiten aufgedeckt werden können, ist die einfache wie folgenreiche anthropologische Annahme, dass logische Operationen der Konstruktion und Rekonstruktion den gleichen Konstitutionsprinzipien unterliegen müssen, die sich im Zuge der evolutiven Entwicklung mit dem Übergang von natur- zur kulturbestimmter menschlicher Praxis herauskristallisiert haben (vgl. Wagner 2004 a).

schungsarbeiten versteht Ulrich Oevermann (2004 b) »Sozialisation als Prozess der Krisenbewältigung«, als Prozess, dessen Logik die »systematische Erzeugung des Neuen« in den Mittelpunkt rückt. Dieses Verständnis von Sozialisation als Abfolge von »Strukturtransformationsprozessen der Erzeugung des Neuen« erfordert eine begriffliche Bestimmung der Einheit, die den Prozess – als Agens – vorantreibt und die zugleich im Ergebnis des Prozesses – als Lebenseinheit, in der sich Somatisches, Psychisches, Soziales und Kulturelles synthetisiert – in Erscheinung treten lässt. (vgl. ebd., 157 f.) Den für diese Einheit vorgeschlagenen Begriff definiert Oevermann wie folgt:

> »Lebenspraxis bezeichnet also eine um eine zugleich biologisch gegebene Lebensmitte, d. h. um einen Leib, und ein Unbewußtes zentrierte Subjektivität, die sich in ihrer Autonomie genau dadurch konstituiert, daß sie zugleich unter Entscheidungszwang steht, d. h. in einer Zukunftsoffenheit von Entscheidungsalternanten auswählen muß, und diese Entscheidung begründen können muß, [...]. Deshalb definiere ich Lebenspraxis [...] als widersprüchliche Einheit von Entscheidungszwang und Begründungsverpflichtung. Damit ist aber zugleich gesagt, daß wirkliche Entscheidungssituationen, in deren Vollzug Lebenspraxis als Lebenspraxis sich konstituiert, Krisen sind.« (ebd., 159 f.)

Lebenspraxis ist also eine Entität – eines Individuums, einer Gruppe von Personen, einer höher aggregierten Gemeinschaft –, die in der Lage ist, krisenhafte Lebensepisoden selbstständig zu bewältigen. Die hierfür erforderliche *Autonomie des Subjekts* zeigt sich in dem Maße, wie es dem jeweiligen Individuum möglich ist, notwendige Entscheidungen (Entscheidungszwang) auch dann zu treffen, wenn gesichertes, zu Routinen geronnenes Wissen nicht verfügbar ist und das in der Zukunft liegende Ergebnis der Entscheidung selbst verantwortet werden muss (Begründungsverpflichtung).

Krisenbewältigung im hier thematisierten Sinn rekurriert auf den Prototyp von Krise überhaupt, die *Entscheidungskrise*. Anders als bei der ›Traumatischen Krise‹ (plötzlich hereinbrechendes Ereignis) und der für den Erkenntnis- und Bildungsprozess besonders bedeutsamen ›Krise durch Muse‹, in denen »die erfahrbare Welt jeweils, auf je andere Weise, als unbestimmtes X in unsere Aufmerksamkeit (tritt), so daß wir reagieren müssen«, erzeugen wir bei der Entscheidungskrise »die Krise selbst, indem wir hypothetische Möglichkeiten, also Alternanten einer möglichen Zukunft konstruieren, zwischen denen wir dann gemäß dem unabweisbaren Prinzip, dass man sich nicht nicht entscheiden kann, eine Entscheidung treffen müssen«. (Oevermann 2008 a, 19) In einer so gearteten ›genuinen Entscheidungskrise‹, mit dem ihr eigenen ›Zwang‹ zur Entscheidung und ihrer nachgängigen ›Verpflichtung‹ zur Begründung, konstituiert sich – scheinbar paradox – die Autonomie des handelnden Subjekts.

Wenn nun im Falle einer Störung der ›somato-psycho-sozialen Integrität‹ des Subjekts diese Autonomie gefährdet ist, bedarf es einer rekonstruktiven Diagnostik und einer vom Subjekt selbst initiierten stellvertretenden Erzeugung materialer Rationalität, um Integrität und Autonomie weitestgehend wieder-herzustellen.[6]

Auch Pflege, als humanwissenschaftliche Disziplin, hat es mit der Lebens-praxis von Subjekten zu tun, deren je individuelle Autonomie allerdings tem-porär oder auf Dauer gestellt mehr oder weniger eingeschränkt ist. Was liegt also näher, als sich pflegewissenschaftlich mit dem diese krisenhaften Einschrän-kungen bündelnden Begriff der Pflegebedürftigkeit in all seinen Facetten fall-rekonstruktiv, und d. h. mit der Methode der Sequenzanalyse, zu befassen? Zum ›Fall‹ kann hierbei die Lebenspraxis einer speziellen pflegebedürftigen Person, aber auch die einer ›pflegerischen Beziehung‹ oder die einer stationär bzw. ambulant tätigen ›Gemeinschaft Pflegender‹ werden. Das jeweilige Erkenntnis-interesse der Forschenden – Letztere werden von Oevermann als ›Interpretati-onsgemeinschaft‹ bezeichnet – wird in einer so genannten Forschungsfrage präzisiert, da in der protokollierten Ausdrucksgestalt einer lebenspraktischen Handlungssituation grundsätzlich eine Vielfalt möglicher Analysethemen ein-gelassen sind.[7]

Die Objektive Hermeneutik bietet der pflegewissenschaftlichen Forschung mithin die Chance, neues, am Fall orientiertes Wissen zu generieren, aber auch die Möglichkeit, in der Praxis in eine Geltungskrise geratene Wissensbestände zu überprüfen und einer Korrektur zu unterziehen. Hierzu muss sie die Praxis auf Distanz bringen, indem sie handlungsentlastet dem in den Fokus des In-teresses geratenen Forschungsgegenstand quasi gedankenexperimentell zu Leibe rückt. Für das unmittelbare, situative Pflegehandeln ist der Modus Ope-randi der Objektiven Hermeneutik also insofern unpraktisch, als rekonstruk-tives Fallverstehen immer auf Vergangenes gerichtet ist. Die ans Hier und Jetzt gebundene Pflegepraxis bedarf hingegen einer – der Flüchtigkeit der Situation und deren Handlungsdruck entsprechenden – abgekürzten Form des Fallver-stehens. In diesem Sinne ist – nicht nur im Pflegebereich – ›Wissenschaftliches Fallverstehen‹ vom ›Professionellen Fallverstehen‹ sowie dem alle Verstehens-formen grundlegenden ›Naturwüchsigen Fallverstehen‹ abzugrenzen.

Dieser dreigliedrigen Unterscheidung der logischen Operation des Fallver-

---

6 Die hier dargelegten begrifflichen Grundlagen wurden mit Blick auf eine mögliche Ausfor-mulierung einer strukturalen Theorie pflegerischen Handelns bereits früher angesprochen (Raven 2007).

7 Siehe hierzu die Objektiv Hermeneutische Rekonstruktion einer Pflegesituation im Nacht-dienst eines Altenpflegeheims (Raven 2009). Dort ist zunächst die Beziehungspraxis von Bewohnerin und Pflegepersonal Gegenstand der Analyse. Da eine Pflegeschülerin an der Interaktionssequenz beteiligt ist, kann auch deren Ausbildungspraxis zum Forschungsge-genstand gemacht werden.

stehens liegt die von Ulrich Oevermann herausgearbeitete prinzipielle Differenz von ›praktischem‹ und ›methodischem Verstehen‹ zugrunde.

»Aus der Sicht der objektiven Hermeneutik ist die analytische und kategoriale Trennung von praktischem und methodischem Verstehen entscheidend. Für das praktische Verstehen, z. B. im Alltag, sind die mentalen Operationen der Introspektion und des Nachvollziehens des Fremdpsychischen unerlässlich. Deren Bedingung der Möglichkeit ins rechte Licht zu rücken, ist gewöhnlich Gegenstand der philosophischen Hermeneutik. Aber es ist ein Irrtum zu glauben, darin bestehe zugleich eine für die erfahrungswissenschaftliche Geltungsbegründung brauchbare Methodologie. Im praktischen Verstehen kann man sich schnell irren und verfügt dann nicht über eine kritische Methode der Geltungsüberprüfung. Im praktischen Verstehen bezieht man sich entsprechend auf den subjektiv gemeinten Sinn der Handlungstheorien. Ihn kann man nur in der Unmittelbarkeit der Praxis selbst nachvollziehen. In der expliziten methodischen Geltungsüberprüfung dagegen muß man sich auf das Datum, das man zur Erschließung von theoretischen Modellen und zu deren Überprüfung benötigt, als Ausdrucksgestalt beziehen und daraus schlüßig zu überprüfungsrelevanten Aussagen gelangen. Gegenstand dieser Erschließung ist deshalb nicht der subjektiv gemeinte Sinn eines Akteurs, mit dem man eine Praxis teilt oder mit Bezug auf den man nachvollziehend eine gemeinsame Praxis simuliert, sondern die objektive Bedeutungsstruktur einer einzelnen Handlung oder Äußerung oder die latente Sinnstruktur einer ganzen Sequenz von Äußerungen.« (Oevermann 2008 b, 146)

Professionelles Fallverstehen ist demgemäß *als eine berufsbezogene Sonderform des praktischen Verstehens* anzusehen. Im Gegensatz zu diesem ›praktischen Verstehen‹ ist ›methodisches Verstehen‹ ausschließlich auf das Praxisfeld wissenschaftlichen Erkenntnisgewinns begrenzt, wie Oevermann es eindrucksvoll an einem Beispiel aus der ethnologischen Feldforschung exemplifiziert.

Die folgende Übersicht differenziert die drei in den verschiedenen Handlungspraxen des Alltags, des Berufs und der Wissenschaft relevanten Modi des Fallverstehens als Quellen krisenbewältigender Erzeugung von Rationalität[8] und

---

8 Oevermann unterscheidet ›materiale‹ von ›formaler‹ Rationalität. Im Gegensatz zur methodisch kontrollierten, durch Abstraktionsleistungen erzeugten ›formalen‹ Rationalität, entsteht ›materiale‹ Rationalität unmittelbar in der lebenspraktischen Operation selbst. Die stellvertretende Erzeugung materialer Rationalität im Rahmen professionalisierten Handelns nimmt Bezug auf den ›Focus von Therapie und Prophylaxe‹ und die ›Gewährleistung der somato-psycho-sozialen Integrität der je konkreten Lebenspraxis‹. Therapie meint hier nicht eine manipulative instrumentalisierte Anwendung von Mitteln, sondern eine gemeinsame Aktivität von Patient/Klient und helfender Person in einer Beziehungspraxis. Diese gemeinsame Praxis wird von Oevermann mit dem Begriff ›Arbeitsbündnis‹ gekennzeichnet. Das professionalisierte Handeln ist von vornherein »natürlich nicht als Ausübung einer monologischen technischen Problemlösung vorgestellt, vergleichbar dem Handeln eines Mechanikers, der eine Maschine repariert, sondern als eine Beziehungspraxis. Primär am professionalisierten Handeln ist also die zugleich diffuse und spezifische Beziehung zum Klienten, dessen leibliche und/oder psychosoziale Beschädigung beseitigt oder gemildert werden soll. Ich nenne diese Beziehungspraxis das Arbeitsbündnis.« (Oevermann 1996, 115) Für dieses

benennt die Herkunft bzw. die Genese der hierfür notwendigen Potentiale. In der Hoffnung auf eine hinreichende Selbstexplikation bleibt diese Übersicht ansonsten unkommentiert, als sie lediglich zur Verdeutlichung der Affinität der Objektiven Hermeneutik für die Pflegepraxis herangezogen wird.[9]

Modus I:	Modus II:	Modus III:
Naturwüchsiges Fallverstehen*	*Professionelles Fallverstehen**	*Wissenschaftliches Fallverstehen***
Alltagspraktisch abgekürzte, naturwüchsige Form des Verstehens	Berufspraktisch abgekürzte, kunstlehrhafte Form des Verstehens	Wissenschaftspraktisch unverkürzte, methodisch kontrollierte Form des Verstehens → **Objektive Hermeneutik**
→ basiert auf qua (familialer) sozialisatorischer Praxis erworbener **Interpretations- bzw. Deutungskapazität** des Subjekts	→ basiert auf qua professioneller Sozialisation erworbener **Kompetenz zur Einrichtung eines Arbeitsbündnisses** (Übertragung/Gegenübertragung, gestaltrichtiges Verstehen)	→ basiert auf qua universitärer Sozialisation erworbener wissenschaftlicher Kompetenz zur fallibilistischen Überprüfung von Sachverhalten
→ ermöglicht die **Erzeugung materialer Rationalität** zur Bewältigung alltagspraktischer Krisen	→ ermöglicht die **stellvertretende Erzeugung materialer Rationalität** im Sinne vorausspringender/einspringender Fürsorge	→ Ermöglicht die handlungsentlastende **Erzeugung formaler Rationalität**
→ **Alltagspraxis** ▪ Somato-psycho-soziale Integrität (Praxis einzelner Subjekte) ▪ Gerechtigkeit im Zusammenleben (intersubjektive Praxis)	→ **Therapeutisch-interventive Praxis** ▪ Unterstützung bei Integritätskrisen ▪ Unterstützung bei Regularitätskrisen	→ **Wissenschaftliche Praxis** ▪ Klärung von Geltungskrisen
* *implizites/intuitives Verstehen (implizite/intuitive Regelanwendung)* ** *explizites Verstehen (explizite Regelanwendung)*		

Abb. 1: Modi des Fallverstehens

Wenn also Objektive Hermeneutik als wissenschaftspraktisch unverkürzte, methodisch kontrollierte Form des Verstehens zum Einsatz kommt, um formale – d.h. prinzipielle Gültigkeit beanspruchende – Rationalität zu erzeugen, würde der Versuch einer unvermittelten (pflege-)praktischen Anwendung dieser formalen Rationalität schon deshalb scheitern, weil derart gewonnenes strukturgeneralisiertes Wissen die spezifischen krisenhaften Konstitutionsbedingungen des Einzelfalls grundsätzlich verfehlen muss. Zwar kann es für eine gelingende Interventionspraxis auch notwendig sein, z.B. in diagnostisch problematischen Fällen, einer speziellen Krisenproblematik rekonstruktionslogisch auf den Grund zu gehen. Das dabei erzeugte formale Wissen muss jedoch in der kon-

Bündnis zentral ist das – auch unter erkenntnistheoretischen Gesichtspunkten – bedeutsame ›Als-ob-Spiel‹, auf das in Abschnitt 5 später noch eingegangen wird.

9 Die in der Abb. 1 verwendeten, auf Heidegger zurückgehenden Begriffe der ›vorausspringenden‹ bzw. ›einspringenden Fürsorge‹ wurden von Micha Brumlik (1992) im Rahmen seiner Überlegungen zu einer ›Advokatorischen Ethik‹ erneut in den Diskurs der Begründung von Handeln in professionellen Berufen eingeführt (vgl. auch Raven 1995). Die Erläuterungspunkte zu den in der Abb. aufgeführten Praxis-Dimensionen stellen insofern eine kategoriale Einheit dar, als ›Somato-psycho-soziale Integrität‹ und ›Gerechtigkeit im Zusammenleben‹ jene kontrafaktisch zu denkenden Erscheinungsformen gelingender Alltagspraxis darstellen, die dann – im Falle von Störungen dieser Praxis – Gegenstand Therapeutisch-interventiver und weiter, Wissenschaftlicher Praxis werden.

kreten Handlungspraxis – im Rahmen jener für das professionelle Handeln grundlegenden Dialektik von ›Theorieverstehen‹ und ›Fallverstehen‹ – an die situationsspezifische defizitäre Lebenspraxis angepasst werden (in pflegewissenschaftlichen Bezügen wird diese Notwendigkeit unter dem Aspekt einer ›doppelten Handlungslogik‹ diskutiert, vgl. Dornheim u. a. 1999, Remmers 2011). So gesehen ist qua Strukturgeneralisierung gewonnene formale Rationalität mit jener empirisch-generalisierend erzeugten Rationalität erklärender Wissenschaften, die i. d. R. mit dem Begriff des ›Theorieverstehens‹ in Verbindung gebracht werden, gleichzusetzen.

Wenn von ›Professionellem Fallverstehen‹, auch und gerade in der Pflege gesprochen wird, ist also nicht eine wissenschaftspraktisch unverkürzte, methodisch distanzierte Erzeugung von Fallwissen gemeint, sondern eine berufspraktisch abgekürzte Form des Verstehens des Falles im Hier und Jetzt, bei gleichzeitiger Inanspruchnahme formaler Wissensbestände. Diese kunstlehrehafte Form des Verstehens dient der stellvertretenden Erzeugung materialer Rationalität und prozediert dabei strukturhomolog der Erzeugung materialer Rationalität zur Bewältigung alltagspraktischer Krisen, auf die sich voll entwickelte, autonom handlungsfähige Subjekte quasi ›naturwüchsig‹ verstehen. Insofern kann Ulrich Oevermann vom an der Qualität seiner Arbeit erkennbaren professionalisiert Handelnden sprechen, der »sich so hinsichtlich der diagnostischen Anteile seiner Berufspraxis als naturwüchsiger objektiver Hermeneut (erweist, U. R.), ohne je etwas von dieser Methodologie erfahren zu haben.« (Oevermann 2000, 58 f.)

Diese alltagspraktische Form des Verstehens – hier von i. d. R. sprachlichen Äußerungen Dritter – kann mit dem folgenden Zitat sehr gut veranschaulicht werden: »Den *Sinn der Äußerungen anderer Menschen kann man nur erschließen*, indem man versuchsweise im Gespräch einen Sinn unterstellt (projiziert) und die Gültigkeit dieser Unterstellung im weiteren Verlauf der Interaktion immer wieder prüft und sich Abweichungen von seinen eigenen Erwartungen mit neuen Projektionen verständlich zu machen sucht.« (Koring 1997, 136) D. h., sowohl das ›Naturwüchsige Fallverstehen‹ als auch das ›Wissenschaftliche Fallverstehen‹ der Objektiven Hermeneutik folgen dem gleichen Grundprinzip der Sequenzialität der Lebenspraxis. Sie unterscheiden sich lediglich in ihrer methodischen Elaboriertheit und Kontrolliertheit. Dies gilt auch für die berufspraktisch abgekürzte Form des Fallverstehens in dem Sinne, dass dessen Protagonisten in beiden Welten des ›Naturwüchsigen‹ wie des ›Wissenschaftlichen Fallverstehens‹ zu Hause sein müssen.

Dem bisherige Gedankengang folgend, scheint es mir im Hinblick auf die fallrekonstruktive Theoriebildung in der Pflegewissenschaft als Zwischenfazit wichtig, dass mit der Unterscheidung in verschiedene Modi des Fallverstehens eine bessere Verständigung darüber ermöglicht wird, was der ›Fall‹ des Verstehensaktes sein soll und wie weit dieser reicht.

Im folgenden Abschnitt werden nun einige grundbegriffliche Zusammenhänge der krisentheoretisch fundierten Methodologie der Objektiven Hermeneutik – also der unverkürzten, methodisch-kontrollierten Form des Fallverstehens – zur Sprache gebracht.

3. Objektive Hermeneutik als Methode der Fallrekonstruktion: Einige grundbegriffliche Zusammenhänge

Wenn von Objektiver Hermeneutik – deren Herzstück die Sequenzanalyse ist – als wissenschaftliche Methode der Fallrekonstruktion die Rede sein soll, ist zunächst zu klären, was der Gegenstand eines rekonstruktiven Verstehensaktes sein kann. Grundsätzlich gilt die triviale Feststellung, dass das, was rekonstruiert werden soll, zuvor – bewusst oder unbewusst – konstruiert worden sein muss, d. h. zugleich, dass Rekonstruktion sich zwingend auf Vergangenes bezieht.

Im sozialen oder auch ›kulturalen‹ – im Gegensatz zum ›naturalen‹ – Bereich geschieht diese Konstruktion im konkreten Handeln in der realen Welt oder in der abstrakten ›Dritten Welt‹[10], der (objektiven) Gedankenwelt. In beiden Fällen basieren diese Konstruktionsleistungen handelnder bzw. denkender Subjekte auf Regelsystemen bzw. Kompetenzstrukturen, die in der humanen Sozialisation entwickelt werden. Zwar werden auch höhere Tiergattungen in dem Sinne ›sozialisiert‹, dass sie lernen, ihren ›biogrammatisch‹ festgelegten gattungsspezifischen Verhaltensmustern folgen zu können. Ihnen fehlen jedoch der ›kognitive Apparat‹ und das Symbolsystem der Sprache, um ihren Verhaltensweisen und den Dingen der realen Welt selbst Sinn bzw. Bedeutungen zuzuordnen. Der ›Sprachbegabung‹ des Menschen ist es letztlich zu verdanken, dass er sein Leben einerseits aus der Enge der biologischen Determination in die Offenheit der ›soziogrammatischen‹ Gestaltungsfreiheit überführen konnte. Und andererseits, dass er in die Lage versetzt wurde, sich den mit seinen Handlungen generierten subjektiven und objektiven Sinn auch im Nachhinein vergegenwärtigen zu können.

Wenn also regelerzeugtes soziales Handeln und das Sprechen darüber Konstruktionsleistungen der Subjekte darstellen, sind alle kulturellen Objektivationen symbolisch vermittelte Gegenstände der (Fall-)Rekonstruktion. Insofern kann

---

10 Der Philosoph Karl R. Popper unterscheidet in seiner Erkenntnistheorie zwischen drei Welten, und zwar der ersten Welt des Physisch-Materiellen, der zweiten Welt des Subjektiv-Psychischen und der dritten Welt des Objektiv-Geistigen (vgl. Wagner 2001, 33 ff.). In diesem Sinne ist »der Gegenstandsbereich der hermeneutischen Erfahrungswissenschaft […] die dritte Welt objektiver Sinnstrukturen« (ebd., 36).

Oevermann von ›Ausdruckgestalten‹ und ›Texten‹ sinnstrukturierter menschlicher Praxis sprechen und von ›Protokollen‹ als deren ausdrucksmateriale Erscheinung, die dann den eigentlichen ›Stoff‹ der methodisch kontrollierten, rekonstruktionsanalytischen Bearbeitung darstellen. Ein wichtiges Kriterium für die Qualität dieses ›Stoffes‹ und damit auch für die Güte bzw. Gültigkeit des Analyseergebnisses ist dessen ›Authentizität‹.[11] Für ihre Echtheit verbürgte Originale von Kunstwerken jedweder Art sind hier am wenigsten problematisch. Dies gilt auch – mit Abstrichen – für technisch aufgezeichnete Protokolle, sowohl wenn es um naturwüchsige als auch um inszenierte protokollierte Wirklichkeit geht. Im erstgenannten Falle wären dies z. B. Video- oder Tonbandmitschnitte kindlicher Spielszenen, im zweiten Falle etwa die Tonbandmitschnitte narrativer biographischer Interviews. Nacherzählungen biographischer Berichte oder Gedächtnisprotokolle von Handlungssituationen sind hingegen immer mit, durch den Autor des Protokolls erzeugten, kognitiven Verzerrungen behaftet, stellen somit eine zwar verwendbare, aber nur ›zweitbeste‹ Quelle rekonstruktiver Analysen dar.

Für die lebenspraktischen Konstruktions- und mithin Rekonstruktionsleistungen handelnder und denkender Subjekte ebenfalls zentral sind zum einen der Charakter der *Sequenzialität* dieser Leistungen und zum anderen der ihrer *Sinnstrukturiertheit*.

Ausgehend von dem auf George Herbert Mead zurückgehenden – gewissermaßen ›Sinn‹-stiftenden – Begriff des ›social act‹[12] bedeutet für Ulrich Oevermann regelerzeugtes soziales Handeln in sich eine Sequenzialisierung, die »analog zu einem Algorithmus im Sinne einer rekursiven Funktion« (Oevermann 2000 a, 64) verläuft.[13] Hierzu ein Beispiel mit sozialisationstheoretischem Hintergrund: Aktion einer Person A (etwa ein Hilfsangebot) und Reaktion einer

---

11 »Nicht *Repräsentativität* der Merkmalsträger- bzw. Ereignisauswahl und das daraus resultierende Bestreben nach hinreichend großer Stichprobe ist hier entscheidend, sondern die *Authentizität* des zu analysierenden Protokolls als einer Ausdrucksgestalt der unter theoretischen (oder praktischen) Aspekten interessierenden Fallstruktur.« (Oevermann 2000 a, 79).

12 Im amerikanischen Pragmatismus wird nicht mehr wie im Cartesianismus die Bewusstseinsleistung des Subjekts, sondern die Handlung als Ausgangspunkt der Sinngebung betrachtet. Dieser grundsätzlichen pragmatistischen Kritik folgend, verortet Mead die Entstehung von Sinn (*meaning*) im sozialen Akt, genauer, er rekonstruiert Sinn als etwas Objektives, aus einer dreiseitigen (triadischen) Relation im Rahmen der Gestenkommunikation Emergierendes (vgl. Wagner 2004 a, 63 ff.).

13 »Jedes scheinbare Einzel-Handeln ist sequentiell im Sinne wohlgeformter, regelhafter Verknüpfung an ein vorausgehendes Handeln angeschlossen worden und eröffnet seinerseits einen Spielraum für wohlgeformte, regelgemäße Anschlüsse. An jeder Sequenzstelle eines Handlungsverlaufs wird also einerseits aus den Anschlußmöglichkeiten, die regelgemäß durch die vorausgehenden Sequenzstellen eröffnet wurden, eine schließende Auswahl getroffen und andererseits ein Spielraum zukünftiger Anschlußmöglichkeiten eröffnet.« (Oevermann 2000 a, 64).

Person B (die Zurückweisung der Hilfe) ergeben etwas Drittes (den Willen zur Autonomie), das weder auf Aktion noch Reaktion allein zurückzuführen ist. Dieses Dritte, also die Resultante von Aktion und Reaktion, offenbart erst den Sinn der Einheit einer Handlungssequenz. Indem dieses Dritte erneut eine Aktion (lautstarke Aufforderung, sich doch helfen zu lassen) und eine Reaktion (trotzige Abwehr und Weglaufen) hervorruft, emergiert im Verlauf mehrerer Sequenzen eine Sinnstruktur (z. B. das überprotektive, abhängigkeitserhaltende Erziehungskonzept einer Mutter).

So gesehen ist der Vollzug einer Lebenspraxis als eine fortlaufende Verkettung von sinnstrukturierten Handlungen zu verstehen, wobei jede Einzelhandlung insofern eine Fiktion darstellt, als sie mit je einer Sequenzstelle immer auch Teil der Vergangenheit bzw. Zukunft ist. Aus dem nachfolgend dargestellten Modell der ›Einheit einer Handlung‹[14] wird dies ebenso deutlich wie die prinzipielle Krisenhaftigkeit, die jeder Handlung zugrunde liegt, ist doch der Vollzug von Wirklichkeit immer auch verbunden mit dem Zwang zur Auswahl aus in ihrer Attraktivität u. U. gleichwertig gelagerten Optionen.

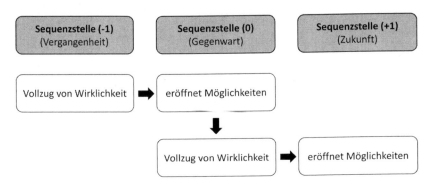

Abb. 2: »Einheit der Handlung« (zugleich Modell der Logik der Sequenzanalyse)

Wenn also immer wieder an jeder Sequenzstelle (0) eine Auswahl aus der in Sequenzstelle (-1) eröffneten Handlungsmöglichkeiten erfolgt, und damit ein Spielraum für zukünftige Entscheidungen (Sequenzstelle +1) eröffnet wird, verweist dies auf den zweiten Zentralbegriff, den der ›Sinnstrukturiertheit‹ menschlicher Lebenspraxis, oder anders gesagt, auf das jeweils einzigartige generative Muster, mit dem das handelnde Subjekt seine Entscheidungen in den

---

14 Eine Handlung kann nur als Einheit verstanden werden, wenn deren Vollzug im Hier und Jetzt (Sequenzstelle 0) als Folge einer vorausgehenden Spielraum eröffnenden Handlung (Sequenzstelle -1) betrachtet wird und insofern als Teil der aktuellen Handlung anzusehen ist. In diesem Sinne sind auch die in der aktuellen Handlung eröffneten zukünftigen Handlungsoptionen (Sequenzstelle +1) Teil der Einheit.

immer wieder neu, eben sequenziell auftauchenden Spielräumen trifft. Genau diesem Struktur-Muster ist das Verfahren der Sequenzanalyse auf der Spur. Ihr Erkenntnisinteresse gilt dabei jener Gesetzmäßigkeit, die als objektive (ehedem latente) Sinnstruktur des Falles, kurz als Fallstruktur aus dem dokumentierten Material (= Ausdrucksgestalten lebenspraktischer Entscheidungen) – Sequenz für Sequenz interpretierend – herauspräpariert werden kann.

Was die Gültigkeit der fallrekonstruktiven Analyseergebnisse in Form sog. Strukturgesetzlichkeiten anbetrifft, basiert diese auf der *Regelgeleitetheit* menschlicher Handlungen und dem fallibilistischen Prinzip, demgemäß eine als gesichert geltende Strukturhypothese erst dann und nur dann als falsch identifiziert werden kann, wenn im weiteren Verlauf der Analyse eine Handlungsweise sich nicht durch die in der Strukturgesetzlichkeit determinierten Bedingungen als gedeckt erweist.

Auf welcher Basis generiert aber nun das Subjekt seine Lebenspraxis? Wie bewältigt es die Konfrontation mit den – im Verlauf seines Lebens – in immer neuen Qualitäten auftauchenden Krisen? Wie muss man sich das innere Potential vorstellen, mit dessen Hilfe im Raum der Möglichkeiten Wirklichkeit vollzogen wird, mit dem also materiale Rationalität erzeugt und lebenspraktische Entscheidungen getroffen werden?

Wie zuvor bereits angesprochen, basieren menschliche Konstruktionsleistungen auf Regelgeleitetheit, die sich einerseits in *universellen epistemischen Strukturen* und Kompetenzen und andererseits in *historisch geltenden Normierungen und Regularien* manifestiert. Diesem Begriff der Regelgeleitetheit liegt ein auf Searle und Chomsky zurückgehendes Verständnis des Regelbegriffs zugrunde. Sowohl Searles universalpragmatische Konstruktion der ›Konstitutiven Regel‹ als auch Chomskys universalgrammatisches Konstrukt der ›Generativen Regel‹ verweisen auf die rekursive algorithmische Erzeugung immer neuer sozialer Tatsachen. Ulrich Oevermann fasst die in diesem Sinne regelgeleitet aktiven, humanen Potentiale unter dem Begriff ›*Erzeugungsparameter*‹ zusammen. Während dieser Begriff auf die Strukturebene des ›*Epistemischen Subjekts*‹ verweist, die die Bedingungen der Möglichkeit der Erzeugung materialer Rationalität kennzeichnet, fasst der Begriff ›*Auswahlparameter*‹ die pragmatischen Einflussgrößen zusammen, mit denen das ›*Empirische Subjekt*‹ materiale Rationalität erzeugt.

Die folgende Abbildung verdeutlicht noch einmal, dass die Bewältigung von Krisen in einem Zusammenspiel dieser beiden Parameter erfolgt.

Im je konkreten Krisenfall greift das Subjekt auf die Menge aller im Erzeugungsparameter repräsentierten Regeln zurück, die rekursiv algorithmisch wohl formende Möglichkeiten der Problembearbeitung eröffnen. Neben den universellen Strukturen der sprachlichen, kognitiven und moralischen Kompe-

Erzeugungsparameter:	*universelle Strukturen* der sprachlichen, kognitiven und moralischen Kompetenzen (eingebettet in die zweckfreie Reziprozität, die nach dem Modell eines rekursiven Algorithmus operiert)
	historisch geltende Normen, Regeln und Wertemuster
Auswahlparameter:	(*soziologisch*) → subjektiv angeeignete Werte und Normen, Wertorientierungen, Erwartungen, Einstellungen, Meinungen, Ideologien, Deutungsmuster und Habitusformation
	(*psychologisch*) → Motive, Motivations-strukturen, Bedürfnisse, Zielsetzungen, emotionale Gestimmtheit etc.

Abb. 3: Krisenlösung durch Zusammenspiel von Erzeugungs- und Auswahlparameter

tenzen sind dies historisch geltende Normen, Regeln und (epochal gültige) Wertemuster.

In diesem, durch den Erzeugungsparameter der regelgeleiteten Sozialität eröffneten Raum, kommt nun das Subjekt zum Zuge, indem es seiner momentanen Verfassung entsprechende Auswahlen trifft. Hierbei spielen die im Auswahlparameter repräsentierten persönlichen Dispositionen eine die Selektion begründende Rolle. Es sind dies zum einen, neben den bisherigen Krisenerfahrungen, die subjektiv angeeigneten bzw. die durch die subjektive Aneignung modulierten Regeln, Normen und Wertemuster. Zum anderen sind es jene unbewussten Motive und Wünsche, es sind Bedürfnisse, Phantasien, Mentalitäten, Einstellungen und Charaktereigenschaften – hier bietet sich m. E. an, diese Phänomene unter dem für das praktische Verstehen eminent wichtigen Begriff der *Performanz bestimmenden Faktoren des ›emotionalen Apparats‹* zusammenzufassen – , die sich höchst einflussreich auf die individuelle Qualität der Krisenbewältigung auswirken (vgl. Oevermann 2000 a, 65).

Exkurs: Konstitution von Erfahrung und Erkenntnis in der Krise

Geht man in der konstitutionstheoretischen Betrachtung der krisenbewältigenden Erzeugung sinnstrukturierter Handlungen und deren sequenziellen Rekonstruktion noch einmal zurück auf die Ebene der Gattung, stellt sich die Frage, warum der Mensch überhaupt in der Lage ist, lebenspraktische Krisen zu erkennen, und nicht einfach existenzielle Problemlagen nur – wie tierische Lebensformen – als Stress empfindet.

Mit der Beantwortung dieser Frage wird zugleich deutlich, warum die ›Konstitution von Erfahrung und Erkenntnis in der Krise‹[15] einerseits die ›Keimzelle‹ der Methodologie der Objektiven Hermeneutik und andererseits auch die ›Blaupause‹ für das weiter unten nochmals thematisierte ›Praktische Verstehen‹ bei der Erzeugung situativen ›Fallwissens‹ darstellt. Dabei wird vor allem noch einmal anhand des Begriffs der ›Prädizierung‹ deutlich, dass jedwede Operation des (erkenntnisgenerierenden) Verstehens zugleich auf Sprache angewiesen ist.

Die für die Einzigartigkeit der humanen Lebensform wesentliche Konstitution von Erfahrung (= ein Ereignis aufmerksam erlebt zu haben) und Erkenntnis (= ein Ereignis benannt und gedanklich verfügbar zu haben) durchläuft einen dreiphasigen Prozess, der – wie die folgende Übersicht zeigt – mit dem Wahrnehmen eines krisenhaften Ereignisses beginnt und mit der vorläufig abgeschlossenen Verarbeitung des Ereignisses in Form einer Routine endet. Durchlebt das Subjekt einen glatten Handlungsverlauf, weil die zu behandelnden Dinge bekannt und benannt (prädiziert) sind, befindet es sich gewissermaßen in einer Vorphase des Auftretens eines krisenhaften Ereignisses, d.h. umgekehrt, »eine Krise tritt immer dann auf, wenn ein glatter Handlungsverlauf unterbrochen wird.« (Wagner 2004 b, 22)[16] Kommt es nun zu einer solchen Unterbrechung, heißt dies, etwas Unbekanntes – ein Gegenstand X – erzeugt einen Spannungszustand, der erst aufgelöst wird, wenn das Unbekannte durch Prädizierung (das Bemühen, etwas zum Ausdruck, auf den Begriff zu bringen, es zu bestimmen) zum Bekannten wird. Wenn also in der ›Primären Phase‹ die Erfahrung des Auftretens eines Handlungsproblems eingetreten ist, reagiert die so genannte Spontaneitäts- und Kreativitätsinstanz des ›I‹[17] mit ersten Prädizierungen auf das X. Es sind dies Spontanreaktionen des ›Lebendigkeitskerns‹

---

15 Die hier folgenden Ausführungen basieren in der Hauptsache auf den sehr konzisen Zusammenfassungen und Weiterführungen der in diesem Bereich einschlägigen krisentheoretischen Untersuchungen Ulrich Oevermanns durch Hans-Josef Wagner (2004 b, 21 ff. und 2001, 133 ff.).

16 »Solange aber eine Krisenkonstellation nicht vorliegt und statt dessen die Praxis sich entlang ihrer eingelebten Routinen vollzieht, schlummert die Spontaneitätsinstanz des ›I‹, der eigentliche Lebendigkeits- und Subjektkern des menschlichen Lebens, und hat keinen Anlaß, in die Sicherung des Lebens einzugreifen. Es vertraut gewissermaßen auf die Rationalität der eingespielten Routinen und fühlt sich entlastet.« (Oevermann 1999, 49, zit. nach Wagner 2004 a, 22).

17 Unter dem ›I‹, dem einen Pol bei der dialektischen Entstehung des Neuen, versteht George Herbert Mead die spontane, vorsoziale und kreative Instanz der Persönlichkeit (›So sein, wie kein anderer‹). Den anderen Pol sieht er im ›Me‹, das durch Übernahme der organisierten Haltungen anderer und den durchlebten Erfahrungen des ›I‹ entstanden ist. Das ›Me‹ ist insofern als der von der Gesellschaft, der Sozialität, erzeugte Anteil der Persönlichkeit anzusehen (›So sein, wie alle anderen‹).

Handlungsverlauf glatt (keine Krise vorhanden; Spontanitäts- und Kreativitätsinstanz des „I" befinden sich im gleichsam latenten Zustand)

----

1. *Primäre Phase: Gegenstand X tritt in Lebenspraxis ein (brute fact) = (Aktion von X auf „I")*
   Das „I" reagiert mit ersten vorläufigen Prädizierungen auf das X = erste Emergenz des Neuen (Abduktion). „I" und X bilden eine Ausdrucksgestalt der ersten spontanen Krisenreaktion (Protokollierung).

2. *Sekundäre Phase: Bearbeitung von „image" als Ausdrucksgestalt der Spontanreaktion*
   Reflektierende Abstraktion aus der Multiplizität vom Perspektivem (X wird vom Standpunkt möglichst vieler „I" gesehen, die ein generalisiertes „Me" konstituieren) führt zur Entscheidung im Handlungsvollzug. Das Neue, das diese Krise bewältigen soll, emergiert und wird umgesetzt (sprachliche, begriffliche und reflexive Bearbeitung des Neuen und Treffen der Handlungsentscheidung).

3. *Tertiäre Phase: Überprüfung und Transformation*
   Transformation des „I" in „Me", von Neuem in Altes, vom Emergenz in Determination, nachdem das emergierte Neue auf seine Gültigkeit hin geprüft wurde (Bewährung).
   In der sekundären Phase geht es angesichts einer Handlungskrise primär um die sprachliche Bearbeitung eines schon krisenhaft in der primären Phase emergierten Neuen und eine Entscheidung (Handlungsvollzug), während es in der tertiären Phase um die Einlösung der Begründung geht.

Handlungsverlauf wieder glatt (Krise überführt in Routine, die Krisenlösung gilt als erfolgreich im Rahmen eines nicht abschließbaren Bewährungsprozesses).

Abb. 4: Konstitution von Erfahrung und Erkenntnis (in Anlehnung an Mead, vgl. dazu auch Wagner 2004 b, 21 ff. und Wagner 2001, 133 ff.)

des Subjekts, die sich, trotz der Flüchtigkeit ihrer Erzeugung, in ›images‹ niederschlagen, die wiederum als Protokolle in der ›Sekundären Phase‹ für eine weitere Verarbeitung zur Verfügung stehen.

In dieser ›Sekundären Phase‹ des Erkenntnisgewinns findet eine entscheidungsvorbereitende, reflektierende Abstraktion dieser spontanen ›Bilder‹ statt, indem die Vielzahl der im ›Me‹ des Subjekts repräsentierten Perspektiven (qua Sozialisation internalisierte Standpunkte Anderer) herangezogen werden, um Neues zu generieren. Dieses Neue, das die Krise bewältigen soll, emergiert dann sprachlich und begrifflich gefasst und wird vom konkret agierenden ›I‹ in Handlung umgesetzt.

In der ›Tertiären Phase‹ des Krisenmodells, der Phase der Erkenntnissicherung, wird das emergierte Neue überprüft, ob es sich tatsächlich in der Krisenbewältigung bewährt hat. Erst dann kann davon gesprochen werden, dass eine Transformation von (krisenbewältigendem) ›Neuen‹ in (routinebewältigendes) ›Altes‹ stattgefunden hat, die dem ›Me‹ eine weitere Perspektive für zukünftige Krisenbewältigung zur Verfügung stellt.

Den Prozess der Konstitution von Erfahrung und Erkenntnis zusammenfassend, kann gesagt werden, dass es in der ›Sekundären Phase‹ dieses – in der Echtzeit lebenspraktischer Krisenbewältigung – sehr schnell ablaufenden Prozesses vor allem darum geht, eine sprachliche bzw. begriffliche Bearbeitung eines schon in der ›Primären Phase‹ in Form von ›images‹ emergierten Neuen zu leisten und eine Entscheidung für dieses Neue herbeizuführen. Die ›Tertiäre Phase‹ dient dann schlussendlich der Prüfung der krisenbewältigenden Sachhaltigkeit der neuen Erkenntnis im Hinblick auf ihre Eignung als Routine. (Exkursende)

Diese knappen Schilderungen einiger grundbegrifflicher Zusammenhänge zusammenfassend, kann gesagt werden, dass die Objektive Hermeneutik als wissenschaftliche Methode der Fallrekonstruktion ein Verfahren ist, das den Prozess der Erkenntnisgewinnung auf Sprache und Versprachlichung von Handlungen stützt. Ganz gleich, in welcher ausdrucksmaterialen Erscheinung sinnstrukturierte menschliche Praxis zum Gegenstand der Analyse wird, sie muss sprachlich verhandelt werden.[18] Schließlich ist es der Regelstrukturiertheit der Sprache zu verdanken, dass die in Texten sinnstrukturierter Praxis eingelassene Logik in eine analytisch zugängliche sequenzielle Abbildung überführt werden kann.[19] Nur so ist überhaupt eine Basis intersubjektiver Verständigung über den ›kulturlogisch‹, und eben nicht ›naturlogisch‹ bedingten Wahrheitsgehalt eines Interpretationsergebnisses möglich.

4. Einsatzstellen der Objektiven Hermeneutik als wissenschaftliche Methode der Fallrekonstruktion in den Bereichen klinischer Pflegepraxis, Pflegewissenschaft und Pflegebildung

Wie im vorangegangenen Abschnitt dargestellt, ist die Objektive Hermeneutik als Analysemethode ein Ergebnis der Bemühungen um einen wissenschaftlichen Zugriff auf die Bedingungen der Erzeugung humaner Lebenspraxis. Mit dem für die Erkenntnisgewinnung notwendigen unverstellten Blick auf die Praxis selbst

---

18 Um es in Anlehnung an den Philosophen Ludwig Wittgenstein zu sagen: Die Welt ist alles, was der Fall ist. Und der Fall ist alles, worüber gesprochen werden kann. Denn, worüber man nicht sprechen kann, davon muss man schweigen.

19 Folgt man Luc Ciompis theoretischen Reflexionen über die Logik von Affekten, wird für den Bereich der die menschliche Praxis mitbestimmenden Emotionen deutlich, dass auch diese nur über den Weg der Sprache zum Erkenntnisgegenstand werden können. Ciompi geht von einem System von Regeln aus, das das unbewusste Verhalten im Gefühlsbereich strukturähnlich dem im kognitiven Bereich bestimmt. Es besteht für ihn »keinerlei Anlaß für eine grundsätzliche Trennung dieser beiden Aspekte. Im Gegenteil, einmal mehr wird ihre Zusammengehörigkeit deutlich: nicht nur verbinden sich […] Affekt und Intellekt im Bewußten wie im Unbewußten zum untrennbaren Ganzen der ›Affektlogik‹, sondern auch die formalstrukturellen Eigenschaften des kognitiven und affektiven Unbewußten müssen als ganz ähnlich erscheinen. Denn ein ›System von Regeln‹ kann grundsätzlich gar nicht anders strukturiert sein als eine ›Sprache‹.« (Ciompi 1982, 134).

wurden zugleich die generativen Strukturebenen des Subjekts freigelegt, die für die Gestaltung von Praxis überhaupt konstitutiv sind. Analysemethode und der vom jeweiligen Erkenntnisinteresse bestimmte Gegenstand der Analyse sind – wenn man so will – zwei Seiten der gleichen Medaille.

Gerät das vielschichtige Handlungsfeld der professionellen Pflege zum Gegenstand, stellt sich die Frage, in welchen Problembereichen die Methode der Objektiven Hermeneutik sinnvoll und unmittelbar zum Einsatz gebracht werden kann. Die nachstehende Übersicht benennt vier solcher Einsatzstellen (vgl. hierzu auch Oevermann 2001, 276 ff. und Oevermann 2008 c).

Objektive Hermeneutik ist als wissenschaftliche Methode an vier Einsatzstellen bedeutsam:
1. Als Verfahren für eine theoretische Generalisierung auf der Basis von Einzelfallstudien (→ *Gewinnung von Evidenz*)
2. Als Verfahren zur Entscheidungsfindung und der Geltungsbegründung (→ *Klärung strittiger Fälle*)
3. Als Verfahren zur methodischen Qualitätssicherung professionalisierter Praxis (→ *exemplarische, regelmäßige Supervison*)
4. Als Verfahren zur Erzeugung von Sensitivität für Klienten und eigentliche Interventionspraxis (→ *während der Pflege-Aus- und Weiterbildung)*

Abb. 5: Bedeutung der Objektiven Hermeneutik für Handlungsfelder der professionellen Pflege

Ad 1.) An erster Stelle steht hier selbstredend der Einsatz der wissenschaftlichen Methode der Objektiven Hermeneutik für eine *evidenzorientierte Theoriebildung* in der Pflege, der es zugleich um eine fallbasierte Praxis ernst ist.[20] Rekonstruktionslogisch erarbeitete Forschungsergebnisse in Form von in Einzelfallstudien gewonnenen ›Strukturgeneralisierungen‹ stellen hier notwendige Alternativen zu den ›empirischen Generalisierungen‹ subsumptionslogischer Forschung dar, die die Diskussion um eine wissenschaftlich fundierte Pflegepraxis mehr und mehr zu dominieren scheint. Es ist jedoch keineswegs endgültig ausgemacht – wie das von bestimmten wissenschaftlichen Positionsbestimmungen (›Evidence-based Nursing‹) suggeriert wird –, ob subsumptionslogisch erzeugte wissenschaftliche Ergebnisse eine bessere Evidenz zur Untermauerung pflegerischer Praxis darstellen. Es ist vielmehr zu erwarten, dass das rekonstruktionslogisch verfahrende Verstehen des Einzelfalls auf der Basis protokollierter Ausdrucksgestalten seiner (defizitären) Lebenspraxis eine wesentlich triftigere Form der Evidenz erzeugt. Denn: Was als Standard für viele evident gewesen sein mag, ist für die Krisenhaftigkeit des Einzelfalls nicht unbedingt eine angemessene Evidenz.

Ad 2.) Die zweite in der Übersicht benannte Einsatzstelle betrifft die in der Pflegepraxis strittigen Fälle. Die Bestimmung dessen, was der ›richtige‹ pflege-

---

20 Siehe Raven (2009), insbesondere Teil II.

rische Umgang mit der ›Besonderheit‹ einzelner Patienten sein soll, kann zu unterschiedlichen und kontroversen Auffassungen führen, die einer Klärung bedürfen. Hier bietet das Verfahren der Objektiven Hermeneutik die beste Möglichkeit – wohlgemerkt im besonderen Einzelfall – in der Logik des besseren Arguments zu einer gemeinsamen Auffassung darüber zu kommen, was eine der Fallstruktur angemessene Handlungsweise sein sollte. In diesem Sinne kann Objektive Hermeneutik gleichzeitig als ein Verfahren zur *Entscheidungsfindung und Geltungsüberprüfung* im Rahmen einer fallorientierten Pflegepraxis (›Case-based Nursing‹) von großem Nutzen sein.

Ad 3.) Als dritte Einsatzstelle der Objektiven Hermeneutik ist ihre Verwendung im Zusammenhang mit der *Qualitätssicherung professionalisierter Pflegepraxis* zu nennen. Es empfiehlt sich, Objektive Hermeneutik exemplarisch zur methodischen Supervision dort von Zeit zu Zeit einzusetzen. Supervisionen dieser Art sind eine der professionalisierten Praxis deshalb angemessene und notwendige Form der Kontrolle, weil professionell Handelnde einem theoretischen Modell nicht im Detail folgen können, sondern nur ›dem Geiste nach‹ ihre Leistungen sozusagen autonom erbringen müssen. Dabei besteht die Gefahr, dass nicht selten ›schlechte‹ Routinen ausgebildet werden. Um dies zu kontrollieren, ist das Verfahren der Objektiven Hermeneutik ein sehr geeignetes.

Ad 4.) Die vierte und unter Professionalisierungsgesichtspunkten wohl bedeutsamste Einsatzstelle der Objektiven Hermeneutik ist in ihrer quasi didaktischen Verwendung in der Aus- und Weiterbildung von Pflegekräften zu sehen. Fallrekonstruktive ›Übungen‹ erzeugen nicht nur eine Fallorientierung, sondern mehr noch und wichtiger eine *Fallsensibilisierung*, nicht nur was den ›Gegenstand‹ der Pflege, den Patienten anbelangt, sondern auch, was die Bedingungen der pflegerischen Interventionspraxis selber anbetrifft. Die detaillierte, der sequenziellen Entwicklung folgende Analyse von Protokollen der Interventionspraxis ist besonders geeignet, auf typische Fallen und Fallstricke aufmerksam zumachen, eben Dinge zu bemerken, die man sonst – quasi in der Hitze des Gefechts – leicht übersehen kann. Kurz: Objektive Hermeneutik kann einen wichtigen Beitrag zur Erzeugung von Sensitivität für Patienten und die eigentliche pflegerische Handlungspraxis im Rahmen der Aus- und Weiterbildung in der Pflege leisten.[21]

Von eher mittelbarer, dennoch keineswegs geringerer Bedeutung für eine professionalisierte Pflegepraxis ist Objektive Hermeneutik darüber hinaus, weil mit ihr nicht nur ein Verfahren zur Beschaffung fallorientierter wissenschaftlicher Evidenz zur Verfügung gestellt wird. Es ist zugleich auch ein Verfahren,

---

21 Einen Weg zur praktischen Umsetzung fallrekonstruktiver ›Übungen‹ in Aus- und Weiterbildung hat Klaus Kraimer mit seinem Modell der ›Forschungswerkstatt‹ vorgeschlagen (Kraimer 1998 und Kraimer/Wyssen-Kaufmann 2012).

das dem Berufsfeld der Pflege dazu verhilft, seine besondere Stellung als Profession unter anderen helfenden Berufen besser zu begründen. Objektive Hermeneutik gibt dem in der professionellen Pflege Tätigen ein Instrument in die Hand, mit dem er der Notwendigkeit einer auf den Einzelfall bezogenen Beziehungspraxis – gegenüber den externen Anforderungen aus gesellschaftlicher Makro- und institutioneller Meso-Ebene, die in standardisierten Interventionspraktiken zum Ausdruck kommen und die ebenso standardisiert zum Einsatz kommen sollen – zu ihrem Recht verhelfen kann. Pointiert gesagt, kann Objektive Hermeneutik als Instrument genutzt werden, um der mehr und mehr um sich greifenden, ökonomistisch motivierten ›Kolonialisierung der Lebenswelt‹ (Habermas) Pflege entgegenzutreten.

5. Zum Verhältnis von wissenschaftlichem und interventionspraktischem Verstehen in der professionellen Pflegepraxis

Dass Objektive Hermeneutik ein Paradigma für Pflegeforschung sein kann, ja im Hinblick auf wissenschaftlich fundiertes, fallbasiertes Pflegehandeln sein muss, sollte aus den bisherigen Ausführungen hinreichend deutlich geworden sein. Im folgenden und letzten Abschnitt dieser Abhandlung soll nun noch – über die bereits im Text angedeuteten Affinitäten hinausgehend – auf die in der Überschrift angesprochenen Fragen, ob und inwiefern Objektive Hermeneutik auch ein Paradigma für die Pflegepraxis sein kann, eingegangen werden.

Zu diesem Zweck soll noch einmal auf die eingangs bereits eingeführte Differenzierung der drei *Modi des Fallverstehens* eingegangen werden, nämlich
- den Modus des ›Naturwüchsigen Fallverstehens‹ (= alltagspraktisches Verstehen)
- den Modus des ›Professionellen Fallverstehens‹ (= interventionspraktisches Verstehen) und
- den Modus des ›Wissenschaftlichen Fallverstehens‹ (= wissenschaftspraktisches Verstehen).

Wie weiter oben bereits angedeutet, unterliegen die beiden erstgenannten Modi dem Handlungsdruck, im Hier und Jetzt Entscheidungen herbeiführen zu müssen (Entscheidungszwang) und dies ohne die Gewissheit einer gesicherten Erkenntnislage, aber mit der nachholenden Verpflichtung, die getroffene Entscheidung vor sich selbst und Anderen rechtfertigen zu müssen (Begründungsverpflichtung). In beiden Fällen geht es um die – entweder autonome oder stellvertretende – Erzeugung materialer Rationalität im lebenspraktischen

Krisenfall. Wie muss man sich nun diesen gewissermaßen gedankenschnell ablaufenden, von der konkreten Situation aufgenötigten Entscheidungsprozess vorstellen, und welche, auch für das professionelle Pflegehandeln relevanten Komponenten des Situationserkennens und des Einbringens von Wissensbeständen sind hier am Werke?

Grundsätzlich agiert das autonom oder stellvertretend handelnde Subjekt bei der Krisenbewältigung so, wie es die ihm eigene universelle und historische Ausprägung von Erzeugungs- und Auswahlparameter erlaubt. D.h. es werden generative Strukturen und erfahrungsbestimmte Wissensbestände aktiviert, die sich allerdings an einigen entscheidenden Stellen in ihrer Qualität und Komplexität erheblich unterscheiden, so, wie sich eben auch die Pflegepraxis des Laien von der Praxis einer mit professioneller Expertise ausgestatten Pflegekraft unterscheidet.

Um die besondere Qualität und Komplexität der professionellen Expertise – und damit auch das hier in Rede stehende besondere Verhältnis von wissenschaftlichem und interventionspraktischem Verstehen in der Praxis pflegerischen Handelns – zu veranschaulichen, kann folgende Übersicht herangezogen werden.

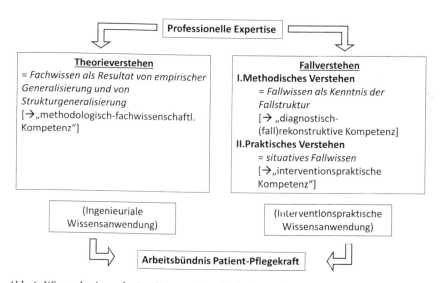

Abb. 6: Wissensbasis professionalisierter Pflegekräfte (›Case-based Nursing‹)

Professionalisierte Expertise einer Pflegekraft beruht auf ihrem Vermögen – wenn man so will, ihrer ›Kunst‹ – *allgemeines Fachwissen*, resultierend aus dem Verstehen theoretischer Erkenntnisse, und *spezifisches Fallwissen*, resultierend aus diagnostisch-hermeneutischem Verstehen des Falles selbst, in der konkreten Handlung zu vermitteln. Dieser dem landläufigen Verständnis entsprechende Definitionsversuch trifft die Sache zwar im Groben, bedarf aber einer nicht unerheblichen Präzisierung. So genanntes ›Theorieverstehen‹, das in seiner Erzeugung und Handhabung einer methodologisch-wissenschaftlichen Kompetenz bedarf, bezieht sich auf Wissensbestände als Resultat empirischer Generalisierung und eben auch als Resultat von Strukturgeneralisierung. Theoretisches, d. h. methodisch kontrolliert gewonnenes Wissen kann sowohl subsumptionslogisch als auch rekonstruktionslogisch begründet sein. Insofern führt methodisch kontrolliertes Fallverstehen (z. B. die Anwendung der Objektiven Hermeneutik als Ausdruck ›diagnostisch-fallrekonstruktiver Kompetenz‹) nicht direkt zu einem interventionspraktisch relevanten Wissen, sondern zu theoretischem Fachwissen, das wie das subsumtionslogisch gewonnene Wissen einer fallangemessenen Anpassung bzw. Transformation im Rahmen eines konkreten Arbeitsbündnisses bedarf.

Soll also das so genannte ›Fallverstehen‹ unmissverständlich auf den Begriff gebracht werden, ist es notwendig, eine methodisch kontrollierte Form von einer interventionspraktischen Form des Fallverstehens zu unterscheiden. Mit diesem interventionspraktischen Verstehen ist jene im Arbeitsbündnis mit dem Patienten notwendig abgekürzte Operation gemeint, die wie das alltagspraktische Verstehen die Dinge ähnlich vorläufig und riskant zu deuten versucht, allerdings mit der für den Professionellen charakteristisch eingeübten ›Achtsamkeit‹, ›Sorgfalt‹ und ›Verantwortlichkeit‹. Die letztgenannten Begriffe nehmen dabei vor allem Bezug auf die für ein Arbeitsbündnis zwischen Patient und Pflegekraft konstitutive widersprüchliche Einheit von Spezifität und Diffusität[22] und das damit eng verknüpfte ›Als-ob-Spiel‹ der Beziehungspraxis.

Für das Verständnis dieses ›Als-ob-Spiels‹ sind wiederum die aus der Freudschen Psychoanalyse entstammenden, jedoch für die Sozialwissenschaften

---

22 Das auf Talcott Parsons zurückgehende Begriffspaar ›spezifisch‹ vs. ›diffus‹ dient Ulrich Oevermann zur Kennzeichnung grundsätzlich unterschiedlicher Beziehungsformen. Soziale Beziehungen zwischen Rollenträgern (z. B. die Rolle der Pflegekraft und die Rolle der Pflegedienstleiterin) sind deshalb spezifisch, weil sie auf der Basis genau festgeschriebener, eben rollenspezifischer Kriterien funktionieren. Soziale Beziehungen zwischen ganzen Menschen sind dagegen nicht rollenförmig, nicht durch Kriterien determiniert. Sie sind diffus und von der ›Eigenart‹ der in Beziehung tretenden Personen geprägt (z. B. werden sich Ehemann und Ehefrau über Details ihres Liebeslebens unterhalten können. Würden sie versuchen, dies mit einem Busfahrer zu tun, würde das sicherlich zu Irritationen führen). Für eine professionelle Beziehungspraxis ist es nun typisch und notwendig, dass es zu einer widersprüchlichen Einheit von diffusen und rollenförmigen Anteilen in der Interaktion z. B. zwischen Patient und Pflegekraft kommt. Dies ist dann der Fall, wenn eine Pflegekraft sich über den rollenförmig festgelegten Versorgungsauftrag hinaus mit den privaten Problemen ihres Patienten konfrontiert sieht. Wie mit dieser widersprüchlichen Einheit zu verfahren ist, verweist auf das im Text erläuterte ›Als-ob-Spiel‹ der Beziehungspraxis (vgl. hierzu Oevermann 1996 und 2002).

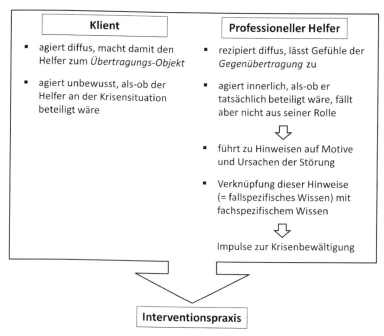

Abb. 7: ›Als-ob-Spiel‹ der Beziehungspraxis im Arbeitsbündnis

generell geltend zu machenden Begriffe der ›*Übertragung*‹ und ›*Gegenübertragung*‹ von besonderer Bedeutung.[23]

Unter ›*Übertragung*‹ ist dabei ein pathogener Mechanismus zu verstehen, durch den eine Person im Konfliktfall z.B. einer Beziehungskrise – seiner Emotionalität folgend – familiale Haltungen bzw. Lösungsansätze reinszeniert, weil ihr eine rational angemessene Lösung des Konflikts unmöglich ist. Befolgt diese Person in ihrer Rolle als Klient/Patient die ›Grundregel‹ (›*Sei diffus. Lass kein Thema aus.*‹), eröffnet sie dem professionellen Helfer die Möglichkeit, die Motivierung der Blockaden für eine situationsangemessene rationale Krisen-

---

23 An dieser Stelle erscheint es mir notwendig, auf einen, dem Verständnis der Sache abträglichen Kurzschluss aufmerksam zu machen, der mit der methodologischen Verwendung der Freudschen Begrifflichkeit einhergeht. Sehr häufig werden diagnostische Verfahrensweisen und interventive Konzeptionen beim Auftauchen dieser Begrifflichkeit in eine psychologische Nische abgedrängt, d.h. der erwartete Erkenntnisgewinn wird auf den Spezialfall psychisch bedingter Interaktionsprobleme und deren therapeutische Bearbeitung reduziert. Kurz: Mit diesen begrifflichen Konstrukten operierende sozialwissenschaftliche Vorgehensweisen werden vorschnell als auf das ›Psychologische‹ begrenzte Verfahren des Erkenntnisgewinns etikettiert, deren Erträge darüber hinaus nur bedingt oder gar nicht als verallgemeinerungsfähig angesehen werden.

bewältigung zu erkennen. Er stellt sich dabei als ›Übertragungs-Objekt‹ – gewissermaßen an Stelle des realen Konfliktpartners – zur Verfügung.

In der damit ermöglichten *Gegenübertragung* lässt sich der professionelle Helfer darauf ein, alle Gefühle in sich unverzerrt hochsteigen zu lassen, die ganz natürlich wären, wenn er das tatsächliche Übertragungs-Objekt wäre. Er darf jedoch in keinem Fall praktisch offen so reagieren, als ob er in Wirklichkeit das Übertragungs-Objekt ist, d. h., er muss unbedingt die ›Abstinenzregel‹ (›*Sei spezifisch: Halte die Grenzen der rollenförmigen Beziehung ein.*‹) befolgen. Das Beherrschen dieses ›Als-Ob-Spiels‹ des Beteiligt-Seins (Oevermann 2000 b, 29) ist nicht nur als eine zentrale Qualität zu verstehen, ohne die erfolgreiches interventionspraktisches Handeln in der dafür notwendigen Geschwindigkeit nicht möglich ist. Es ist zugleich ein zentrales Instrument des Erkenntnisgewinns im Sinne des interventionspraktischen Fallverstehens, das in der Unmittelbarkeit der praktischen Handlungssituation elementar dienlich sein kann (vgl. Raven/Garz 2011).

Darüber hinaus – und das kann hier nur andeutungsweise dargelegt werden – erscheint aus erkenntnistheoretischer Sicht das Beherrschen des ›Als-Ob-Spiels‹ auch als ein wichtiger, wenn nicht gar als der einzige methodisch praktikable Zugang zu den in der Pflege immer wieder thematisierten Bereichen des ›Nicht-Sagbaren‹, sowie dem in seiner ›leiblich-seelischen Ganzheitlichkeit‹ sich präsentierenden Patienten. Denn, wenn es zutrifft, dass »allen als Pflege präzidierten helfenden Beziehungen […] ein physisch-körperliches Substrat mit einer spezifisch sinnlich-leiblichen Anschaulichkeit und einer darin fundierten affektuellen Komponente (eignet)« (Remmers 2011, 28), treffen in diesen Beziehungen immer auch tiefsitzende, habitualisierte je eigene Erfahrungen der beteiligten Subjekte aufeinander.

So kann z. B. auf Seiten des Patienten das ›Verweigern‹ bzw. widerwillige Annehmen körperlicher Nähe zur Pflegeperson an einer Angst vor körperlicher Manipulation liegen, die in misslungenen frühkindlichen Pflegebeziehungen zu elterlichen Bezugspersonen gründet.[24] Für die Pflegekraft wäre es in der konkreten pflegerischen Interaktion hier Aufgabe, die richtige bzw. noch erträgliche ›Dosis‹ zu finden. Dies kann sie aber nur, wenn sie die vom Patienten ausgehende Übertragung zulässt und ihre eigenen positiven frühkindlichen Pflegeerfahrungen gewissermaßen ›intuitiv gegenrechnet‹.

Umgekehrt können tiefsitzende, habitualisierte eigene, u. U. unbefriedigend verlaufene Pflegeerfahrungen eine Pflegekraft daran hindern, Signale in der körperlichen Beziehungspraxis wahrzunehmen, die Botschaften des Patienten zur ›Angemessenheit‹ der pflegerischen Handlungen transportieren. In beiden

---

24 Zur biographischen Bedeutung dieser frühkindlichen Pflegeerfahrungen hat Werner Loch bereits Anfang der 80iger Jahre des vorigen Jahrhunderts Stellung genommen (Loch 1981).

Fällen ist eine defizitäre Pflegepraxis zu erwarten, die dann wiederum, im Rahmen supervisorischer Praxis zum Thema werden kann. Mit einer solchen Thematisierung würde jedoch zugleich der Bereich pflegerisch-praktischen Verstehens verlassen und der Bereich handlungsentlasteten methodisch-kontrollierten Verstehens betreten.

Festzuhalten bleibt jedoch, insbesondere auch im Hinblick auf die (Aus)Bildung von Pflegekräften, dass dem Beherrschen des ›Als-ob-Spiels‹ eine enorme Bedeutung für die Qualität der Pflegepraxis zukommt. Denn mit dem auf diese Weise entstehenden – dem weiter oben dargestellten erkenntnistheoretischen Konstrukt des ›image‹ ähnlichen – ›Bild der Befindlichkeit‹, ist der professionell agierenden Pflegekraft jener Spielraum eröffnet, in dem sie allgemeines – wissenschaftlich fundiertes und erfahrungserprobtes – pflegerisches Wissen falladäquat praktizieren kann.

Literatur

BARTHOLOMEYCZIK, Sabine (2010): Professionelle Pflege heute. Einige Thesen. In: Kreutzer, Susanne (Hg.): Transformationen pflegerischen Handelns. Institutionelle Kontexte und soziale Praxis vom 19. bis 21. Jahrhundert. Göttingen, 133–154.

BRUMLIK, Micha (1992): Advokatorische Ethik. Zur Legitimation pädagogischer Eingriffe. Bielefeld.

CIOMPI, Luc (1982): Affektlogik. Über die Struktur der Psyche und ihre Entwicklung. Ein Beitrag zur Schizophrenieforschung. Stuttgart.

DORNHEIM, Jutta/Hanneke van Maanen/Jörg Alexander Meyer/Hartmut Remmers/Ute Schöniger/Ruth Schwerdt/Karin Wittneben (1999): Pflegewissenschaft als Praxiswissenschaft und Handlungswissenschaft. In: Pflege & Gesellschaft, 4. Jg., H. 4, 73–79.

GARZ, Detlef (2010): Objektive Hermeneutik. In: Friebertshäuser, Barbara/Antje Langer/Annedore Prengel (Hg.): Handbuch qualitative Forschungsmethoden in der Erziehungswissenschaft. Weinheim/München, 249–262.

GARZ, Detlef/Uwe Raven (2015): Theorie der Lebenspraxis. Einführung in das Werk Ulrich Oevermanns. Wiesbaden.

KORING, Bernhard (1997): Das Theorie-Praxis-Verhältnis in Erziehungswissenschaft und Bildungstheorie. Donauwörth.

KRAIMER, Klaus (1998): Sozialpädagogisches Fallverstehen, Forschungswerkstatt, professionelles Handeln. In: Archiv für Wissenschaft und Praxis der sozialen Arbeit, 29. Jg., 170–189.

KRAIMER, Klaus/Nina Wyssen-Kaufmann (2012): Die fallrekonstruktive Forschungswerkstatt. Eine Option zur Förderung von Professionalität Sozialer Arbeit. In: Becker-Lenz, Roland/Stefan Busse/Gudrun Ehlert/Silke Müller-Hermann (Hg.): Professionalität Sozialer Arbeit und Hochschule. Wissen, Kompetenz, Habitus und Identität im Studium Sozialer Arbeit. Wiesbaden, 219–233.

LOCH, Werner (1981): Anfänge der Erziehung. Zwei Kapitel aus einem verdrängten Curriculum. In: Maurer, Friedemann (Hg): Lebensgeschichte und Identität. Frankfurt am Main, 31–83.

OEVERMANN, Ulrich (1976): Programmatische Überlegungen zu einer Theorie der Bildungsprozesse und zur Strategie der Sozialisationsforschung. In: Hurrelmann, Klaus (Hg.): Sozialisation und Lebenslauf. Reinbek, 34–52.

OEVERMANN, Ulrich (1979): Ansätze zu einer soziologischen Sozialisationstheorie und ihre Konsequenzen für die allgemeine soziologische Analyse. In: Lüschen, Günther (Hg.): Deutsche Soziologie seit 1945. Entwicklungsrichtungen und Praxisbezug. Sonderheft 21 der KZSS, Köln/Opladen, 143–168.

OEVERMANN, Ulrich (1983): Hermeneutische Sinnrekonstrukion. Als Therapie und Pädagogik mißverstanden, oder: Das notorische strukturtheoretische Defizit pädagogischer Wissenschaft. In: Garz, Detlef/Klaus Kraimer (Hg.): Brauchen wir andere Forschungsmethoden? Beiträge zur Diskussion interpretativer Verfahren. Frankfurt am Main, 113–155.

OEVERMANN, Ulrich (1986): Kontroversen über sinnverstehende Soziologie. Einige wiederkehrende Probleme und Mißverständnisse in der Rezeption der ›objektiven Hermeneutik‹. In: Aufenanger, Stefan/Margrit Lenssen (Hg.): Handlung und Sinnstruktur. Bedeutung und Anwendung der objektiven Hermeneutik. München, 19–83.

OEVERMANN, Ulrich (1996): Theoretische Skizze einer revidierten Theorie professionalisierten Handelns. In: Combe, Arno/Werner Helsper (Hg.): Pädagogische Professionalität. Untersuchungen zum Typus pädagogischen Handelns. Frankfurt am Main, 70–182.

OEVERMANN, Ulrich (2000 a): Die Methode der Fallrekonstruktion in der Grundlagenforschung sowie der klinischen und pädagogischen Praxis. In: Kraimer, Klaus (Hg.): Die Fallrekonstruktion. Sinnverstehen in der sozialwissenschaftlichen Forschung. Frankfurt, 58–156.

OEVERMANN, Ulrich (2000 b): Mediziner in SS-Uniform. Professionalisierungstheoretische Deutung des Falles Münch. In: Kramer, Helgard (Hg.): Die Gegenwart der NS-Vergangenheit. Berlin/Wien, 18–76.

OEVERMANN, Ulrich (2001): Strukturprobleme supervisorischer Praxis. Eine objektiv hermeneutische Sequenzanalyse zu Überprüfung der Professionalisierungstheorie. Frankfurt am Main.

OEVERMANN, Ulrich (2002): Professionalisierungsbedürftigkeit und Professionalisiertheit pädagogischen Handelns. In: Kraul, Margret/Winfried Marotzki/Cornelia Schweppe (Hg.): Biographie und Profession. Bad Heilbrunn, 19–63.

OEVERMANN, Ulrich (2004a): Manifest der Objektiv Hermeneutischen Sozialforschung. In: Fikfak, Jurij/Frane Adam/Detlef Garz (Hg.): Qualitative Research. Ljubljana, 101–133.

OEVERMANN, Ulrich (2004b): Sozialisation als Prozess der Krisenbewältigung. In: Geulen, Dieter/Hermann Veith (Hrsg.): Sozialisationstheorie interdisziplinär. Stuttgart, 155–181.

OEVERMANN, Ulrich (2008 a): »Krise und Routine« als analytisches Paradigma in den Sozialwissenschaften (Abschiedsvorlesung). Frankfurt.

OEVERMANN, Ulrich (2008 b): Zur Differenz von praktischem und methodischem Verstehen in der ethnologischen Feldforschung. Eine rein textimmanente objektiv hermeneutische Sequenzanalyse von übersetzten Verbatim-Transkripten von Gruppendiskussionen in einer afrikanischen lokalen Kultur. In: Cappai, Gabriele (Hg.): Forschen unter Bedingungen kultureller Fremdheit. Wiesbaden, 145–233.

OEVERMANN, Ulrich (2008 c): Methodenprobleme, wenn man soziale Arbeit auf eine wissenschaftliche Grundlage stellen, also professionalisieren will. (Teilweise verschrifteter Video-Mitschnitt des Vortrags an der Kangnam Universität, Yongin (Korea), gehalten am 08. 10. 2008).

OEVERMANN, Ulrich/Tilman Allert/Helga Gripp (1976): Beobachtungen zur Struktur der sozialisatorischen Interaktion. Theoretische und methodologische Fragen der Sozialisationsforschung. In: Lepsius, Mario Rainer (Hg.): Zwischenbilanz der Soziologie. Stuttgart, 274–295; auch in: Auwärter, Manfred/Edit Kirsch/Klaus Schröter (Hg.) (1994): Seminar. Kommunikation, Interaktion, Identität. Frankfurt am Main, 371–403.

OEVERMANN, Ulrich/Tilman Allert/Elisabeth Konau/Jürgen Krambeck (1979): Die Methodologie einer ›objektiven Hermeneutik‹ und ihre allgemeine forschungslogische Bedeutung in den Sozialwissenschaften. In: Soeffner, Hans-Georg (Hg.): Interpretative Verfahren in den Sozial- und Textwissenschaften. Stuttgart, 352–434.

RAVEN, Uwe (1995): Handlungskompetenz in der Pflege und ihre Bedeutung für die Professionalisierung des Berufsfeldes. In: Pflege, 8. Jg., H. 4, 347–355.

RAVEN, Uwe (2007): Zur Entwicklung eines »professional point of view« in der Pflege. Auf dem Weg zu einer strukturalen Theorie pflegerischen Handelns. In: PrInterNet, 9. Jg., H. 3, 196–209.

RAVEN, Uwe (2009): Handeln ohne Verstehen, Verstehen ohne Handeln? Bestimmungsgründe einer professionalisierten Altenpflegepraxis aus strukturtheoretischer Sicht und deren Bedeutung für die Ausbildung. In: Pflegewissenschaft, 11. Jg., H. 3 (Teil I) und H. 4 (Teil II), 140–150 bzw. 209–220.

RAVEN, Uwe/Detlef Garz (2011): Professionalization in social work. In: Korean Journal of Social Welfare, 17. Jg., H. 4, 79–96.

RAVEN, Uwe/Detlef Garz (2012): Fälle. Zur theoretischen Fundierung der Interventionspraxis professionalisierter Sozialarbeit. In: neue praxis, 42. Jg., H. 6, 565–584.

REMMERS, Hartmut (2000): Pflegerisches Handeln. Wissenschafts- und Ethikdiskurse zur Konturierung der Pflegewissenschaft. Bern.

REMMERS, Hartmut (2011): Pflegewissenschaft als transdisziplinäres Konstrukt. Wissenschaftssystematische Überlegungen   Eine Einleitung. In: Ders. (Hg.): Pflegewissenschaft im interdisziplinären Dialog. Göttingen, 7–47.

SCHAEFFER, Doris (1994): Zur Professionalisierbarkeit von Public Health und Pflege. In: Schaeffer, Doris/Martin Moers/Rolf Rosenbrock (Hg.): Public Health und Pflege, zwei neue gesundheitswissenschaftliche Disziplinen. Berlin, 103–126.

VEIT, Annegret (2004): Professionelles Handeln als Mittel zur Bewältigung des Theorie Praxis-Problems in der Krankenpflege. Bern.

WAGNER, Hans-Josef (2001): Objektive Hermeneutik und Bildung des Subjekts. Weilerswist.

WAGNER, Hans-Josef (2004 a): Sozialität und Reziprozität. Strukturale Sozialisationstheorie I. Frankfurt am Main.

WAGNER, Hans-Josef (2004 b): Krise und Sozialisation. Strukturale Sozialisationstheorie II. Frankfurt am Main.

WEIDNER, Frank (1995): Professionelle Pflegepraxis und Gesundheitsförderung. Eine empirische Untersuchung über Voraussetzungen und Perspektiven des beruflichen Handelns in der Krankenpflege. Frankfurt am Main.

WEIDNER, Frank/Martin Moers (1998): Akademisierung und Professionalisierung der Pflege in Deutschland. Entwicklung, Stand und Perspektiven. In: Prävention, 21. Jg., H. 4, 99–105.

Christian Schmieder / Kay Biesel

Metaphernanalyse als rekonstruktives Verfahren. Eine Einführung für die Pflegewissenschaft

1. Einleitung

Die Metapherntheoretiker Lakoff und Johnson (2003 a, englische Erstausgabe: 1980 b) postulieren, dass wir in Metaphern leben. Sie nehmen an, dass unsere Wahrnehmung der Welt metaphorisch vorstrukturiert ist und diese Vorstruktur unsere Erkenntnis- und Handlungshorizonte bestimmt. Diese erkenntnistheoretische Grundannahme macht die Analyse von Metaphern zu einem lohnenden Forschungswerkzeug für die qualitative Sozial- und Pflegeforschung.

Nach Schmitt und Böhnke (2009), die sich in einem Überblicksartikel mit Metaphern in pflegewissenschaftlichen Analysen auseinandergesetzt haben, nutzen Patienten oftmals Metaphern, um ihre durch Sprachlosigkeit und Schmerzen gekennzeichnete Lebenssituation zu kommunizieren. Sie nutzen Bilder wie beispielsweise das Herz als Motor oder Pumpe oder das Kreislaufsystem als Rohr- bzw. Verkehrssystem, um ihren Krankheitszustand zu konzeptualisieren (Schmitt/Böhnke 2009, 128). Doch auch Pflegefachkräfte verwenden – oftmals nicht auf den ersten Blick erkennbare – Metaphern, um ihren Berufsalltag zu beschreiben.

Schmitt und Böhnke (2009, 135) kritisieren jedoch, dass es bislang an umfassenden, auf einem »klaren Metaphernbegriff« (ebd.) beruhenden Studien zum metaphorischen Denken und Handeln von Pflegefachkräften fehlt. Mit Rückgriff auf eine ausgewählte Einzelfallstudie von Hartrick und Schreiber zeigen sie in diesem Zusammenhang, wie undifferenziert diese Autoren metaphorische Bilder von Pflegenden in Kategorien (wie z.B. Charakter der Berufsarbeit bzw. Berufsarbeit als Person, Macht und Ermächtigung bzw. Pflege als Macht, Beziehungscharakter der Pflege bzw. Pflege als Beziehung, Pflege als Wachstumsprozess) bündeln, ohne sich dabei auf eine fundierte und methodisch kontrollierte metaphernanalytische Vorgehensweise zu stützen. So verwundert es auch nicht, dass das Fazit von Schmitt und Böhnke (2009) mit Blick auf den gegenwärtigen Stellenwert der Metaphernanalyse als Forschungsmethode für die Pflegewissenschaft eher nüchtern ausfällt. Sie weisen darauf hin, dass in der Pflegewissenschaft momentan mit einem oft zu ungenauen Metaphernbegriff operiert wird und es generell an einer verlässlichen Forschungsmethodik mangelt (vgl. Schmitt/Böhnke 2009, 140). Diesem Umstand Rechnung tragend, wollen wir im ersten Teil unseres Beitrags die epistemologischen Vorannahmen sowie die analysepraktischen Grundzüge eines analytischen Basisverfahrens darstellen, welches als Grundlage für eine rekonstruktive Metaphernanalyse genutzt werden kann (vgl. hierzu ausf.: Kruse/Biesel/Schmieder 2011, Kruse 2014).

Die Analyse von Metaphern wirft einen relativ eingegrenzten Blick auf das Gesamtphänomen Sprache und beleuchtet damit lediglich einen Ausschnitt sprachlich generierter und mitgeteilter Realität. Das *integrative Basisverfahren* (Kruse 2014, Kruse/Biesel/Schmieder 2011, Kruse 2010, Helfferich 2004, Lucius-Hoene/Deppermann 2002) ist ein offenes analytisches Grundgerüst, das es Forschenden ermöglicht, verschiedene textanalytische Zugänge – wie beispielsweise die Agencyanalyse, die Positioninganalyse oder die Metaphernanalyse – in ihrer Arbeit mit Interviewtexten zu nutzen. Wir stellen in diesem Beitrag daher zunächst das *integrative Basisverfahren* vor und veranschaulichen darauf aufbauend die Arbeit mit dem Verfahren anhand eines pflegewissenschaftlichen Praxisbeispiels. Anschließend stellen wir die theoretischen Grundlagen der Metaphernanalyse vor, um dann im abschließenden Teil anhand des Praxisbeispiels zu zeigen, wie eine in das Basisverfahren eingebettete Metaphernanalyse[1] praktisch durchgeführt werden kann.

2. Das integrative Basisverfahren

2.1 Epistemologische Grundannahmen

Bei der Analyse von Interviewtexten stoßen viele qualitativ Forschende auf eine Reihe erkenntnistheoretischer Probleme (Kruse 2010, 19 ff.): Die Generierung von Interviews, von lebendiger Kommunikation, ist immer situations- bzw. kontextgebunden. Das Verstehen von fremdem Sinn ist daher generell – und im Rahmen der qualitativen Pflegeforschung – keine voraussetzungslose Handlung innerhalb des Forschungsprozesses. Wer verstehen will, was die/der Befragte mit seiner/ihrer Aussage in einem Interview gemeint hat, muss sich in die Interviewsituation hineinversetzten, muss lernen, fremden Sinn in seinem Entstehungskontext zu deuten. Hierfür muss man bei der Analyse von Interviews den

---

1 Auf weitere, sich mit unseren Überlegungen teilweise überschneidende metaphernanalytische Methoden/Vorgehensweisen in den Sozialwissenschaften gehen wir in diesem Beitrag nicht näher ein.

eigenen habituellen Beobachtungsstandpunkt, das eigene Relevanzsystem, reflektieren. Bei der Analyse von Interviews kommt es darauf an, ob und wie es den Forschenden gelingt, die relevanten Interaktionsprozesse sowie die dadurch provozierten kommunikativen Phänomene zu rekonstruieren. Da jede Interaktion kommunikativ anders realisiert wird, kann Interaktion nur mit einer Haltung reflexiver Offenheit analysiert werden.

Sensibilität gegenüber Sprache spielt die zentrale Rolle im *integrativen Basisverfahren*. Sie wird durch einen Rückgriff auf die Arbeiten von Alfred Schütz, Karl Mannheim und Harold Garfinkel begründet (vgl. hierzu ausf.: Kruse 2014, Kruse 2010, Kruse/Schmieder 2012). Nach Alfred Schütz (1974) beruht unser Verstehen auf einer *Reziprozität der Perspektiven*, welche sich aus zwei Unterstellungen zusammensetzt: dass a) die Standpunkte von Sprecher und Hörerin vertauscht werden können und dass sich b) die Relevanzsysteme von Sprecherin und Hörer, also deren Versionen von ›Welt‹, decken (vgl. hierzu auch Kurt 1995, 160 ff.). Harold Garfinkel verdeutlicht aufbauend auf Schütz und Mannheim, dass Sprache an sich *indexikal* ist: Ein Wort oder eine Aussage trägt keine Bedeutung in sich selbst, sondern steht für eine bestimmte Sammlung weiterer Bedeutungen oder Sinneinheiten (den Index). Ein Wort oder eine Aussage hat damit je nach Verwendungskontext (und das schließt den oder die Zeichenbenutzer/in mit ein) einen anderen spezifischen Index. Die Bedeutung wird im Endeffekt durch den sozialen Kontext bestimmt, in dem ein Zeichen oder eine Aussage verwendet wird (Garfinkel 1967, 40 f.). Besonders deutlich wird dies im Falle von Zeigewörtern (*Deiktika*): ›Das hier‹ referiert je nach Kontext immer auf etwas anderes. Doch auch eine Aussage wie ›Das hast du ja toll gemacht‹ hat verschiedene Bedeutungen abhängig davon, ob ich einen schönen Geburtstagskuchen gebacken habe, oder ob ich gerade den Geburtstagskuchen eines Freundes auf den Boden habe fallen lassen.

Der Indexikaliät können wir nicht ausweichen: Jede Beschreibung kann durch weitere Beschreibungen beschrieben werden; jede Beschreibung hat wiederum ihren eigenen Index (Garfinkel 1967, 40, Auer 1999, 134) und ist niemals ›komplett‹. Alle sprachlichen Aussagen sind also unweigerlich kontextabhängig[2] (Heritage 1984, 141, Auer 1999, 127 ff.). Nehmen wir zur Veranschaulichung die beiden Aussagen ›Die Herz-OP verlief befriedigend‹ und ›Die Patientin arbeitete befriedigend mit der Physiotherapeutin zusammen‹. Die Kriterien dafür, was ›befriedigend‹ bedeutet, unterscheiden sich in den beiden Fällen, denn sie sind in ein jeweils anderes Netzwerk von relevanten Bedeutungen eingebunden – dies ist der *semantische* Kontext. Hinzu kommt der *situative* Kontext, der sich über die Sprechenden, deren Erwartungen, sowie das Wo und Wie der Kommunikation konstituiert. Die beiden Kontexte sind mit-

---

2 Strenggenommen würden sie ohne den Kontext gar nicht produziert werden.

einander rückgekoppelt, doch es ist sinnvoll, für analytische Zwecke zwischen dem *semantischen* und dem *situativen* Kontext zu unterscheiden.

Wir sind uns dieser doppelten Kontextgebundenheit von Sprache in den meisten Fällen nicht bewusst. Vielmehr stützen wir unser Alltagsverstehen darauf, dass wir intuitiv ›wissen, was gemeint ist‹. Diese Annahme macht unser Verstehen effizient, birgt jedoch das Problem, dass wir unser eigenes Relevanzsystem (das, was wir wissen und für wahr halten) an die Aussagen anderer anlegen. Methodisch kontrolliertes Fremdverstehen dreht den Spieß um: Wir nehmen an, dass wir eben *nicht* verstehen, und wir stellen unseren eigenen Wissenshorizont bewusst zurück (Kruse 2010, 26, vgl. Breuer 2009, 115 ff.): »Die methodische Kontrolle des Fremdverstehens im Sinne einer reflexiven Suspension der eigenen Relevanzkonzepte sichert die Möglichkeit, fremden indexikalen Sinn zu Wort kommen zu lassen, und das Prinzip der Indexikalisierung sichert die Möglichkeit, Fremdes zu verstehen« (Kruse 2010, 120). Durch das Berücksichtigen der Relevanzsysteme derer, die wir zu verstehen versuchen, rückt deren Weltkonstruktion in den Fokus der Forschenden – anstatt durch Letzteren verdrängt zu werden.

Wenn Verstehen einen kontextuellen Rahmen voraussetzt, ist Verstehen ohne Kontext (also ohne Vorwissen oder Vorannahmen) unmöglich. Der Philosoph und Metapherntheoretiker Hans Blumenberg drückt dies so aus: »Der Mensch, auch der Empiriker, muß ›seine‹ Welt schon haben, wenn ihm ›die‹ Welt gesprächig werden soll« (Blumenberg 1998, 39). Die methodische Antwort auf dieses Problem ist die reflexive Suspension, das Zurückstellen der eigenen Wissenshorizonte – *so weit wie möglich und so bewusst wie möglich.* Im Rahmen der Selbstreflexion muss folglich konstant hinterfragt werden, »ob die Welt gerade so aussieht, wie sie im konstruktiv immer vorgreifenden Akt der forschenden Vernunft entworfen wurde« (Blumenberg 1998, 39).

Neben die axiomatische Annahme, dass wir grundsätzlich *nicht* verstehen, reiht sich die zweite Grundannahme des *integrativen Basisverfahrens:* Nämlich dass die Kommunizierenden anzeigen, wie sie verstanden werden wollen, indem sie Worte und Aussagen kontextsensibel wählen. Diese »Art und Weise, in der wir unsere Alltagshandlungen kontextsensibel organisieren, liefert nach Garfinkel zugleich die Anhaltspunkte, die unsere Gesprächspartner darauf hinweisen, wie sie verstanden werden sollen« (Auer 1999, 133). Die Konstruktion sprachlich-kommunikativer Bedeutung durch kontextsensibel verwendete – und zu verstehende – Zeichen macht es wiederum unabdingbar, sich in der Analyse zunächst dem »wie« des Gesagten, der performatorischen Gestaltung des Kommunikationsprozesses zu widmen.

2.2   Das integrative Basisverfahren und seine Anwendung in der Analysepraxis

Das *integrative Basisverfahren* wurde speziell zur Analyse von qualitativen Interviews entwickelt. Es steht in der Tradition der rekonstruktiven Sozialforschung, setzt also auf ein sequenzanalytisches Vorgehen und eine suspensive Deutungshaltung. Es ermöglicht Forschenden, eine offene Analysehaltung gegenüber sprachlich-kommunikativen Phänomenen einzunehmen. Das Verfahren richtet sich auf vier Aufmerksamkeitsebenen[3]:

– auf die Aufmerksamkeitsebene *der Interaktion bzw. der Pragmatik:* Hier geht es um die Analyse der Interviewdynamik, um die Untersuchung von sozialen Beziehungen und Positionierungen, von Rollen- und Sprechanteilen (z. B.: Frage-Antwort-Verhalten, soziale Positionierungen, widersprüchliche Selbstpräsentation etc.).

– auf die Aufmerksamkeitsebene *der Syntax bzw. der Syntaktik:* Hier wird die Analyse sprachlich-grammatikalischer Besonderheiten in den Blick genommen, von sich im syntaktischen Hintergrund verbergenden kognitiven Sinnkonzepten und -strukturen (z. B.: Verwendung von Passivkonstruktionen, direkter Rede, Satzabbrüchen, Einschüben etc.).

– auf die Aufmerksamkeitsebene *der (Wort-)Semantik:* Hier geht es um die Analyse von Wortwahlen, der Metaphorik, um angesprochene und ausgelassene semantische Felder und Bedeutungen (z. B.: Metaphern, Metonymien, Versprachlichungsmodi wie bspw. Fachsprache, Hochsprache, Alltagssprache etc.).

– auf die Aufmerksamkeitsebene *der Erzählfiguren und der Gestalt:* Hier geht es um die Analyse von in sich geschlossenen und wiederkehrenden Erzählsträngen, um die Organisation der Rede sowie um Architektur und Gesamtgestalt von Interviewpassagen und Erzählungen (z. B.: Emotionalisierungen, Kognitivierungen etc.).

Bei der praktischen Anwendung des *integrativen Basisverfahrens* wird Wert auf die Analyse der Eingangspassage eines Interviews gelegt. In ihr zeigen sich zumeist zentrale Erzähl- und Gestaltungsmuster und Positionierungen – *zentrale Motive*, die im Verlauf des weiteren Gesprächs von Interviewten je nach Interaktionsverlauf semantisch sowie syntaktisch variiert, verdichtet, geöffnet und geschlossen werden. Auch in den sich daran anschließenden Passagen

---

3 Dies ist nicht als eine starre (linguistisch ohnehin problematische) Einteilung zu verstehen, sondern als eine Analysestütze, die den Analysierenden helfen soll, verschiedene Aspekte des komplexen Phänomens »Sprache« im Blick zu behalten. Auch und insbesondere im Fall der Metapher zeigt sich, dass eine solch starre Einteilung nur schwer haltbar ist (zur Verortung des Metaphernverstehens an der Semantik-Pragmatik-Schnittstelle s. Skirl 2009).

können sich Themen verdichten und soziale Interaktionen zeigen, die mit Blick auf die vorherigen Passagen verglichen und kritisch eingeordnet, kurz: nebeneinander gestellt, überprüft und wenn nötig falsifiziert werden müssen.

Erstes Ziel der Analyse innerhalb des *integrativen Basisverfahrens* ist, die interaktionale, syntaktische und semantische Erzählstruktur eines Interviews herauszuarbeiten und darauf aufbauend die zentralen Motive eines Interviews zu bündeln. Ausgangspunkt der Analyse ist hierbei immer Sprache: beispielsweise syntaktische Wendungen, semantische Wahlen, metaphorische Konzepte oder die sprachliche Repräsentation von Handlungsmacht (zu diesen einzelnen Punkten Kruse/Schmieder 2012).

Das zweite Ziel der Analyse innerhalb des integrativen Basisverfahrens ist, *Thematisierungsregeln,* die im Interviewverlauf eine Rolle spielen, herauszuarbeiten. Eine Thematisierungsregel besteht beispielsweise, wenn eine Interviewperson zu einem Thema ausführlich Stellung bezieht, zu einem anderen wiederum eher mit kommunikativer Distanz reagiert. Was in einem Interview thematisiert wird, ist nicht zufällig. Es ist das Resultat sprachlicher Selektionen, die wiederum habituell, d. h. sozialräumlich rückgebunden sind (Bourdieu 1997). Das Herausarbeiten der Thematisierungsregeln liefert eine Topographie dieser sozialräumlich bestimmten Selektionen; die Versionen von ›Welt‹, auf die sich die Sprechenden beziehen, werden dadurch zugänglich.

Wir empfehlen grundsätzlich, das *integrative Basisverfahren* in Analysegruppen (zwei bis fünf Personen) durchzuführen. Mit Hilfe der Gruppe kann man eigene Analyseergebnisse (und -erwartungen) kritisch reflektieren und in der Schwebe halten. Die gemeinsame Analyse von qualitativen Interviews, das Zusammenführen von zuvor allein herausgearbeiteten Interpretationsergebnissen erzeugt eine Perspektivenvielfalt, die dem *Prinzip der Offenheit* qualitativer Sozialforschung Rechnung trägt; sie relativiert die eigenen Wirklichkeitsannahmen und schärft den Blick für bislang unbedachte zentrale Motive und Thematisierungsregeln. Grundprinzip der Analyse in der Gruppe ist das Entwickeln einer multiperspektivischen Lesart, der alle Mitglieder zustimmen können. Das Erarbeiten eines ›Konsens‹ verhindert, dass eigene Deutungsmuster die Interpretation des Textes dominieren. Es ist hierbei von Vorteil, in einer möglichst heterogenen Gruppe sowohl bezüglich der Analyseerfahrung als auch bezüglich des Fachhintergrundes zu arbeiten. Dadurch kann verhindert werden, dass bestimmte Erwartungen Einzelner in den Text ›hineingelegt‹ werden. Die Texte sollten vor dem Treffen in der Gruppe von allen Mitgliedern gelesen und annotiert worden sein.[4]

Die Texte werden vollständig, Zeile für Zeile gelesen und in Sequenzen ein-

---

4 Es ist daher u. U. sinnvoll, feine (und vor allem einheitliche) Zeilennummerierungen an den Text anzufügen.

geteilt. Eine Sequenz beschreibt einen thematischen Block, einen Gedanken; Sequenzgrenzen sind häufig durch Pausen, ein Absenken der Stimme im Tonband[5] oder durch Konjunktionen markiert.

In der Gruppe werden nun zunächst gemeinsam Sequenzgrenzen festgelegt, dann wird der Text Sequenz für Sequenz besprochen. Wichtig ist hierbei, die Ebene der Beschreibung von Sprache zur Grundlage zu nehmen. Die ausgiebige Besprechung eines einstündigen Interviewtextes kann leicht drei bis acht Stunden Analysezeit in Anspruch nehmen. Zentrale Analyseergebnisse sollten daher protokolliert und möglichst schnell im Anschluss an die Analysesitzung kondensiert werden.

2.3 Pflege auf der Intensivstation: ein exemplarisches Interview- und Analysebeispiel

Wir nutzen zur Veranschaulichung des *integrativen Basisverfahrens* und zur Darstellung unseres Vorgehens im Rahmen einer rekonstruktiven Metaphernanalyse ein Interviewbeispiel aus dem Bereich der Intensivpflege.[6] Das Interview wurde im Rahmen einer Qualifikationsarbeit zur Untersuchung von Gefühlen im Umgang mit pflegerischen Grenzsituationen erhoben. Es wurde uns mit Einverständnis der Forschenden und der Interviewten zur Sekundäranalyse zur Verfügung gestellt.

Während des Analyseprozesses verwendeten wir die Qualitative Data Analysis (QDA) Software MAXQDA. Weder das *integrative Basisverfahren* noch die Metaphernanalyse erfordern die Nutzung von QDA-Software; die Qualität der Analyse wird nicht automatisch durch die Nutzung von Software erhöht (vgl. Schmieder 2009).[7] Von Vorteil für die Analyse ist jedoch, dass durch die zentrale Organisation der Daten schnelle Querverbindungen mit anderen Bereichen der Analysearbeit hergestellt werden können. Da wir räumlich getrennt an der Analyse des uns zur Verfügung gestellten Interviews arbeiteten, verwendeten wir

---

5 Sinnvoll ist im Kontext des integrativen Basisverfahrens, die Tonhöhe der Sprechenden zu transkribieren, anstatt das Gespräch in grammatikalisch »korrekte« Sätze zu transformieren; zusätzlich ist hilfreich, wenn Pausen und Hauptakzente im Transkript repräsentiert werden. Das hier verwendete Transkript wurde uns aus einem anderen Forschungszusammenhang zur Verfügung gestellt und richtet sich daher nach einem anderen Transkriptionssystem. Gängige Transkriptionsregeln, auf die das eigene Transkriptionssystem je nach Forschungskontext und Fragestellung flexibel aufgebaut werden kann, finden sich bspw. bei Selting u. a. (2009), Kvale/Brinkmann (2009) sowie Atkinson/Heritage (1984).

6 Wir danken an dieser Stelle Jutta Busch und ihrer Interviewpartnerin für die freundliche Bereitstellung des Interviews.

7 Es ist unserer Erfahrung nach sinnvoll, zumindest den ersten Lesedurchgang »auf Papier« durchzuführen.

zusätzlich die kostenfreie Internet-Telefonie-Software Skype, um direkt am Computer Passagen des Interviewtextes zu analysieren und zu besprechen. Da wir gemeinsam und zeitgleich an einem MAXQDA-Projekt arbeiten wollten, verwendeten wir außerdem die kostenlose Software Mikogo. Mit Mikogo können räumlich getrennte Partner einen Computer gleichzeitig nutzen und dadurch mit einer Kopie von MAXQDA arbeiten.

Im Anschluss an das den Daten zugrundeliegende Forschungsinteresse – der Untersuchung von Gefühlen im Umgang mit pflegerischen Grenzsituationen – interessierten wir uns vor allem dafür, wie das berufliche »Ankommen« in einer Intensivstation von der im Beispielinterview befragten Pflegekraft konzeptualisiert und bewertet wird. Wir öffneten den Interviewtext hierfür auf einem Rechner in MAXQDA und stellten Mikogo so ein, dass wir beide auf dem gleichen Bildschirm arbeiten konnten.[8] Wir besprachen die Rollenkonstruktion der Interagierenden in der Anfangspassage des Interviews (I1: Z:1–15).

Die Fragen in der Einstiegsphase beziehen sich auf den beruflichen Erfahrungshintergrund der befragten Person (B). Sie werden knapp von ihr beantwortet. Zunächst fragt die Interviewerin (I), wie lange B bereits auf der Intensivstation gearbeitet hat:

1. *I:* *Ich würde ganz einfach zu Beginn mit der Frage anfangen, wie lange Sie schon in dem Bereich arbeiten.*
2. *B:* *18 Jahre, am 1. April.*
3. *I:* *18 Jahre Intensiv!*
4. *B:* *18 Jahre Intensiv, ja.*
5. *I:* *Und was war'n das für Intensivstationen?*
6. *B:* *Das war knapp 12 Jahre eine internistische Intensivstation und danach bis heute chirurgisch.*
7. *I:* *Also, zwei verschiedene Stationen?*
8. *B:* *Zwei verschiedene Stationen.*
9. *I:* *Und haben Sie davor noch in irgendwelchen anderen Pflegebereichen gearbeitet?*
10. *B:* *Vorher war ich in der Inneren, aber das war keine Intensivstation, das war 'ne periphere Station.*
11. *I:* *Wie lange?*
12. *B:* *Zwei Jahre.*
13. *I:* *Auch zwei Jahre. Was hat Sie denn damals bewegt, auf die Intensivstation zu gehen? Wie ist das gekommen?*

---

8 Im Vorfeld hatten wir bereits ein Themeninventar angelegt. Ein Themeninventar kann einen schnellen Überblick über die im Interview angesprochenen Themen liefern. Dies ist besonders hilfreich, wenn eine große Zahl von Interviews bearbeitet wird und/oder die Analyse der Interviewtexte durch mehrwöchige Pausen fragmentiert wird. Das Themeninventar besteht nicht nur aus verdichteten Schlagwörtern, sondern auch aus kurzen, paraphrasierenden Sätzen. Wir legten das Inventar in Gestalt eines Codebaumes in MAXQDA an, was uns einen schnellen Zugriff auf die entsprechenden Textstellen ermöglichte.

B antwortet kurz auf die erste Frage. Auch die Reaktion von I ist knapp, was einen spontanen Ausruf vermuten lässt. Das Ausrufungszeichen im Transkript weist darauf hin, dass I auf Bs Antwort mit einer gewissen Emotion reagiert.[9] Allein auf Basis dieser kurzen Transkriptstelle können jedoch keine Schlüsse darüber gezogen werden, ob es sich in Is Reaktion um eine Respektbekundung, um eine Form der Anerkennung oder um Verwunderung handelt. Hierzu müsste man noch einmal in die Tonaufnahme hinein hören.[10]

Werfen wir nun einen kurzen Blick auf die Semantik der Passage. I nutzt in ihrer ersten Reaktion auf Bs Antwort den Terminus »*Intensiv*«. Dem Ausdruck fehlt eine Komponente, nämlich »Station«[11]. Im Pflegebereich gibt es diverse Stationen – diese Komponente wegfallen zu lassen impliziert einen geteilten Relevanzhorizont: Nämlich, dass eine »Station« gemeint ist, und nicht z. B. ein intensiver Einführungskurs in die qualitative Interviewforschung. Die Kürze des Ausdrucks legt nahe, dass es sich um einen Terminus handelt, der von Insidern genutzt wird – auch B nutzt ihn als direkte Reaktion auf Is Ausruf. I fährt in Zeile 5 mit der knappen Abfrage der beruflichen Stationen von B fort. Sie verwendet nun »*Intensivstation*« anstatt »*Intensiv*«; sie kennt also beide Termini und hat eine Wahl, die sie direkt hintereinander jeweils anders trifft. Dies stützt die Vermutung, dass Is Reaktion (I: 18 Jahre Intensiv!, I1: Z3) emotional-spontan ist, und/oder als Baustein des anfänglichen Beziehungsaufbaus zu sehen ist.

Die Fragen, die I (I1: Z1–12) stellt, signalisieren Interesse; ihr Fokus auf biographische Daten weist darauf hin, dass es sich hier um ein »Warm-up« handelt. Dieser Eindruck wird dadurch verstärkt, dass I immer wieder auf die nächste Frage fokussiert. Anstatt beispielsweise direkt nachzufragen, wie ›das so war‹ auf der Intensivstation (bspw. nach Z4), stellt sie in der Anfangspassage stets eine weitere »Fakten«-Frage. Die Interviewerin fordert zu diesem Zeitpunkt außerdem nicht zur Erklärung (der De-Indexikalisierung) von Fachtermini auf (I1: Z10). Dies stützt unsere Vermutung, dass sich I im Zuge der Beziehungsaushandlung als Co-Expertin positioniert. Das Refokussieren auf einen neuen Fragebereich zeigt sich nochmals in Zeile 13, in der ein deutlicher Bruch zwischen dem Warm-up und den »eigentlichen« Interviewfragen deutlich wird. I knüpft auch hier nicht an Bs Antwort bzw. den vorher gestellten Fragerahmen (wo B vorher gearbeitet hatte) an, sondern sie wechselt das Thema: Sie fragt nach der Motivation, auf einer Intensivstation zu arbeiten.

---

9 Die Diskussion des Ausrufungszeichens ist eine Interpretation einer Interpretation des Gesagten (des Transkripts) und daher spekulativ.

10 Diese lag uns zur Analyse nicht vor.

11 Eine andere Interpretation wäre, dass B mit »intensiv« auf die Intensität der Arbeit anspielt. Dies halten wir aber für unwahrscheinlich, da der Kontext durch die erste Frage bereits auf den beruflichen Werdegang und damit auf die Arbeit auf der Intensivstation abzielt.

Die Passage scheint dem Kennenlernen und der Fokussierung auf das Thema zu dienen; dies erfolgt über die Abfrage berufsbiographischer Daten bezüglich des intensivmedizinisch-pflegerischen Bereichs. Die Zurückhaltung bzg. Indexikalisierung sowie Is Gebrauch des Terminus »*Intensiv*« lassen zudem darauf schließen, dass sich die Interviewerin als Co-Expertin (oder zumindest nicht als Laie) positioniert. Es handelt sich beim Gesprächssetting also u. U. um ein »Treffen von Fachexpertinnen« – dies behalten wir bei der Interpretation des weiteren Interviews als vorübergehende kontextuelle Rahmung im Hinterkopf.

Die obigen Absätze stellen bereits eine Kondensierung zweiten Grades dar: Sie sind das Kondensat eines Kondensats (des Analyseprotokolls), das wir während der gemeinsamen Besprechung der Einstiegspassage erstellt haben. Im Rahmen einer Textinterpretation in einer Publikation ist es sinnvoll, die Interpretationen derartig zu raffen.

Der folgende Textausschnitt ist die direkte Überleitung nach der bereits besprochenen Eingangspassage.

> 13 **I:** *Auch zwei Jahre. Was hat Sie denn damals bewegt, auf die Intensivstation zu gehen? Wie ist das gekommen?*
>
> 14 **B:** *Ach das war eigentlich ganz einfach. Ein Freund hat auf der chirurgischen Intensiv gearbeitet und mich gefragt, ob ich nicht Lust dazu habe, weil ich ja auch in der Ausbildung schon auf 'ne Intensivstation wollte und da eigentlich schon Lust dazu hatte, da dann aber nicht hingekommen bin. Und dann hab' ich mich nach zwei Jahren beworben und hab' die Stelle auch gekriegt. Und das Ende vom Lied war, dass ich dann auf 'ner Intensivstation gelandet bin. (lacht) Und das war eigentlich so der Grund. Also, damals wusste ich ja auch noch nicht, auf was ich mich da einlasse. Fand das einfach nur spannender als so 'ne normale periphere Station. Hatte ja schon zwei Jahre auf 'ner peripheren Station gearbeitet und das war... Diese Stationen sind ja meistens sehr gut ausgelastet. Und dann war das eben so, dass da ganz viel alte Menschen lagen mit Diabetes und so. Das heißt also alte Leute, aus dem Pflegeheim oder wo keine Angehörigen da sind, die sich kümmerten oder wo die Angehörigen nicht mehr wußten, wie sie sie zu Hause versorgen sollten und die wurden dann eben ins Krankenhaus gesteckt. Und es waren so viele und es war ein ständiger Wechsel. Ja, und das war mir dann nach zwei Jahren über. Und da kam mir das eigentlich alles ganz recht und dann hab' ich mich beworben und bin da hingegangen, auf diese Intensivstation.*

Wir diskutierten gemeinsam den Textausschnitt, Satz für Satz. Aufbauend auf dieser Diskussion erstellen wir eine Memo (Abb. 1). Nach der Analysesitzung wurde die Memo mehrfach überarbeitet und gegliedert, um unsere Analyse zu strukturieren und zu fokussieren. Dies geschah immer auf Grundlage eines Gegenlesens mit dem Text; so sollte verhindert werden, dass sich unsere analytischen Gedanken langsam vom Text ablösen und verselbständigen. Die Memo haben wir für diese Publikation leicht redigiert – sie beinhaltet dennoch immer noch Elemente konzeptioneller Schriftlichkeit und konzeptioneller Mündlichkeit (Dürscheid 2003), was ihre Entstehungsweise (als Protokoll einer Besprechung) widerspiegelt.

Memo Einstiegsfrage: Motivation für die Arbeit auf der Intensivstation

Stimulus (Z13)

– Abrupter Themenwechsel auf Leitfrage (s. Memo »1–12 Beziehung«)
– In der Frage spiegeln sich Grundannahmen über berufsbiographische Schritte (Berufsbiographie als *Reise/ Bewegungsmetaphern*, als kausale Abfolge)
– <u>Agency</u> der Frage ist passiv (was hat sie bewegt) – aktiv (...zu gehen) – passiv (wie ist das gekommen). Die Frage wird dadurch weicher und impliziert ein mögliches Zusammenspiel von externen und internen Faktoren

Reaktion Bs (Z14)
<u>SEQUENZ 1</u>
B meint, dass »das« einfach war. Sie beschreibt, dass ein Freund sie motivierte, sich zu bewerben.
– Allerdings wird die Einfachheit und Bs Motiviertheit an mehreren Stellen durch den Heckenausdruck »eigentlich« abgeschwächt. Dies könnte auch als Understatement gelesen werden; doch die Coda der Sequenz, die durch den *Phraseologismus* »Ende vom Lied« eingeleitet wird, deutet ebenfalls auf einen etwas komplizierteren Sachverhalt hin. B sagt aber nicht, wie schwierig »es« war oder welche Konflikte potentiell vorhanden waren.
– B hatte bereits eine intrinsische Grundlust, auf der IS zu arbeiten. Ein Freund springt für sie ein. Der Wechsel war für sie nicht kompliziert, weil sie schon immer dort hin wollte (und ein Kollege das wusste)
– Der Satz, in dem sie die Bewerbung an sich beschreibt, zeigt eine klare Kausalität: Sie bewirbt sich und bekommt die Stelle (hier schwingt u. U. ein Normalitäts- oder auch Understatement mit. u. U. auch eine Selbstpositionierung, da die »Unproblematik« der Bewerbung auch die eigene Kompetenz implizieren kann (S. BERUFUNGSTOPOS!) . Anstatt bspw. zu beschreiben, wie der Prozess war, oder aufgrund welcher Kompetenz sie eingestellt wird, ist der Bewerbungsprozess für B nicht erklärungsbedürftig (s. auch wieder am Ende der Passage). Diese nüchterne Kausalität spielt das »auf die Intensiv kommen« u. U. herunter, es klingt, als ob es nichts Besonderes wäre (vgl. hierzu die Reaktion Is in Zeile 3! für I ist die Dauer der Arbeit auf der Intensivstation etwas Besonderes, B ist routiniert. u. U. festigt B hier diese Beziehungsrelation)
– Dennoch zeigt sich, dass die »Lust«, auf der Intensivstation zu arbeiten, nicht ausreiche. Es musste erst ein anderer Faktor hinzukommen (Motivation, Insiderwissen durch Freund?)
– Es scheint in dieser Sequenz gewisser Berufungstopos zu stecken (der in der Coda wieder auftaucht)
– Es ist allerdings nicht klar, was nun »einfach« oder unkompliziert war: Die Motivlage (im Hinblick auf die gestellte Frage) oder das »Landen« des Jobs/im Job?

SEQUENZ 2a

IS als unerreichbares Ziel, dann Praxisschock

In diesem Abschnitt sagt B, dass sie zum Zeitpunkt des »Landens« auf der Intensivstation noch nicht wusste, auf was sie sich einlässt. Obwohl sie noch nie auf einer Intensivstation gearbeitet hatte, fand sie es »einfach nur spannender« (14S2), als auf einer »normalen« peripheren Station zu arbeiten: Die Entscheidung war nicht auf Erfahrung, sondern auf eine Idee, eine Erwartung gestützt. (stützt das das Berufungs-Topos?)

Semantik: Die Beschreibung der peripheren Station als »normal« impliziert, dass die Intensivstation etwas Nicht-Alltägliches repräsentiert (Alltag vs. extrem, »intensiv«, das oben angesprochene Gefühl, dass es »spannender« (14S1) ist)

SEQUENZ 3 – Einschub

Hier elaboriert B ihre Motivation, die Station zu wechseln, indem sie zunächst die Patienten auf der peripheren Station beschreibt, wo sie her kommen (Pflegeheim, Familie), und dass sie »eben ins Krankenhaus gesteckt« werden, wenn die Angehörigen nicht mehr weiter wissen, oder wenn es keine Angehörigen gibt, die sich um sie kümmern. Die wahrgenommene Passivität der Patienten drückt sich in deren *passiver Agency* aus.

Insgesamt wird die Station als eine Durchlaufstation von hoffnungslosen (und teilweise sozial nicht eingebetteten) Fällen beschreiben, die mehr oder weniger abgeschoben werden. (also Welt voller Sterbenden, keine Angehörigen, keine Hoffnung, Resignation?) Sie schließt diese Sequenz damit, dass ihr das »nach zwei Jahren über« (14S3) war. (will B evtl. Genesung, Effekt, eigene Wirksamkeit, im Gegensatz zur resignierten Situation in der peripheren Station?)

SEQUENZ 2b

B meint nun abschließend, dass ihr »das eigentlich alles ganz recht« (14S2b) kam. Auch hier taucht wieder der relativierende *Heckenausruck* auf. Wir vermuten, dass es sich hier um die Motivation durch den befreundeten Berufskollegen dreht, doch auch hier ist B wieder sehr vage. Sie wiederholt außerdem nochmal das kausalistische Motiv der Bewerbung aus der ersten Sequenz (15S1)

ZUSAMMENFASSUNG & MÖGL. MOTIVE

Insgesamt zeigt die Passage, dass B eine gewisse Grundlust auf die Arbeit in der Intensivstation hatte, und sie nach 2 Jahren auf der peripheren Station genug von der Art (Passivität?) der Patienten sowie der Einweisungsgründe hatte. Ein befreundeter Berufskollge motiviert sie zur Bewerbung, die dann offenbar unproblematisch – und kausal-normalistisch – zur Arbeit in der Intensivstation führt.

Abbildung 1: Ausschnitt des Besprechungsprotokolls

Der Blick in unsere »Interpretationswerkstatt« zeigt, dass die analytische Arbeit aus einem Wechselspiel zwischen Ausdehnung und Verdichtung des Datenmaterials besteht – das ist zeit- und platzintensiv. Zur Illustration der Analyse im Forschungsbericht sollten daher prägnante Textbeispiele aufgearbeitet werden, welche die Spitze des analytischen Eisbergs darstellen (zur Verwendung von Beispielen in Forschungsberichten siehe Kruse 2010, 235ff., Kvale/Brinkmann 2009, 279ff., Rubin/Rubin 1995, 271ff.).

Im besten Fall wird das ganze Interview feinanalytisch bearbeitet; dies ist aus Zeitgründen in der Praxis allerdings nicht immer möglich. Wir haben im Rahmen der exemplarischen Einführung der rekonstruktiven Metaphernanalyse für die Pflegewissenschaft ebenfalls nur Teile des Beispielinterviews ausgewertet. Interviewtexte nur punktuell auszuwerten, stellt jedoch eine problematische Abkürzungsstrategie in der qualitativen Sozial- und Pflegeforschung dar. Es ist unserer Meinung nach grundsätzlich besser, eine geringere Zahl an Interviews vollständig auszuwerten, anstatt durch die prägnantesten oder »interessantesten« Stellen eines (zu) großen Datensatzes zu springen.[12] Derartiges Vorgehen mindert nicht nur die Qualität der Analyse, sondern es bedient auch das verbreitete Vorurteil, qualitative Forschung sei episodenhaft und subjektiv. Qualität wird in qualitativer Forschung durch vollständige, reflektierte Auswertung erreicht, nicht durch eine Erhöhung von Fallzahlen. Daher warnen wir auch davor, den Datensatz aufgrund eines vermeintlichen Sparens von Zeit durch die Nutzung von QDA-Software anschwellen zu lassen (zur Diskussion dieser Problematik in der einschlägigen Literatur s. Schmieder 2009, 20f.).

Nach der Analyse der Eingangspassage haben wir uns den im Beispielinterview vorhandenen Metaphern zugewendet.[13] Auf die konkrete Umsetzung der Metaphernanalyse gehen wir nach einer kurzen Darstellung der metapherntheoretischen Grundlagen näher ein.

3. Metapherntheoretische Grundlagen einer rekonstruktiven Metaphernanalyse

Für den Linguisten George Lakoff und den Philosophen Mark Johnson haben Metaphern nicht den Status außergewöhnlicher Stilmittel oder sprachlicher Ornamente; Metaphern sind alltägliche Phänomene, die unser Denken und

---

12 QDA-Software kann derartiges problematisches Forschungsverhalten unterstützen, da das eben angesprochene »Springen« durch die Software enorm erleichtert wird (s. hierzu Morison/Moir 1998, Webb 1999 nach Roberts/Wilson 2002, § 39, Weitzman 2000, 806 sowie zusammenfassend Gibbs 2013, Schmieder 2014).

13 Dies ist im Rahmen des offenen Zugangs im integrativen Basisverfahren problematisch: Denn die diversen auf Sprache fokussierenden Heuristiken sollen auf Grundlage des Textes gewählt werden. Da andererseits nach Lakoff/Johnson Metaphern überall zu finden sind, kann der metaphernanalytische Fokus durchaus grundsätzlich vertreten werden. Wichtig ist jedoch, in der Analysegruppe kritisch zu besprechen, ob die Analyse der Metaphern im spezifischen Fall zu relevanten Ergebnissen führen kann.

Handeln maßgeblich formen (Lakoff/Johnson 2003 a, 11, vgl. auch Kohl 2007, 119, einführend in Metapherntheorie generell: Kohl 2007, ausf. zur Metapherntheorie Lakoff/Johnsons: Kruse/Biesel/Schmieder 2011). Wir sehen beispielsweise Gefühle als Positionierung im Raum (›Er fühlt sich oben auf. Sie war auf einmal niedergeschlagen und tieftraurig‹) oder Theorien als Gebäude (›Ihre Theorie steht auf einem wackligen Fundament; sie sollte an einigen Stellen noch ausgebaut werden‹); wir sehen Zeit als Substanz, die man ausgeben, sparen und verschwenden kann (›Warum hast Du so wenig Zeit?‹) und wir konzipieren Menschen als Behälter (›Ich sehe in ihm den nächsten Nationaltorwart‹).

Lakoff und Johnson nehmen auch Metonymien (wenn beispielsweise das Gefäß für den Inhalt steht: ›eine Flasche trinken‹) und Personifikationen (›die Soziologie ist sich in diesem Punkt nicht sicher‹) in ihre Überlegungen mit auf. Im Endeffekt beschäftigen sie sich also mit allen sprachlichen Phänomenen, in denen Bedeutung übertragen wird. Sie unterscheiden hierbei zwischen verschiedenen Metaphernarten, die jeweils eine unterschiedliche Beziehung zwischen metaphorischem Ziel- und Quellbereich markieren.[14]

- *Strukturmetaphern* sind für Lakoff und Johnson »Fälle, in denen ein Konzept von einem anderen Konzept her metaphorisch strukturiert wird« (2003 a, 22). Beispiel: ›Denglisch ist ein Krebsgeschwür‹. Hier wird das Konzept ›Sprache‹ durch das Konzept ›Krankheit‹ strukturiert.

- In *Orientierungsmetaphern* werden Konzepte durch räumliche Dimensionen strukturiert: ›Die Preise steigen‹ (mehr ist oben); ›Ich fühle mich niedergeschlagen‹ (traurig ist unten); ›Sie will hoch hinaus‹ (Macht/Erfolg ist oben); ›Sie hält diese Werte hoch‹ (Gut ist oben). In den Orientierungsmetaphern zeigt sich, dass »ein ganzes System von Konzepten in ihrer wechselseitigen Bezogenheit organisiert« (Lakoff/Johnson 2003 a, 26) wird: Mehr ist oben; Siegen ist oben; Macht ist oben; Glück ist oben. Infolgedessen kann ›Siegen‹ als ›Mehr‹ oder ›Macht‹ als ›Glück‹ konzipiert werden.

- *Ontologische Metaphern* konzipieren etwas Nicht-Physisches durch etwas Physisches. Nehmen wir als Beispiel die bereits angesprochene Gebäudemetapher: ›Diese Theorie steht auf einem wackligen Fundament. Sie muss ausgebaut werden, um weiterhin tragfähig zu bleiben.‹ Hier sprechen wir von einer Theorie, als ob sie ein Gebäude, ein materielles Ding wäre. Im Fall der onto-

---

14 Im Nachwort der aktualisierten englischen Fassung weisen Lakoff/Johnson (2003 a, 264) darauf hin, dass dies eine künstliche Trennung darstellt, da alle Metaphern sowohl strukturell als auch ontologisch sind und viele davon zugleich Orientierungsmetaphern sind. Schmitt (2004, 18) fügt hinzu, dass Lakoffs und Johnsons später modifizierte Klassifizierung in »metaphorische Konzepte und präverbale Schemata« (Schmitt 2004, 18) überzeugender sei und auch die Umsetzung in eine qualitative Methodik erleichtere. Wir halten die Vorstellung der verschiedenen Metaphernarten im Rahmen dieser praktischen Einführung für sinnvoll, da sie verschiedene Aspekte metaphorischer Strukturierung hervorhebt.

logischen Metapher wird besonders deutlich, wie uns Metaphern erlauben, abstrakte Zusammenhänge in weniger abstrakte Zusammenhänge zu fassen – sie helfen uns, zu verstehen. Ein Sonderfall der ontologischen Metapher ist die Gefäßmetapher, die es uns erlaubt, Zustände als Behälter zu sehen: ›Sie ist in tiefer Trauer‹ (hier kombiniert mit einer Orientierungsmetapher).

Zentral für Lakoff/Johnsons Metaphernkonzeption ist die Idee, dass einzelne Metaphern nicht isoliert nebeneinander stehen, sondern konzeptionell verbunden sind (vgl. Lakoff/Johnson 2003 a, 26; 53). Zur Illustration werfen wir einen Blick auf drei Metaphern: 1. *Die Sprache erblüht in neuer Stärke* (Sprache ist eine Pflanze), 2. *Fremdworte vergewaltigen unsere Sprache* (Sprache ist ein Lebewesen mit eigenem Willen), 3. *Das kann man in dieser Sprache nicht sagen* (Sprache ist ein Behälter).[15]

Die ersten beiden Metaphern haben sich überlappende Ableitungen, da in beiden Fällen Sprache als Lebewesen konzipiert wird. In der dritten Metapher wird Sprache als Behälter gesehen; dies überlappt sich wiederum mit unserer metaphorischen Konzeptionalisierung von Lebewesen, denn auch Lebewesen sehen wir als Behälter (›was geht *in* ihm vor?‹).

Die bislang aufgeführten Beispiele verdeutlichen die zweifache Funktion, die Metaphern erfüllen. Einerseits schaffen sie Verständnis. Wir können einen komplexen oder unbekannten Sachverhalt (wie bspw. das Phänomen *Sprache* oder das Phänomen *Theorie*) im Lichte eines bekannten oder weniger komplexen Sachverhalts oder einer weniger komplexen Sache (wie bspw. einem Lebewesen oder Gebäude) sehen. So können wir beispielsweise sagen, dass eine Sprache ähnlich wie ein Lebewesen ›vom Aussterben bedroht‹ ist oder ›wiederbelebt‹ werden kann. Zugleich – und das ist die zweite Funktion der Metapher – setzt sie einen bestimmten Fokus: Wenn wir einen Gegenstand im Lichte eines anderen Gegenstandes sehen, werden einige Eigenschaften hervorgehoben, andere bleiben verborgen. Unsere Sprache-Lebewesen-Metapher reflektiert, dass Sprache ähnlich wie ein Lebewesen unabhängig von uns zu existieren scheint. Die Metapher verdeckt jedoch, dass Sprache im Gegensatz zu anderen Lebewesen auf unserem Planeten menschengemacht ist und lediglich in ihrem Vollzug existiert.

Weil Metaphern nur bestimmte Aspekte des Zielgegenstands einfangen, gibt es meist eine Vielzahl an Metaphern, die einen bestimmten Gegenstand strukturieren: Beispielsweise sehen wir Sprache als Lebewesen (s. o.), als wertvolle Substanz (»Wortschatz«) oder als Behälter (»etwas in eine andere Sprache übersetzen«). Eine Metapher ist also immer eine Gleichung plus einer Ungleichung (Buchholz 1996, 41, Buchholz/von Kleist 1995, 94, vgl. Lakoff/Johnson 2003 a, 101).

---

15 Beispiele aufbauend auf Kruse/Biesel/Schmieder (2011, 68).

Durch das Setzen eines Fokus implizieren Metaphern bestimmte Schlussfolgerungen, die aus dem bildgebenden Bereich stammen: »Sie eröffnen bestimmte Handlungsdimensionen, indem sie bekannte Erfahrungen, Wissensbestände und Einstellungen des bildspendenden Bereichs ... übertragen«
(Kruse/Biesel/Schmieder 2011, 68). Lakoff und Johnson betonen deshalb nicht
von ungefähr, dass wir in Metaphern leben: Unsere Wahrnehmung wird durch
Metaphern gewissermaßen kanalisiert, da wir *eine* Sache in Begriffen einer
anderen Sache sehen. Auf Basis unserer Wahrnehmung treffen wir daher
Handlungsentscheidungen, die wiederum metaphorisch motiviert sind: »Unsere Konzepte strukturieren das, was wir wahrnehmen, wie wir uns in der Welt
bewegen und wie wir uns auf andere Menschen beziehen. Folglich spielt unser
Konzeptsystem bei der Definition unserer Alltagsrealitäten eine zentrale Rolle.
Wenn, wie wir annehmen, unser Konzeptsystem zum größten Teil metaphorisch
angelegt ist, dann ist unsere Art zu denken, unser Erleben und unser Alltagshandeln weitgehend eine Sache der Metapher« (Lakoff/Johnson 2003 a, 11).

Der Kernpunkt für die sozialwissenschaftliche Metaphernanalyse ist nun,
dass jeder Metapher eine Reihe von Schlussfolgerungen innewohnt: »Indem
man eine Metapher annimmt, akzeptiert man das mit ihr verbundene Bündel
von Schlussregeln« (Pielenz 1993, 108 nach Spitzmüller 2005, 196). Eine Metapher impliziert immer eine Reihe von Handlungshorizonten und Werten. Für die
Pflege hat diese Annahme eine besondere Brisanz. Wer beispielsweise als Pfle-
gefachkraft denkt, dass sein/ihr Patient den *Zenit überschritten* hat und alle
Kämpfe gefochten sind, wird auf dieser metaphorischen Grundlage auch in
Beziehung zu diesem Patienten treten. Und mit jeder Entscheidung, die Pflegefachkräfte auf dieser – zwangsläufig metaphorischen – Grundlage fällen,
nehmen sie Einfluss auf den Pflegezustand ihrer Patienten.

Die Bündel an Schlussregeln bezeichnen Lakoff und Johnson als *Gestalten*, die
sich aus (1) Teilnehmer/innen, (2) Teilen, (3) Phasen, (4) einer linearen Abfolge,
(5) Kausalität und (6) Absichten zusammensetzen (Lakoff/Johnson 2003 a, 93 ff.,
1980 a, 202, 1980 b, 81). Das Ziel der Metaphernanalyse ist es, diese oftmals
impliziten Strukturelemente und die mit ihnen verbundenen Schlussregeln
herauszuarbeiten. Verschiedene Gruppen von Menschen verwenden verschiedene Metaphern und verfügen aufgrund verschiedener Schlussregeln über
verschiedene Perspektiven der Sicht auf »Welt«. Das gilt für verschiedene Sub-
kulturen, Berufsgruppen, Sprachgemeinschaften und Kulturen.[16] Man kann
Metaphern als eine Art kulturellen Herzschlag sehen, und gerade das macht sie
attraktiv für pflegewissenschaftliche Analysen.

---

16 Der Linguist Harald Weinrich bezeichnet in seiner Lakoff und Johnson sehr ähnlichen
   Metapherntheorie (Jäkel 1997, 132) das Abendland als eine »Bildfeldgemeinschaft« (Weinrich 1976, 287).

Damit kehren wir zum erkenntnistheoretischen Ausgangspunkt unseres Beitrages zurück: Je stärker eine Metapher in einer Kultur – oder einer Gruppe oder einem Individuum – verankert ist; je stärker sie also auf die Konstruktion einer als konsistent wahrgenommenen »Welt« wirkt, desto weniger wird die Metapher als solche erkannt. Grundlage von Lakoff und Johnsons Ansatz ist, dass wir Metaphern meist nicht als Metaphern wahrnehmen, da sie großteils hochgradig konventionalisiert sind (Lakoff/Johnson 2003 a, 11, 19, Buchholz 2003). Wir nehmen Metaphern tagtäglich als »eigentliche«, als »wörtliche« Bedeutungen wahr. Dieser Unterstellung eines »eigentlichen« Sinns oder »Inhalts« liegt die Annahme zugrunde, dass »wir ja wissen, um was es geht«, wenn wir eine Textpassage lesen. Um andere Menschen und ihre Welt zu verstehen, müssen jedoch alltägliche Wissensstrategien (und die Annahmen, die sie konstituieren) bewusst gemacht und zurückgestellt werden (vgl. Lakoff/Johnson 2003 a, 19 f.). Dies ist jene voraussetzende Annahme sowohl der Metaphernanalyse als auch des integrativen Basisverfahrens als Ganzem. Wie kann man eine Metaphernanalyse nun praktisch durchführen?

4. Rekonstruktive Metaphernanalyse im Rahmen des integrativen Basisverfahrens

Im Rahmen eines offenen analytischen Zugangs wird die Metaphernanalyse meist auf *Teile* von Texten (z. B. Interviews) angewandt; ähnliche Überlegungen lassen sich auch bei der Anwendung der Dokumentarischen Methode finden, bei der Textteile mit besonderer metaphorischer Dichte fokussiert betrachtet werden (einführend Bohnsack 2010[17]). Die zu analysierenden Textstellen sollten jedoch relevant genug für die Beantwortung der zentralen Forschungsfragen sein oder Teilaspekte berücksichtigen, denen es auf den Grund zu gehen lohnt (bspw.: Wie konzipieren Pflegende die Beziehung mit Patientinnen und Patienten?).[18] Falls die Arbeit mit den Daten darauf hinweist, dass weitere Textteile metaphernanalytisch bearbeitet werden sollten, kann die zu analysierende Datenmenge vergrößert werden. Allerdings sollte beachtet werden, dass die Metaphernanalyse kein Schnellverfahren ist. Im Rahmen einer sorgfältigen Analyse muss unter Umständen eine große Zahl an Metaphern bearbeitet werden. Vor der eigentlichen Analyse sollte dokumentiert werden, welche sprachlichen Phänomene Gegenstand der Metaphernanalyse sein sollen. (Schmitt 2003, 13 f.)

---

17 Es ist in diesem Zusammenhang wichtig zu beachten, dass sich Bohnsack auf einen anderen als den hier vorgestellten Metaphernbegriff stützt.

18 Die vorab identifizierten Textstellen müssen vollständig metaphernanalytisch ausgewertet werden, um analytischer Beliebigkeit vorzubeugen (s. hierzu Kruse/Biesel/Schmieder 2012).

Es sollte bspw. geklärt werden, ob Metonymien, Redensarten oder Vergleiche mit in die Analyse aufgenommen werden sollen.[19]

Die Analyse der Metaphern vollziehen wir aufbauend auf Rudolf Schmitts (2003, 1997, 2009, 2011)[20] Verfahrensvorschlägen in vier Schritten[21]:

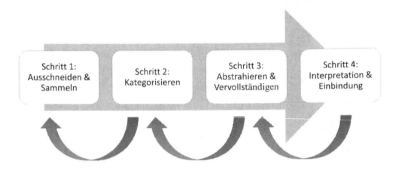

Abbildung 2: Die vier Schritte der rekonstruktiven Analyse von Metaphern. Auszug aus Kruse/ Biesel/Schmieder (2011, 94).

Die Reihenfolge dieser Schritte sollte eingehalten werden, um nicht vorschnell auf der Basis des eigenen Alltagsverständnisses zu interpretieren und Schlussfolgerungen zu ziehen. Durch das Einhalten der Schritte wird der Interpretationsprozess methodisch kontrolliert abgebremst. Zusätzlich können nach jedem Schritt die vorherigen Schritte wiederholt werden (dadurch entsteht ein zirkulärer oder iterativer Analysezyklus; s. hierzu Schirmer 2009, 87 f., Hennik/ Hutter/Bailey 2011, 201 ff.).

Zunächst zu unserer Metapherndefinition, die wir bei der Analyse der im Beispielinterview vorhandenen Metaphern verwendet haben: Wir nehmen, Lakoff und Johnson folgend, alle Redewendungen auf, die mehr als ihre wörtliche Bedeutung tragen (vgl. auch Schmitt 2003, § 14 Schmitt 2009, 102).

---

19 In diesem Zusammenhang ist es u. U. sinnvoll, von einer Metaphern- und Vergleichsanalyse zu sprechen (hierzu Schmieder 2013).

20 Schmitt schlägt vor, noch vor der Sammlung von Metaphern ein Metapherninventar (basierend auf verfügbarer Literatur und auf dem eigenen Metaphernhorizont) anzulegen. Dies ist einerseits hilfreich für die Selbstreflexion (»Welche Metaphern kenne ich bereits vor der Analyse?«), andererseits kann es dazu führen, dass bestimmte Metaphern verstärkt gesucht werden.

21 Schmitts Verfahrensvorschläge (und einige andere metaphernanalytische Verfahren) beinhalten zusätzliche Schritte, die sich u. a. auf die Bedeutung der Forschungsfrage, der Datengenerierung und der Triangulation beziehen. Die rekonstruktive Metaphernanalyse ist, so wie wir sie hier vorstellen, jedoch keine alleinstehende Methode, sondern eben eine vom integrativen Basisverfahren gerahmte Heuristik. Die genannten methodischen Aspekte werden bereits im integrativen Basisverfahren aufgegriffen und müssen daher bei der Analyse von Metaphern (Aufmerksamkeitsebene der Wortsemantik) nicht mehr geklärt, allenfalls innerhalb des Forschungsprozesses immer wieder reflektiert werden.

Metonymien und Phraseologismen nehmen wir also mit in die Analyse auf. Zusätzlich sammeln wir auch Vergleiche, da sie wie Metaphern eine Verbindung zwischen zwei Bereichen herstellen (Vergleich: »Deine Augen sind wie Klingen«; Metapher: »Deine Augen sind Klingen«). Wir ziehen die Grenze bei hochgradig konventionalisierten Ausdrücken (Lakoff/Johnson 2003 a, 68 f.) und Ausdrücken, deren Metaphorizität lediglich durch etymologische (begriffsgeschichtliche) Analyse aufzudecken wäre.[22] Ausdrücke wie bspw. »beschreiben« oder »produktiv« würden wir also nicht in unsere Metaphernsammlung aufnehmen.[23]

Zunächst schneiden wir die Metaphern aus dem zu analysierenden Text aus. Durch das Ausschneiden wird der Text verfremdet; so können in einem zweiten Suchdurchlauf Metaphern gefunden werden, die sonst überlesen würden. Es ist sinnvoll, Satzfragmente auszuschneiden, da dadurch sowohl der bildspendende als auch der bildempfangende Bereich »eingefangen« werden. Es bietet sich außerdem an, im Analyseteam getrennt voneinander Metaphern zu sammeln: Je nach Erfahrungshintergrund übersieht man Metaphern leicht bzw. fokussiert so sehr auf Metaphern, dass man sie überinterpretiert (Low 1999, 49, 53 f.). Das Ausschneiden kann in einem Textverarbeitungs-Dokument durchgeführt werden oder mit einem ausgedruckten Text und der Schere. Da wir in MAQXDA arbeiteten, nutzten wir die Codier-Funktion. Wir codierten die jeweiligen Metaphern mit einem Code »Metaphernsammlung« und stellten daraufhin die Textfarbe der codierten Stelle auf »weiß« um (Schmieder 2011, vgl. auch Marsch 2007). Eine Reihe von Analysefragen kann bei diesem ersten Schritt helfen:

---

22 Zur Definition von Metaphern siehe ausführlicher Jäkel (1997, 44 ff.) und Niedermair (2001, 158). Zu dieser und weiteren Problematiken ausführlicher Kruse/Biesel/Schmieder (2011, 83 ff.) sowie Schmieder (2013).

23 Im Endeffekt greifen wir also auf unser eigenes Konzeptsystem zurück – wir analysieren gezwungenermaßen das als Metaphern, was wir als Metaphern definieren. Dieses Problem ist prinzipiell nicht umgehbar, doch die Subjektivität kann durch die gemeinsame kritische Analyse (im Idealfall in einer Gruppe) abgefedert und in Intersubjektivität transformiert werden. Zudem wird die Qualität der Analyse nicht durch das Streben nach »Objektivität« bestimmt, sondern durch die Offenlegung der ihr zugrundeliegenden Subjektivität(en) – erst dadurch werden die Ergebnisse wissenschaftlich kritisierbar.

- Was sind die Gegenstände von bildspendendem und bildempfangendem Bereich?
- Inwiefern wird der bildempfangende Bereich im Licht des bildspendenden Bereichs gesehen?
- Welcher Art ist die Beziehung zwischen den Bereichen? (konkret – abstrakt; physisch – nicht physisch; Personifizierung; Teil – Ganzes?)
- Rechtfertigt die Beziehung das Ausschneiden der Stelle für die weitere Analyse?
- Kollidiert die Stelle mit der vorab festgelegten Metapherndefinition?

Abbildung 3: Analysefragen für das Ausschneiden von Metaphern. Aus: Kruse/Biesel/Schmieder (2011, 97).

Zu beachten ist, dass diese Fragen im ersten Schritt zum Zweck der Identifikation, nicht zur Interpretation genutzt werden. Interpretative Einfälle sollten notiert, doch noch nicht gezielt verfolgt werden, um das weitere Suchen nicht zu sehr in eine bestimmte Bahn zu lenken: »Die Zweiteilung in eine strikt sammelnde und eine rekonstruierende Phase unterläuft die Bereitschaft zu schnellen Interpretationen und verhindert das Stehenbleiben bei ersten schlüssigen Sprachbildern« (Schmitt 2003, § 23). Die folgenden Paragraphen zeigen, wie ein Teil des von uns zur Metaphernanalyse ausgesuchten[24] Textes nach dreimaligem Lesedurchgang transformiert wurde. Im ersten Paragraphen befindet sich der Ausgangstext, danach folgt der fragmentierte, »zerschnittene« Text und zuletzt listen wir die aus dem Ausgangstext isolierten Metaphern auf.

Der Interviewtext....

I: Muss man diese besondere Fähigkeiten mitbringen oder erlernen?
B: Die lernt man. Also, ich hab' sie erlernt. Und ich denke auch, dass viele meiner Kollegen, also sowohl auf der einen als auch auf der anderen Station – ich hab' mich auch viel mit Einarbeitung beschäftigt – dass die Leute das erlernen. Und dass das auch 'ne Sache ist, die man nicht in eine paar Monaten erreicht, sondern denn auch im Laufe der Jahre erreicht, wenn man sich dann irgendwann, irgendwann steht man ja an diesem Scheidepunkt. Sie werden auf die Station gesteckt. Sie sagen ja, Intensivstation finde ich toll, guck' ich mir mal an, probier' ich. Und dann kommt man da hin und dann sieht man ja erst mal, was kommt denn da jetzt auf mich zu, was wird denn da von mir erwartet, was muss ich denn da überhaupt bringen. Und das ist dann der Scheidepunkt, wo ich mich entscheiden muss. OK, entweder ich mach' es, ich fühl' mich durch diese Arbeit angesprochen und ich möchte sie machen. Oder es ist nichts für mich und ich entscheide mich anders. Und in dem Moment, wo ich mich da entschieden habe, da ist ja im Prinzip der

---

24 Die Passage wurde im Kontext dieser knappen Vorstellung der Methode ausgesucht, da sie a) als potentiell fruchtbar und relevant für die (Illustration der) Metaphernanalyse identifiziert wurde, und weil in ihr b) inhaltlich auf den in der Eingangspassage besprochenen Umstand des »Ankommens« auf der Intensivstation, bzw. der Berufswahl näher eingegangen wird. Zur kritischen Diskussion bzgl. passagen-/ausschnittsbezogener Analyse von Metaphern siehe Kruse/Biesel/Schmieder (2012).

Weg frei, diesen, das alles zu machen und mir anzueignen. Und ich denke schon, dass das ganz bestimmte Leute sind. Ich hab' immer mal darüber nachgedacht, was das für Charaktere sind, auf 'ner Intensivstation, weil ich das total interessant finde. Und wenn ich mir meine Kollegen so anschaue, dann ist das ja auch häufig so, dass die Leute doch ähnlich sind. Und das erzeugt ja natürlich auch ein bisschen Spannung. Und wenn diese Spannung progressiv und konstruktiv ist, dann ist das ja das Beste, was einer Intensivstation passieren kann.

...der fragmentierte Text...

I: Muss man diese besondere   oder erlernen?

B: Die lernt man. Also, ich hab' sie erlernt. Und ich denke auch, dass viele meiner Kollegen, also sowohl auf der einen als auch auf der anderen Station – ich hab' mich auch viel mit   beschäftigt – dass die Leute das erlernen. Und dass das auch 'ne Sache ist, die   , wenn man sich dann irgendwann,   . Sie werden   . Sie sagen ja, Intensivstation finde ich toll,   , probier' ich. Und dann   , was wird denn da von mir erwartet,   . Und das ist dann   , wo ich mich entscheiden muss. OK, entweder ich mach' es, ich fühl' mich   und ich möchte sie machen. Oder es ist nichts für mich und ich entscheide mich anders. Und in dem Moment, wo ich mich da entschieden habe,   , diesen, das alles zu machen und mir   . Und ich denke schon, dass das ganz bestimmte Leute sind. Ich hab' immer mal darüber nachgedacht, was das für Charaktere sind, auf 'ner Intensivstation, weil ich das total interessant finde. Und wenn ich mir meine Kollegen so anschaue, dann ist das ja auch häufig so, dass die Leute doch ähnlich sind. Und das erzeugt ja natürlich auch   . Und wenn diese   progressiv und konstruktiv ist, dann ist das ja das Beste, was einer Intensivstation passieren kann.

...die ausgeschnittenen Metaphern

Fähigkeiten mitbringen
Einarbeitung
man nicht in eine paar Monaten erreicht
sondern denn auch im Laufe der Jahre erreicht
irgendwann steht man ja an diesem Scheidepunkt
auf die Station gesteckt
guck' ich mir mal an
kommt man da hin und
dann sieht man ja erst mal
was kommt denn da jetzt auf mich zu
was muss ich denn da überhaupt bringen
Und das ist dann der Scheidepunkt
durch diese Arbeit angesprochen
da ist ja im Prinzip der Weg frei
anzueignen

ein bisschen Spannung

Spannung

Abbildung 4: Das Ausschneiden der Metaphern im ersten Analyseschritt

Jetzt werden die Metaphern sortiert und kategorisiert. Wichtig ist hierbei, dass jede der Metaphern einer Kategorie zugeordnet wird (Schmitt 1997, § 5.2). So wird man gezwungen, nach Kategorien zu suchen, die nicht die eigenen sind bzw., die nicht offensichtlich sind. Die Kategorien können nach dem Schema »X ist Y« erstellt werden.[25] Sie sollten erst in diesem zweiten Schritt erstellt werden, da man ansonsten Gefahr läuft, lediglich diejenigen Metaphern zu suchen, für die man bereits eine Kategorie hat (vgl. Schmitt 1997, § 5.2). Folgende Fragen helfen bei der Kategorisierung der Metaphernsammlung:

- Auf was nimmt die Metapher Bezug?
- Was wird wie quantifiziert?
- Welche Aspekte des Zielbereichs werden konturiert?
- Welche Ursachen werden identifiziert?

Abbildung 5: Analysefragen für die Kategorisierung von Metaphern. Aus: Kruse/Biesel/ Schmieder (2011, 99).

Die beiden letzten Fragen berühren bereits eine Ebene der Interpretation, die im dritten Schritt betreten werden soll. Mit Hilfe der obigen Fragen soll zunächst jedoch die Kategorisierung vorangetrieben werden. Auch hier gilt: Erste Interpretationen sollten in diesem Schritt festgehalten – aber nicht weiterverfolgt – werden. Durch dieses »Abbremsen« oder »Drosseln« des Interpretationsprozesses wird die Selbstreflexion erhöht (Wie analysiere ich? Von welchem Standpunkt aus interpretiere ich?), und es wird verhindert, dass man sich zu sehr auf einige wenige »Lieblingsmetaphern« konzentriert.

Im dritten Schritt werden die Kategorien abstrahiert und vervollständigt (vgl. Schmitt 2003, § 50). Der bildspendende Bereich wird »zu Ende gedacht«; so soll herausgearbeitet werden, welche Annahmen, »Wahrheiten«, Wissensbestände und Konnotationen die Metaphern transportieren. Es ist hierbei hilfreich, »konkret nach *Teilen, Akteuren bzw. Akteurinnen, Absichten,* dem *Ablauf* und der *Kausalität* der metaphorischen Konzepte zu fragen« (Kruse/Biesel/ Schmieder 2011, 99, Herv. i. Orig.). Die metaphorischen Konzepte oder Gestalten werden »ausbuchstabiert« und können aufbauend darauf in Schritt 4 interpretiert und diskutiert werden. Es geht also darum, die Metaphern »zu Ende zu

---

25 Gibbs (1999, 31) weist zurecht darauf hin, dass Metaphern mehr sind als nur Aussagen wie »A ist B«; allerdings ist eine derartige Vereinfachung ein guter Ausgangspunkt für die weitere – komplexere – Analyse.

denken« – herauszuarbeiten, welche Handlungskonstellationen, Implikationen und Schlussregeln sie transportieren.

Die erste Spalte der folgenden Tabelle zeigt, wie wir die extrahierten Metaphern kategorisiert haben (Schritt 2).[26] In der zweiten Tabellenspalte haben wir die in Schritt 3 herausgearbeiteten Ableitungen und Schlussregeln festgehalten. Die Offenlegung dieses Analyseschritts erlaubt es den Lesenden, ein Urteil über deren Angemessenheit zu fällen:

Kategorie & Metapher	Ableitungen und Schlussregeln
Pflegearbeit ist ein beruflicher Raum	
Einarbeitung	Arbeit wird als ein Raum/Behälter gesehen, in den man wiederum durch Arbeit eintritt. Man arbeitet sich als Pflegefachkraft demnach in einen Raum hinein, in einen Raum der Arbeit. Entsprechend der Metapher ist man durch Einarbeitung umgeben von Arbeit bzw. von Arbeitenden.
Pflegearbeit ist eine Person	
durch diese Arbeit angesprochen	Menschen sprechen miteinander; hier wird Pflegarbeit als eine Person, die spricht, konzipiert. Die Pflegarbeit ist in der Metapher eine Sprecherin, die aktiv die Pflegefachkraft anspricht.
Pflegende sind (Klinik-)Objekte	
auf die Station gesteckt	Wir sehen ›aufstecken‹ als eine Handlung, bei der ein Objekt auf ein anderes Objekt gesteckt wird. Ausgehend davon sehen wir den Ausdruck als metaphorisch: Personen werden wie frei bewegliche Objekte mit anderen, passungsgleichen Objekten verbunden, aufeinander gesteckt. Die Station wird also ebenfalls implizit als Objekt konzipiert, auf das man etwas aufstecken kann. Das Aufstecken impliziert entweder eine passgenaue Verzahnung zwischen den Elementen (wie bei einem Lego-Baustein) oder ein partielles Eindringen des aufgesteckten Gegenstandes (wie beim Aufstecken einer Stecknadel auf ein Nadelkissen). Beide Lesarten der Metapher enthalten ein partielles Ineinandergreifen (aber kein Verschmelzen) von Pflegenden und Station.
Pflegekompetenzen sind Dinge	
Fähigkeiten mitbringen	Man kann Gegenstände mit sich bringen und Besitz über sie erlangen; dies wird hier auf die Kompetenzen im Pflegeberuf im Kontext einer Intensivstation übertragen.
was muss ich denn da überhaupt bringen	
Anzueignen	Indem Kompetenzen dinghaft gedacht werden, kann man sie als von der Person isolierte Gegenstände betrachten, die man in sein Eigentum übergehen lassen kann.

---

26 Unser Ziel ist es, die methodischen Schritte zu veranschaulichen; die folgenden Kategorien sind keine abgesicherten Forschungsergebnisse, sondern das Ergebnis einer exemplarischen und punktuellen Analyse des Beispieltextes.

(Fortsetzung)

Orientierung auf der Intensivstation ist Sehen	
guck' ich mir mal an dann sieht man ja erst mal was kommt denn da jetzt auf mich zu	Wir unterstellen hier basierend auf dem Gesprächskontext, dass die Pflegenden, über die B in der Textstelle spricht, nicht nur auf der Station zusahen, sondern dort wirklich arbeiteten. Es geht in der Metapher insofern um eine Beschreibung des Einarbeitungsprozesses, der dazu führt, dass sich Pflegende dazu entscheiden, auf der Intensivstation zu bleiben, dort zu arbeiten, den Raum zu betreten (Pflegearbeit ist ein beruflicher Raum). Daher sehen wir diese Metapher nicht als Metapher für Arbeit, sondern für Orientierung an. Der Ausschnitt, »was kommt denn da jetzt auf mich zu«, könnte ebenfalls als Sehen-Metapher gesehen werden: denn Sehen gehört gemeinsam mit dem Hören und dem Riechen zu jenen Sinnen, durch die man ein Herannahen wahrnehmen kann. Mit Metaphern dieser Kategorie wird der komplexe Vorgang der Orientierung auf der Intensivstation und im Berufsleben vereinfacht, indem er im Lichte des Sehsinns konzeptualisiert wird. Es könnte sich hier auch um eine Metonymie handeln, wenn man davon ausginge, dass Sehen ein Teil des komplexen Prozesses der ›Orientierung‹ ist.
Pflege auf der Intensivstation ist Ankommen	
kommt man da hin	Es handelt sich um eine ›uneigentliche‹ Beschreibung, da wir davon ausgehen, dass B nicht lediglich in der Station ankam, ohne etwas zu tun. Es ist die Pflegearbeit auf der Intensivstation, die hier als »Ankommen« konzipiert wird. Die Arbeit auf der Intensiv-›Station‹ ist in dieser Metapher ein (Ziel-)Ort.
Lernen in der Pflege als Ziel	
(erlernen, dass) man nicht in eine [sic] paar Monaten erreicht sondern denn auch im Laufe der Jahre erreicht	Die Verbesserung eigener Fähigkeiten wird hier als ein Zielpunkt konzeptualisiert, dem man sich in einer bestimmten Zeit annähern kann.
Pflege auf der Intensivstation als Weg	
da ist ja im Prinzip der Weg frei	Pflege auf der Intensivstation wird als Reise oder Weg beschrieben. Den ›freien‹ Weg sehen wir als eine Metapher für die Problemlosigkeit und evtl. auch die Selbstbestimmtheit, die erlangt wird, wenn man sein Ziel, das Lernen in der Pflege, erreicht hat.

(Fortsetzung)

Pflege auf der Intensivstation führt zu einem Entscheidungspunkt	
irgendwann steht man ja an diesem Scheidepunkt	Entsprechend der obigen Wegemetapher führt die Arbeit auf der Intensivstation zu einem ›Punkt‹, an den man ankommen kann, und an dem man verharrt (steht).
der Scheidepunkt	
Anforderungen bei Pflege auf Intensivstation sind ein sich annäherndes Objekt	
was kommt denn da jetzt auf mich zu	In dieser Metapher bewegt sich ein fremdes Objekt auf die Pflegenden in Bs Erzählung zu. Es ist nicht sicher, ob sich B dabei selbst bewegt oder still steht; wir schlagen vor, dass es sich bei der Metapher um eine invertierte Version der Metapher ›Pflege auf der Intensivstation als Weg‹ handelt: Wenn man sich auf etwas zubewegt, kann dies auch als ein auf-mich-Zukommen-der-Dinge wahrgenommen werden (s. a. »Orientierung auf der Intensivstation ist Sehen«).
Pflege auf der Intensivstation als Anspannung	
ein bisschen Spannung	Wir lesen Spannung hier als a) eine Metapher, die ihren Quellbereich in der Spannung von Oberflächen oder b) in elektrischer Spannung hat (was wir wiederum als eine Metapher abgeleitet aus a) sehen). Spannung in a) impliziert eine bestimmte Kraft, die auf eine Oberfläche einwirkt. Spannung b) impliziert eine (elektrische) Ladung.
Spannung	

Abbildung 6: Kategorisierte Metaphern und Arbeitsergebnisse aus Schritt 3.

Im vierten Analyseschritt interpretieren wir die bis dahin herausgearbeitete Metaphorik und binden sie in den breiteren Kontext der Analyse des Interviews ein. Hilfreich sind dabei folgende Fragen:

- Was blendet die Metaphorik aus? (vgl. Schmitt 2003, § 41)
- Welche Konnotationen, Andeutungen und konzeptionellen Voraussetzungen birgt die Metaphorik?
- Können diese Konnotationen, Andeutungen und Voraussetzungen systematisiert werden?
- Wo kollidieren die metaphorischen Konzepte?
- Wo sind sie kohärent?
- Welche Zwänge und Freiräume gehen von der Metaphorik aus?
- Welche Selbstverständlichkeiten gehen von der Metaphorik aus bzw. an welche Selbstverständlichkeiten dockt die Metaphorik an?
- Welche Normalitäten vermittelt die Metaphorik? Welche Ängste und Freiräume vermittelt sie?

Abbildung 7: Analysefragen für die Interpretation. Aus: Kruse/Biesel/Schmieder (2011, 101).

Unser Textbeispiel zeigt ein Nebeneinander verschiedener metaphorischer Konzepte bezüglich der Pflegearbeit: Sie wird einerseits als Raum gesehen, andererseits als Person; die Pflegenden werden metaphorisch als Objekte konzipiert. Das Nebeneinander dieser Konzepte reflektiert die Komplexität der beruflichen Erfahrungen der Sprecherin; verschiedene Metaphern werden genutzt, um scheinbar paradoxe Berufserfahrungen zu kommunizieren. Die Raummetapher impliziert eine starke Immersion in die Pflegearbeit auf einer Intensivstation. Wenn man ›eingearbeitet‹ ist, ist man umgeben von Arbeit. In der Metapher ›Pflegende sind (Klinik-) Objekte‹ wird hingegen eine geringere Immersion transportiert. Beim ›auf die Station gesteckt werden‹ werden die Intensivstation und die Pflegende als zwei Objekte gesehen, die partiell ineinandergefügt werden. Die Klinik wird im Sinne eines modularisierten Baukastensystems mit den dazu passenden ›Bauklötzen‹ (Pflegende) konzipiert. Wenn wir nun die Handlungsmachtkonstellation in den beiden Metaphern betrachten, zeigt sich, dass die Agency im ersten Fall (›einarbeiten‹) bei den Pflegenden liegt, und im zweiten Fall (›gesteckt werden‹) die Pflegenden der Handlung einer nicht benannten Macht ausgeliefert sind. Die Interviewte deutet hier u. U. an, dass Pflegende mitunter unfreiwillig auf der Intensivstation arbeiten. Die Metapher impliziert, dass eine geringe Immersion die Folge ist.

Eine anfänglich geringe Immersion neuer Pflegender wird in der Textstelle auch durch die Kategorie ›Orientierung auf der Intensivstation ist Sehen‹ konzipiert. Die darunter fallenden Metaphern implizieren ein beobachtendes Abwarten und Abwägen seitens der neuen Pflegenden.

Die Entscheidung, ob man als Pflegender oder Pflegende weiter auf der Intensivstation arbeiten möchte, wird durch die »Scheidepunkt«-Metapher als punktuell, binär und radikal zu fällend konzipiert. Im Kontext der Metapher scheint es unmöglich, abseits der beiden Optionen eine Entscheidung zu treffen. Die zusätzlich mögliche Bedeutung von ›Scheiden‹ als ›Trennen‹ impliziert weiter, dass es sich hier um einen Trennungsprozess handelt, der das von B in einer vorhergehenden Passage angesprochene Gefühl, zu einer auf der Intensivstation arbeitenden ›Elite‹ zu gehören, unterfüttert. Auch die Metaphernkategorie ›Pflegearbeit ist eine Person‹ ist kohärent mit der Berufsicht als ›Elite‹; sie spiegelt das Berufungstopos aus der Eingangspassage wider: Pflegearbeit zu mögen, bedeutet, einen Ruf (den Ruf der Pflegearbeit) zu erhören, einer Berufung zu folgen.

Die Arbeit auf der Intensivstation wird von B so beschrieben, als ob sie auf einen unvermeidlichen Entscheidungspunkt zuläuft. Die Anforderungen der Pflege auf der Intensivstation werden hierbei als sich annähernde Objekte konzipiert. Diese Metapher reflektiert unserer Meinung nach eine gewisse Passivität der Pflegenden, eine gewisse Limitierung von Kontrolle. Wir sehen diese Objektmetapher als kohärent mit der ebenfalls auftauchenden Wegmetapher: Wenn man sich auf etwas zubewegt, kann dies auch als ein auf-mich-Zukommen-der-Dinge gesehen werden. Die beiden Metaphern reflektieren damit ein Paradox: Einerseits geht man als Pflegekraft seinen Weg in der Intensivstation, andererseits steuert man auf einen unvermeidlichen Entscheidungspunkt zu.[27] Die Metaphorik ›Anforderungen bei Pflege auf Intensivstation sind ein sich annäherndes Objekt‹ impliziert zusätzlich, dass sich auch die Anforderungen der Pflege auf der Intensivstation selbständig auf die Pflegenden zubewegen, oder dass es aus deren Perspektive zumindest diesen Anschein hat.

Insgesamt skizziert die Interviewte in dieser Passage die Einarbeitung auf der Intensivstation als eine paradoxe Anforderungssituation, die zwischen selbstbewusster Entscheidungsfindung und einem gewissen Ausgeliefert-Sein pendelt. Dieses Motiv wurde bereits in der Eingangspassage des Interviews deutlich, in der B über ihr persönliches ›Ankommen‹ in der Intensivstation spricht. Die Analyse der Metaphern lieferte uns damit einen weiteren Hinweis auf ein mögliches zentrales Motiv im Interview.

5. Schlussbetrachtung

Die Metaphernanalyse ist *ein* mächtiges Analysewerkzeug unter vielen, jedoch eignet sie sich besonders zur Analyse impliziter und/oder komplexer Erfahrungs- und Wissensbestände. Sie kann im Feld der Pflegewissenschaft zur gegenstandsbezogenen Theoriebildung beitragen, indem sie metaphorisch verdichtete Erfahrungen der Pflegenden und Pflegebedürftigen ins Zentrum der Analyse stellt. Vor allem selbstverständliche – und damit oftmals wenig bewusste – Pflege-, Kommunikations-, Krankheits- oder Berufskonzepte können in der Metaphernanalyse herausgearbeitet und für weitere Analysen zugänglich gemacht werden.

Das integrative Basisverfahren rückt einen bewussten Umgang mit Sprache in den Vordergrund der Analysepraxis; herausgearbeitet und analysiert werden dabei sprachliche Wahlen der Sprechenden. Der Fokus auf Sprache ist zugleich ein bewusst verlangsamender und Reflexion fördernder Faktor im Interpretationsprozess: Die Analysierenden müssen und können durch einen Blick auf eine Vielzahl sprachlicher Phänomene erklären, warum sie einen Absatz oder ein gesamtes Interview in einer bestimmten Weise lesen. Der Vorteil des integrativen Basisverfahrens ist, dass es offen für eine Vielzahl sprachlicher und diskursiver Analyseheuristiken ist. Durch die Verwendung weiterer Analyseheuristiken kann die Überinterpretation eines bestimmten sprachlichen Phä-

---

27 Diese Gleichzeitigkeit zeigt sich auch in der Spannungs-Metaphorik. Wir sehen in der Spannungs-Metapher einerseits eine Repräsentation von (externer oder interner) Belastung und gleichzeitig von einer Aufladung, einer Motivation. Dieser Eindruck kann durch Bs Unterscheidung zwischen positiver und negativer Spannung bestätigt werden. Die Metapher vereint u. M. hier die sowohl positiven als auch negativen Effekte der Arbeit auf der Intensivstation.

nomens (bspw. Metaphern) abgefedert werden. Damit kann ausgehend von den Daten, und nicht ausgehend von den methodischen Präferenzen der Forschenden das jeweils passende Analysewerkzeug gewählt werden. Für die Pflegepraxis, Pflegebildung und Pflegeforschung ergeben sich mit einer dergestalt eingebetteten Analyse von Metaphern Chancen zur Verbalisierung und empirischen Fundierung handlungsleitender Konzepte und beruflicher Selbstverständnisse in der Pflege. Metaphorische Analysen ermöglichen darüber hinaus einen Zugang zum emotionalen Erleben pflegebezogener Situationen, welche häufig im Unbewussten oder Vorbewussten verborgen bleiben. Damit wären Ansatzpunkte insbesondere pflegedidaktisch relevanter Prozesse zur Sensibilisierung und Wahrnehmung subjektiver Erfahrungen skizziert. Eine weiterführende pflegewissenschaftliche und pflegedidaktische Konkretisierung der Metaphernanalyse ist zukünftig noch zu leisten.

Literatur

ATKINSON, John M./John Heritage (1984): The Structure of Social Action. Cambridge.

AUER, Peter (1999): Sprachliche Interaktion. Eine Einführung anhand von 22 Klassikern. Tübingen.

BLUMENBERG, Hans (1998): Paradigmen zu einer Metaphorologie. Frankfurt am Main.

BOHNSACK, Ralf (2010): Rekonstruktive Sozialforschung. 8. Aufl. Opladen, Farmington Hills.

BOURDIEU, Pierre (1997): Die feinen Unterschiede. Kritik der gesellschaftlichen Urteilskraft. 9. Aufl. Frankfurt am Main.

BREUER, Franz (2009): Reflexive Grounded Theory. Eine Einführung für die Forschungspraxis. Wiesbaden.

BUCHHOLZ, Michael B. (1996): Metaphern der »Kur«. Eine qualitative Studie zum psychotherapeutischen Prozess. Opladen.

BUCHHOLZ, Michael B. (2003): Vorwort. In: Lakoff, George/Mark Johnson: Leben in Metaphern. Konstruktion und Gebrauch von Sprachbildern. 3. Aufl. Heidelberg, 7–10.

BUCHHOLZ, Michael B./Cornelia von Kleist (1995): Metaphernanalyse eines Therapiegespräches. In: Buchholz, Michael B. (Hg.): Psychotherapeutische Interaktion. Qualitative Studien zu Konversation und Metapher, Geste und Plan. Opladen, 93–126.

DÜRSCHEID, Christa (2003): Medienkommunikation im Kontinuum von Schriftlichkeit und Mündlichkeit. Theoretische und empirische Probleme. In: Zeitschrift für angewandte Linguistik, H. 38, 37–57.

GARFINKEL, Harold (1967): Studies in Ethnomethodology. Englewood Cliffs.

GIBBS, Graham R. (2013): Using Software in Qualitative Analysis. In: Flick, Uwe (Hg.): SAGE Handbook of Qualitative Data Analysis. London, 277–295.

GIBBS, Raymond W., Jr. (1999): Researching Metaphor. In: Cameron, Lynne/Graham Low (Hg.): Researching and Applying Metaphor. Cambridge u. a., 29–47.

HELFFERICH, Cornelia (2004): Qualität qualitativer Daten. Manual zur Durchführung qualitativer Einzelinterviews. Wiesbaden.

HENNIK, Monique/Inge Hutter/Ajay Bailey (2011): Qualitative Research Methods. Los Angeles u. a.

HERITAGE, John (1984): Garfinkel and Ethnomethodology. Cambridge.

JÄKEL, Olaf (1997): Metaphern in abstrakten Diskurs-Domänen. Eine kognitiv-linguistische Untersuchung anhand der Bereiche Geistestätigkeit, Wirtschaft und Wissenschaft. Frankfurt am Main.

KOHL, Kathrin (2007): Metapher. Stuttgart, Weimar.

KRUSE, Jan (2010): Reader »Einführung in die Qualitative Interviewforschung«. Freiburg. (Online-Reader, Bezug über: www.soziologie.uni-freiburg.de/kruse).

KRUSE, Jan (2011): Strukturierung versus Offenheit. Theoretische Sensibilisierung als Ausgangsbasis des rekonstruktiven Paradigmas. In: Gredig, Daniel/Stefan Schnurr (Hg.): Forschen in der Sozialen Arbeit. Methodische Herausforderungen und exemplarische Lösungen. Baltmannsweiler.

KRUSE, Jan/Kay Biesel/Christian Schmieder (2011): Metaphernanalyse. Ein Rekonstruktiver Ansatz. Wiesbaden.

KRUSE, Jan/Kay Biesel/Christian Schmieder (2012): Rezension: Eine Replik auf: Schmitt, Rudolf (2011). Review Essay: Rekonstruktive und andere Metaphernanalysen [39 Absätze]. Forum Qualitative Sozialforschung/Forum: Qualitative Social Research, 13. Jg., H. 2, Art. 10, http://nbn-resolving.de/urn:nbn:de:0114-fqs1202102.

KRUSE, Jan/Christian Schmieder (2012): In fremden Gewässern. Ein integratives Basisverfahren als sensibilisierendes Programm für rekonstruktive Analyseprozesse im Kontext fremder Sprachen. In: Kruse, Jan u. a. (Hg.): Qualitative Interviewforschung in und mit fremden Sprachen. Weinheim.

KURT, Ronald (1995): Subjektivität und Intersubjektivität. Kritik der konstruktivistischen Vernunft. Frankfurt am Main, New York.

KVALE, Steinar/Svend Brinkmann, (2009): Interviews. Learning the Craft of Qualitative Research Interviewing. Los Angeles u. a.

LAKOFF, George/Mark Johnson (1980 a): The Metaphorical Structure of the Human Conceptual System. In: Cognitive Science, 4. Jg., H. 2, 195–208.

LAKOFF, George/Mark Johnson (1980 b): Metaphors We Live By. 1. Aufl. Chicago.

LAKOFF, George/Mark Johnson (2003 a): Leben in Metaphern. Konstruktion und Gebrauch von Sprachbildern. 3. Aufl. Heidelberg.

LAKOFF, George/Mark Johnson (2003 b): Metaphors We Live By. 3. Aufl. Chicago, London.

LOW, Graham (1999): Validating Metaphor Research Projects. In: Cameron, Lynne/Graham Low (Hg.): Researching and Applying Metaphor. Cambridge u. a., 48–65.

LUCIUS-HOENE, Gabriele/Arnulf Deppermann (2002): Rekonstruktion narrativer Identität. Ein Arbeitsbuch zur Analyse narrativer Interviews. Opladen.

MARSCH, Sabine (2007): Metaphern des Lehrens und Lernens. Metaphernanalyse mit MAXQDA. In: Kuckartz, Udo (Hg.): CAQD 2007 Tagungsband. Marburg.

MORISON, Moya/Jim Moir (1998): The Role of Computer Software in the Analysis of Qualitative Data. Efficient Clerk, Research Assistant or Trojan Horse? In: Journal of Advanced Nursing, 28. Jg., H. 1, 106–116.

NIEDERMAIR, Klaus (2001): Metaphernanalyse. In: Hug, Theo (Hg.): Wie kommt Wissenschaft zu Wissen? Bd. 2: Einführung in die Forschungsmethodik und Forschungspraxis. Baltmannsweiler, 144–165.

PIELENZ, Michael (1993): Argumentation und Metapher. Tübingen.

ROBERTS, Kathryn A./Richard W. Wilson (2002): ICT and the Research Process. Issues Around the Compatibility of Technology with Qualitative Data Analysis. In: Forum: Qualitative Social Research, 3. Jg., H. 2. Online verfügbar: http://www.qualitativeres earch.net/index.php/fqs/article/view/862 [Zugriff: 10/2008].

RUBIN, Herbert J./Irene S. Rubin (1995): Qualitative Interviewing. The Art of Hearing Data. Thousand Oaks u. a.

SCHIRMER, Dominique (2009): Empirische Methoden der Sozialforschung. Grundlagen und Techniken. Paderborn.

SCHMIEDER, Christian (2009): Technik der Legitimation – Legitimation der Technik. Eine qualitative Studie zur Verwendung von MAXQDA in qualitativem Forschen. Freiburg. Online verfügbar: http://www.freidok.uni-freiburg.de/volltexte/7082/ [Zugriff: 07/2010].

SCHMIEDER, Christian (2011): Metaphor Analysis with MAXQDA. Online verfügbar: http://squaremethodology.com/blog/2011/6/10/metaphor-analysis-with-maxqda/ [Zugriff: 9/2015].

SCHMIEDER, Christian (2013): Methodologische Einbettung und praktische Umsetzung der Metaphernanalyse in der rekonstruktiven Interviewforschung am Beispiel des integrativen Basisverfahrens. In: Lessing, Marie/Dorothee Wieser (Hg.): Zugänge zu Metaphern – Übergänge durch Metaphern. Paderborn, 121–138.

SCHMIEDER, Christian (2014): Zur Wahl von QDA-Software. Hintergründe, Funktionalität, Hilfestellungen (Gastkapitel). In: Kruse, Jan: Einführung in rekonstruktive Interviewforschung. Weinheim, 585–604.

SCHMITT, Rudolf (1997): Metaphernanalyse als sozialwissenschaftliche Methode. Mit einigen Bemerkungen zur theoretischen »Fundierung« psychosozialen Handelns. In: Psychologie und Gesellschaftskritik, 21. Jg., H. 1, 57–86. Online verfügbar: http://www.hs-zigr.de/~schmitt/aufsatz/kritmeth.htm [Zugriff: Juli 2010].

SCHMITT, Rudolf (2003). Methode und Subjektivität in der systematischen Metaphernanalyse. In: Forum Qualitative Sozialforschung, 4. Jg., H. 2. Online verfügbar: http://www.qualitative-research.net/index.php/fqs/article/view/714/1546 [Zugriff: 07/2010].

SCHMITT, Rudolf (2004): Diskussion ist Krieg, Liebe ist eine Reise, und die qualitative Forschung braucht eine Brille. Review Essay: George Lakoff/Mark Johnson (2003): Leben in Metaphern. Konstruktion und Gebrauch von Sprachbildern [54 Absätze]. In: Forum Qualitative Sozialforschung, 5. Jg., H. 2, Art. 19, Online verfügbar: http://nbn-resolving.de/urn:nbn:de:0114-fqs0402190 [Zugriff: 12/2011].

SCHMITT, Rudolf (2009): Kriterien einer systematischen Metaphernanalyse. In: Darmann-Finck, Ingrid/Ulrike Böhnke/Katharina Straß (Hg.): Fallrekonstruktives Lernen. Ein Beitrag zur Professionalisierung in den Berufsfeldern Pflege und Gesundheit. Frankfurt am Main, 101–121.

SCHMITT, Rudolf (2011): Metaphernanalyse. Arbeitshilfen. (Unv. Manuskript).

SCHMITT, Rudolf/Ulrike Böhnke (2009): Detailfunde, Überdeutungen und einige Lichtblicke. Metaphern in pflegewissenschaftlichen Analysen. In: Darmann-Finck, Ingrid/Ulrike Böhnke/Katharina Straß (Hg.): Fallrekonstruktives Lernen. Ein Beitrag zur

Professionalisierung in den Berufsfeldern Pflege und Gesundheit. Frankfurt am Main, 123–149.

SCHMITZ, Sigrid/Christian Schmieder (2006): Popularisierungen. Zwischen Naturwissenschaften, Medien und Gesellschaft. In: Ebeling, Kirsten Smilla/Sigrid Schmitz (Hg.): Geschlechterforschung und Naturwissenschaften. Einführung in ein komplexes Wechselspiel (= Studien interdisziplinäre Geschlechterforschung Band 14). Wiesbaden, 362–378.

SCHÜTZ, Alfred (1974): Der sinnhafte Aufbau der sozialen Welt. Eine Einleitung in die verstehende Soziologie. Wien.

SELTING, Margret u. a. (2009): Gesprächsanalytisches Transkriptionssystem 2 (GAT 2). In: Gesprächsforschung, H. 10, 353–402. Online verfügbar: http://www.gespraechsforschung-ozs.de/heft2009/px-gat2.pdf [Zugriff: 9/2011].

SKIRL, Helge (2009): Emergenz als Phänomen der Semantik am Beispiel des Metaphernverstehens. Tübingen.

SPITZMÜLLER, Jürgen (2005): Metasprachdiskurse. Einstellungen zu Anglizismen und ihre wissenschaftliche Rezeption. Berlin, New York.

WEBB, Christine (1999): Analysing Qualitative Data. Computerized and Other Approaches. In: Journal of Advanced Nursing, 29. Jg., H. 2, 323–330.

WEINRICH, Harald (1976): Münze und Wort. Untersuchungen zu einem Bildfeld. In: Ders.: Sprache in Texten. Stuttgart, 276–291.

WEITZMAN, Eben A. (2000): Software and Qualitative Research. In: Denzin, Norman K./ Yvonna S. Lincoln (Hg.): Handbook of Qualitative Research. Thousand Oaks, 803–820.

Daniel Lüdecke

Der Einsatz der Dokumentarischen Methode zur Analyse professionell-organisierter Systeme

1. Einleitung

Rekonstruktive Verfahren versuchen das Prinzip der Selbstorganisation eines Untersuchungsgegenstandes aus der Eigenlogik des untersuchten Gegenstandes heraus zu beschreiben. Es geht weniger um den subjektiv gemeinten Sinn der Akteure, sondern um das Prinzip der Selbstorganisation, das heißt, es kommt nicht auf die Inhalte an, die jemand sagt, sondern auf den epistemischen Raum, aus dem heraus ein System von Aussagen entfaltet wird (vgl. Vogd 2010).

Diesen Ansatz greift die Dokumentarische Methode auf. Mit ihr wird versucht, den *modus operandi* der Praxis zu rekonstruieren. Es geht nicht mehr darum, *was* Motive sind, sondern *wie* diese hergestellt werden. Jede Sinnrekonstruktion von Äußerungen, Schriftstücken und Handlungen steht vor dem grundlegenden Problem, dass all diese Ausdrucksformen je nach Kontext etwas anderes bedeuten können. Der Sinn eines Sachverhalts, auf den man sich bezieht, wird vom Hörer nicht dadurch entschieden, dass er nur das bereits Gesagte in Betracht zieht, sondern dass er auch dasjenige einbezieht, was im künftigen Gesprächsverlauf gesagt sein wird (vgl. Vogd 2009 a). Im Vordergrund steht nun der »Prozess des Organisierens« (Weick 1998), also die Dynamik und »vielfältigen Formen der Koordination und Verschränkung von Verhalten« (Vogd 2009 a, 3). Es geht dann vor allem darum, zu explorieren, welche Logiken in professionell-organisierten Systemen (bspw. Organisationen bzw. Interaktionen oder bestimmte Situationen in Organisationen) vorherrschen, wie sich diese Entscheidungslogiken je nach Bezugsproblem und Umwelt ändern und mit welchen Paradoxien die professionellen Akteure im (Organisations-)Alltag umgehen müssen (vgl. Vogd 2008). Die handelnden Akteure sind in ihrem Arbeitsalltag durchaus widersprüchlichen Anforderungen ausgesetzt. Diese Widersprüche und natürlich die in der Praxis gefundenen Lösungen gilt es im Rahmen der rekonstruktiven Forschung zu eruieren.

In diesem Artikel wird der Vorschlag von Vogd aufgegriffen, die Systemtheorie Luhmanns (vgl. Luhmann 1984) als grundlagentheoretische Fundierung für die Dokumentarische Methode heranzuziehen (vgl. Vogd 2005, 2007, 2009 c). Dadurch verändert sich der Blickwinkel auf den Untersuchungsgegenstand, denn aus einer systemtheoretischen Perspektive stehen nicht mehr die Akteure mit ihren Handlungen und Motiven im Vordergrund, sondern soziale Systeme wie Interaktionen oder Organisationen geraten in den Fokus[1].

2. Notwendigkeit der metatheoretischen Fundierung von Forschungsmethoden

Die Dokumentarische Methode ist vor allem aus der Forschungspraxis heraus entstanden und leitet sich nicht aus Grundlagentheorien oder methodologischen Reflexionen ab (vgl. Bohnsack 2010). Aus diesem Grund ist es unabdingbar, eine grundlagen- oder metatheoretische Fundierung zu explizieren, denn ohne auf theoretisches Vorwissen Bezug zu nehmen, müsste der Forscher »sich [...] zwangsläufig im Zirkel des Induktionsproblems verfangen« (Kelle 1997, 304). Der Blick des Forschers auf einen Gegenstand, also die Beobachtung, erzeugt automatisch eine Ordnung, weil der Blick *Halt* finden muss. Dieser Halt basiert auf Vorannahmen. Jede Beobachtung und Untersuchung ist *standortgebunden*. Konzept- oder voraussetzungsloses Beobachten (»tabula rasa«) ist somit nicht möglich (vgl. Luhmann 1992, 76, Fuchs 2004, 22, Nassehi/Saake 2002, 81, Vogd 2007, 298).

Eine rekonstruktive Forschungsmethode, wie Vogd (2009 a) sie vorschlägt, wird diesem Aspekt in besonderer Weise gerecht, indem sie die Unterscheidung zwischen *Metatheorie* (Grundlagentheorie) und *Gegenstandstheorie* trifft (vgl. dazu auch Vogd 2009 c): »Rekonstruktive Forschung hat hier einen Balanceakt zu leisten. Einerseits sollte sie es vermeiden, von vornherein zu wissen, was sie sucht. Anstelle ihre eigenen (normativen) Modelle an [den Untersuchungsgegenstand] heranzutragen, hat sie die Theorien ihres Gegenstandes aus den empirischen Verhältnissen zu rekonstruieren (›grounded theory‹). Andererseits lässt eine allzu naive Haltung ihrem Gegenstand gegenüber den Wald vor lauter Bäumen nicht mehr erkennen« (Vogd 2009 a, 4). Dieses Problem lässt sich in der rekonstruktiven Forschung lösen, indem man »in *metatheoretischer* Hinsicht sehr wohl eine Ahnung davon [hat], wie sich Organisation zeigt (z. B. als sich

---

1 Aufgrund von Erwartungen, Routinen und Spielregeln können sich Organisationsstrukturen in besonderer Weise reproduzieren, ohne dass das Charakteristische einer Organisation verloren geht. Diese Spielregeln werden jedoch nicht durch die Akteure (also individuelle (Einzel-)Handlungen oder Motivationen) bestimmt und lassen sich nicht aus den Motivationen der Akteure für bestimmte Handlungen erklären. Die Motive der Akteure erklären nur, *dass* sie am Spiel teilnehmen, aber nicht, *wie* die Regeln entstanden sind und welches Spiel gespielt wird (vgl. Simon 2007, 50).

wechselseitig bedingende Interdependenzen), ohne dabei in *gegenstandstheoretischer* Hinsicht festzulegen, welche spezifischen Kausalitäten eine konkrete Organisation im Einzelnen ausmachen.« (ebd.; Herv. im Original). Mit den *metatheoretischen* Annahmen wird unter anderem versucht, der Einsicht gerecht zu werden, dass jede Beobachtung an einen Standort gebunden ist. Sind diese Annahmen hinreichend expliziert, lässt sich *gegenstandstheoretisch* feststellen, was der Fall ist.

3. Unterschiede zwischen der Dokumentarischen Methode und anderen qualitativen Auswertungsansätzen

Die Dokumentarische Methode unterscheidet sich im Hinblick auf die Interpretation von Daten deutlich von anderen qualitativen Auswertungsverfahren. In vielen qualitativen Methoden werden soziale Phänomene *eindimensional* interpretiert (vgl. Nohl 2006, 42f.). Für die Entwicklung empirischer Modelle, z. B. einer Typologie, bedeutet dies, dass jeder »Fall«[2] nur einem Typ zugeordnet wird. Jedes Ereignis, jedes soziale Phänomen wird häufig nur innerhalb eines Kontextes gesehen, nämlich dem Kontext, der auch beim jeweiligen Fall tatsächlich erkennbar ist. Auch wenn Fallvergleiche stattfinden und nach minimalen bzw. maximalen Kontrasten zu bestimmten Kategorien gesucht wird, bleibt die Rekonstruktion von Sinngehalten auf *einen* Fall bzw. dessen *einen* Kontext beschränkt (vgl. ebd.). In der dokumentarischen Interpretation hingegen werden die Daten in ihrer *Mehrdimensionalität* erfasst, das heißt, verbale Daten bleiben hinsichtlich ihrer Funktionalität nicht unbedingt auf nur eine Dimension, einen Kontext oder eine Typik beschränkt, sondern können im Kontext mehrerer Möglichkeiten Sinn ergeben. Dadurch ist es möglich, über die Entwicklung einer *sinn*genetischen Typenbildung, die sich für ein Problem innerhalb eines singulären Kontextes interessiert, hinaus zu einer *soziogenetischen* Typenbildung zu gelangen, die der Vielfalt an sozialen Sinngehalten, an unterschiedlichsten Semantiken gerecht wird, da sie die *Polykontexturalität* sozialer Strukturen in den Blick nimmt. Gerade in Organisationen, in denen die Akteure mit Paradoxien zu tun haben und teilweise widersprüchlichen Anforderungen gerecht werden müssen, müssen Entscheidungen (oder bspw. bei Interviews: die Aussagen der Befragten) auch im Kontext anderer Möglichkeiten gelesen werden.

---

2 Ein Fall ist im Sinne der Dokumentarischen Methode nicht zwangsläufig eine Person oder ein Akteur. Auch bestimmte Settings, Organisationen oder gar Netzwerke von Organisationen können ein »Fall« sein.

4.   Warum Systemtheorie als Metatheorie?

Viele qualitative Methoden richten ihren Fokus auf subjektive Sichtweisen. Es geht um die Interpretation des Gesagten im Hinblick auf die Intention der befragten Personen, woraus dann Zurechnungen auf bestimmte Motive und Zwecke zur Erklärung eines Phänomens abgeleitet werden. Dies liegt in der theoretischen Tradition begründet, auf die sich die Methoden jeweils beziehen. Je nach Orientierung liegt der Schwerpunkt bei der Interpretation auf Handlungs-, Interaktions- oder Kommunikationsaspekten. Die meisten Methoden lehnen sich dabei an den Handlungs- oder Interaktionsbegriff an. Die Dokumentarische Methode geht hier anders vor, sodass sich viele Bezüge und Gemeinsamkeiten zur Systemtheorie Luhmanns herstellen lassen.

Im Folgenden sollen die Unterschiede aufgezeigt werden, die sich in Abhängigkeit von Handlung, Interaktion oder Kommunikation als Ausgangspunkt einer grundlagentheoretischen Fundierung der Methode ergeben. Die Ausführungen sollen verdeutlichen, wie in der (systemtheoretisch informierten) Dokumentarischen Methode mit nichtsprachlichen Elementen und dem »Nicht-Sagbaren« umgegangen wird, und wie gesellschaftliche Strukturen und Kontextbedingungen aufgegriffen und reflektiert werden können.

4.1   Handlung als Ausgangspunkt

Der Handlungsbegriff wurde vor allem durch Max Weber (1922/1980) geprägt. Er unterscheidet zwischen Verhalten und Handeln. Eine Handlung liegt dann vor, wenn einem Verhalten eine Absicht zugrunde liegt. In der Regel ist die Intention einer Handlung ersichtlich (und interpretierbar), sodass dem handelnden Individuum seine Absichten unterstellt werden können. Legt man diesen Handlungsbegriff zugrunde, tritt in einer sozialen Beziehung der Beziehungsaspekt, das Aufeinanderbezogensein, in den Hintergrund. Es geht weniger um die Wechselhaftigkeit sozialer Interaktion, sondern vielmehr »um den Einzelnen und darum, wie seine Handlungen motiviert sind und weiterhin darum, wie die Motive von Handlungen als die Ursachen sozialer Handlungen verstanden werden können« (Lindemann 2006, 68).

An der Vorgehensweise, den »subjektiv gemeinten Sinn« identifizieren zu können, lässt sich aus systemtheoretischer Perspektive kritisieren, dass es sich beim Verstehensversuch nur um einen Zurechnungsprozess des interpretierenden Forschers handelt, da die Absichten selbst als Bewusstseinsinhalte per se unzugänglich sind (vgl. Vogd 2007). Das, was eine Person denkt, kann sich dem Forscher nicht erschließen. Darüber hinaus ist fraglich, wie der subjektiv gemeinte Sinn in einer Interaktion zum Tragen kommt, und ob in sozialen Beziehungen tatsächlich immer verstanden wird, was andere meinen – oder ob die Entstehung von Ordnung innerhalb sozialer Prozesse nicht anders funktioniert. Aus einer systemtheoretischen Perspektive kann »Verstehen« nicht mehr als »psychisches surplus« bzw. als Beitrag eines Individuums zur Konstituierung sozialer Prozesse angesehen werden. Verstehen als soziologischer Grundbegriff kann folglich nicht als psychisch fundiertes Geschehen, sondern nur als Bestandteil, als Komponente der Kommunikation aufgefasst werden (vgl. Nassehi 1997, 138).

4.2   Interaktion als Ausgangspunkt

Der Interaktionsbegriff wurde insbesondere durch Mead (1934) geprägt. Bei der Interaktion tritt der Beziehungsaspekt stärker in den Vordergrund. Eine Geste oder Handlung erhält ihre Bedeutung, ihren Sinngehalt, nicht mehr durch die alleinige Absicht oder den subjektiv gemeinten Sinn, sondern durch die Reaktion der anderen auf diese Geste. Die Schwierigkeit besteht darin, zu erklären, wie für verschiedene Akteure eine Geste dieselbe Bedeutung oder denselben Sinngehalt haben kann. Dies geschieht durch *Einstellungsübernahme:* Ego macht eine Geste und versetzt sich in die Situation von Alter. Ego versucht nun zu antizipieren, wie Alter diese Geste interpretieren und darauf bezogen reagieren würde. Die anschließende tatsächlich gemachte Geste durch Alter bestätigt Ego entweder (»Alter hat meine Geste offenbar verstanden«) oder es kommt zur Aushandlung der Symbolbedeutungen (vgl. Lindemann 2006, 70f.).

Im Gegensatz zur Handlung, wo nur Ego im Blickpunkt ist, geraten hier alle Akteure einer Interaktion in den Blick. Dennoch bleibt der Bezugspunkt der Interpretation Ego, »denn es geht darum, wie sich die Struktur der Einstellungsübernahmen aus der Perspektive derjenigen darstellt, die die symbolische Geste ausführen« (Lindemann 2006, 71).

4.3   Kommunikation als Ausgangspunkt

Der Kommunikationsbegriff nimmt in der Luhmannschen Systemtheorie eine zentrale Stellung ein (vgl. Luhmann 1984). Kommunikation stellt die basale Operationsweise sozialer Systeme dar. Um die Besonderheit dieses Kommunikationsbegriffs im Unterschied zur Handlung und Interaktion herauszuarbeiten, sind einige allgemeine Vorbemerkungen zur Theorie sozialer Systeme nach Luhmann notwendig und werden im Folgenden kurz skizziert.

Operationale Geschlossenheit

Systeme zeichnen sich durch *operative Geschlossenheit* aus. Im Gegensatz zu älteren Systemtheorien, die von einer offenen System-Umwelt-Beziehung ausgingen, sind für Luhmann System und Umwelt streng voneinander getrennt. Dieser Paradigmenwechsel begründet sich durch ein Konzept aus der Biologie, das als *Autopoiesis* bezeichnet wird (vgl. Maturana/Varela 1980). »Der Begriff bezieht sich auf (autopoietische) Systeme, die alle elementaren Einheiten, aus denen sie bestehen, durch ein Netzwerk eben dieser Elemente reproduzieren und sich dadurch von einer Umwelt abgrenzen – sei es in der Form von Leben, sei es in der Form von Bewußtsein oder (im Falle sozialer Systeme) in der Form von Kommunikation. Autopoiesis ist die Reproduktionsweise dieser Systeme« (Luhmann 1986, 226).

Die für eine Datenauswertung entscheidende Konsequenz ist, dass die Kommunikation und das Bewusstsein jeweils eigenständige Systeme darstellen. Luhmann trifft hier die Unterscheidung von sozialen und psychischen Systemen. Daraus leitet sich Luhmanns Bonmot ab, dass nur die Kommunikation kommunizieren kann – und nicht Menschen, wie es das Alltagsverständnis nahe legt (vgl. Luhmann 2005). Aus kommunikationstheoretischer Perspektive ist diese Aussage weniger verwundernd. In modernen Kommunikationstheorien spielen Aspekte der Prozesshaftigkeit und Selbststeuerung von Kommunikation eine zentrale Rolle (vgl. Schützeichel 2004). Betrachtet man den Verlauf einer Kommunikation (also die Entstehung und Entwicklung eines sozialen Systems), »verlagert [sich] das Interesse von den am Prozeß beteiligten Köpfen auf den Prozeß selbst« (Baecker 1999, 53).

Die Systemtheorie nimmt den Prozess der Kommunikation (und nicht Handlung oder Interaktion) zum Ausgangspunkt ihrer Analysen. Daher braucht sie nicht davon auszugehen, dass die Perspektiven und Erfahrungen der die Kommunikation ermöglichenden psychischen Akteure geteilt werden, das heißt, sie kann bspw. auf den subjektiv gemeinten Sinn einer Handlung verzichten. Zurechnungsprobleme, also zu begründen, warum welche Motive unterstellt werden, entfallen dadurch. Eine ähnliche Vorgehensweise findet sich in der Ethnomethodologie (Garfinkel/Sacks 2004). Auch hier wird das so genannte Problem der *Indexikalität*, das heißt die Frage danach, worauf bestimmte Ausdrücke verweisen, einfach umschifft, indem es nicht mehr um die Sinninterpretation, sondern um die Diskursstrukturen selbst geht. Anders formuliert: Es geht nun nicht mehr um das *was* der Kommunikation (»Was wurde gesagt? Was bedeutet das? Welche Absicht verfolgt die befragte Person?«), sondern um das *wie*, um die Bedingungen, unter denen das Gesagte zustande gekommen ist, und in welche Rahmungen (im Sinne Goffmans, vgl. Willems 2000) es eingebettet ist. Kommunikation ist aus dieser Perspektive immer ein krisenhaftes

Geschehen. Ausgangspunkt der systemtheoretischen Perspektive ist nicht mehr die Sicherheit – das heißt klare, eindeutig zurechenbare Absichten sowie problemloses Verstehen –, sondern: Kontingenz.

Kontingenz

Während beim Handlungs- sowie beim Interaktionsbegriff die Verstehensleistung noch an die beteiligten Akteure gekoppelt war, ist Verstehen aus einer systemtheoretischen Perspektive Teil des kommunikativen Prozesses selbst. Verstehen kommt immer dann zustande, wenn *in* der Kommunikation zwischen der Information und der Mitteilung(sabsicht) unterschieden wird und diese Unterscheidung zur Ausgangslage für weitere kommunikative Operationen wird. Dieser Verstehensbegriff ist insofern ungewohnt, da er *psychisches* Verstehen *und Missverstehen* mit einschließt.[3] »Verstehen ist nie eine bloße Duplikation der Mitteilung in einem anderen Bewußtsein, sondern im Kommunikationssystem selbst Anschlußvoraussetzung für weitere Kommunikation, also Bedingung der Autopoiesis des sozialen Systems. Was immer die Beteiligten in ihrem je eigenen selbstreferentiell-geschlossenen Bewußtsein davon halten mögen: das Kommunikationssystem erarbeitet sich sein eigenes Verstehen oder Mißverstehen« (Luhmann 2005, 112).

Der Kommunikationsprozess wird somit vom Ende her aufgerollt: Nicht das Motiv oder der subjektiv gemeinte Sinn eines Akteurs bildet die Ausgangslage für den Strukturaufbau und den Prozess der Kommunikation, sondern die Art und Weise, wie die Kommunikation »versteht«, welche Anschlüsse (weitere Themen, was als nächstes gesagt wird) gewählt werden, geben der zuvor mitgeteilten Information ihren Sinngehalt.

»Alter kann die Erfahrung machen, von Ego in eine Kommunikation hineingezogen worden zu sein, ohne es beabsichtigt zu haben. Z. B.: Alter zuckt unwillkürlich mit der Hand, Ego nimmt dies nicht einfach als intentionsloses Handzucken wahr, sondern macht die Unterscheidung von Information und Mitteilung. D. h. Ego versteht die Handbewegung als eine Mitteilung, nämlich der Information: ›Alter bietet Ego die Hand zum Gruß an.‹ Wenn Ego die Geste von Alter in dieser Weise auffasst, so ist die Grundbedingung für das Zustandekommen von Kommunikation erfüllt: Ego hat die Mitteilung von Alter verstanden. Das Verstehen kommt darin zum Ausdruck, wie Ego an die als Mitteilung interpretierte Geste von Alter anschließt: Ego streckt Alter die Hand

---

3 Wenn jemand eine Äußerung nicht versteht (Missverstehen) und dies kundtut, kann die Kommunikation daran anschließen, und es kann eine weitere Erklärung durch andere Kommunikationsteilnehmer erfolgen. Das Missverstehen wurde in diesem Fall von der Kommunikation verstanden.

entgegen. In diesem Anschlussverhalten kommt zum Ausdruck, wie Ego die Mitteilung von Alter verstanden hat. Aufgrund dieses Verstehens befindet sich Alter in der Situation, eine Grußgeste gemacht zu haben – ob er dies wollte oder nicht« (Lindemann 2006, 72).

Deutlich wird, dass in jedem kommunikativen Anschluss *Wahlmöglichkeiten* liegen. Der Verlauf einer Kommunikation ist nicht vorhersagbar, sondern ergibt sich erst während des Prozesses selbst. Und selbst dann gibt es immer die Möglichkeit, eher an die Information (»Was wurde gesagt?«) oder eher an die Mitteilung(sabsicht) (»Warum wurde genau *das* gesagt?«) anzuschließen. Diese Selektivität der Kommunikation wird auch als *Kontingenz* bezeichnet. »Jeder komplexe Sachverhalt beruht auf einer Selektion der Relationen zwischen seinen Elementen, die er benutzt, um sich zu konstituieren und zu erhalten« (Luhmann 1984, 47), das heißt, man hat es mit mehr Möglichkeiten zu tun, als man bewältigen kann, und muss sich für eine Möglichkeit entscheiden. Prinzipiell wären auch andere Alternativen möglich gewesen. Dieses ›auch anders möglich sein‹ wird als Kontingenz bezeichnet.

Kontexturen

Der Begriff der Kontingenz ist insofern wichtig, weil er verdeutlicht, dass jede Kommunikation mit dem *Einschluss des Ausgeschlossenen* rechnen muss. Dies ist ein zentraler Aspekt für die Interpretation qualitativer Daten. Akteure sind in ihrem Praxisalltag Widersprüchen ausgesetzt, die sie in Entscheidungen und Handlungen überführen müssen. Praktisch bedeutet dies z. B., dass Entscheidungen im Krankenhaus rechtlichen Anforderungen genügen müssen, medizinisch zumutbar sind und auch ökonomisch den Betrieb nicht gefährden.

Wie eine Entscheidung begründet wird, mag von Fall zu Fall variieren. In einem Interview werden selten bis gar nicht alle Rahmenbedingungen erörtert, die zu einer Entscheidung führten. Dennoch sind diese Rahmenbedingungen nicht unwichtig. Das Interview wäre anders verlaufen, die Interpretation verbaler Daten findet andere Aspekte, wenn die befragte Person andere Anschlüsse zur Fortsetzung des Themas gewählt hätte. »Beispielsweise mag ein ärztlicher Entscheidungsprozess darin einrasten, einen Patienten aus Kostengründen vorschnell zu entlassen. Dies heißt jedoch nicht, dass die nicht thematisierten Kontexturen hiermit aus dem Spiel sind. Vielmehr kann dieser Anschluss nur im Kontext der Erwartungen gelesen werden, dass man glaubt, es dem Patienten medizinisch schon irgendwie zumuten zu können, der Fall rechtlich nicht problematisch erscheint, die Arzt-Patient-Interaktion keine andere Rationalität einfordert etc. Wenn die Kommunikation einen konkreten Anschluss mit Blick auf eine bestimmte Typik wählt, so geschieht dies gleichsam immer in Gesellschaft, im Horizont ausdifferenzierter Anschlusspotentiale, die – wenngleich

thematisch ausgeschlossen – im Kontext des gewählten kommunikativen An-
schlusses präsent sind« (Vogd 2007).

Wichtig für die Analyse, und daher auch zentrales Element der Dokumentarischen Methode, ist, die *Kontexturen*, in denen das Gesagte eingebettet ist,
nicht aus dem Blick zu verlieren, sondern das Ausgeschlossene in die Analyse
einzuschließen. Kurz gefasst geht es bei der Analyse verbaler Daten aus einer
systemtheoretischen Perspektive um *Kontingenzbearbeitung* (vgl. Nassehi/
Saake 2002). Der Forscher muss nicht nur sehen, was der Fall ist, sondern gerade,
was *nicht* der Fall ist. Was wurde in der Kommunikation *nicht* gesagt? Welche
Anschlüsse wurden *nicht* gewählt? »Nur über die Anschlüsse der Kommunikation lassen sich die Kontexte rekonstruieren, die verwendet werden, und nur
über die Unterschiedlichkeit der Kontexte lassen sich die Bedeutungen forschungspraktisch generieren« (Nassehi/Saake 2002, 75).

Die Dokumentarische Methode liefert Instrumente, wie die Rekonstruktion
dieser Kontexturen methodisch kontrolliert werden kann, ohne dass der Forscher dabei in eine *interpretative Beliebigkeit* verfällt. Vielmehr geht es darum,
anhand der rekonstruierten Kontexte zu einer empirisch begründeten Typologie
zu gelangen, die das Allgemeine im Besonderen aufdeckt und so zu Aussagen
kommt, die über den Einzelfall hinaus Gültigkeit haben.

Erwartungsstrukturen

Eine Möglichkeit, die Rekonstruktion der Kontexturen auf ein theoretisches
Fundament zu stellen, bietet die (mathematische) Formtheorie nach George
Spencer Brown (1972/1997). Eine Form ist in diesem Verständnis eine Unterscheidung mit zwei Seiten. Bei jeder Unterscheidung findet eine Bezeichnung
(Innenseite der Form) im Rahmen ihrer Unterscheidung (Außenseite der Form)
statt. Diese etwas paradoxe Formulierung, bei der die Außenseite der Unterscheidung zugleich die Unterscheidung ist, verweist auf den selbstreferenziellen
Bezug der Form. Luhmann selbst hat dieser Formtheorie im Laufe der Entwicklung seiner Systemtheorie immer mehr Bedeutung beigemessen, eben weil
sie einerseits ermöglicht, das Ausgeschlossene einer Kommunikation immer als
unbestimmte, aber jederzeit bestimmbare Außenseite der Form (wenn man
Kommunikation als Form auffasst) mitlaufen zulassen. Andererseits spielt der
Aspekt der Selbstreferenz von Kommunikation in der Systemtheorie eine zentrale Rolle, sodass aufgrund dieser beiden Punkte die Formtheorie Spencer
Browns zum wichtigen Bestandteil der Systemtheorie wurde.

In *Die Gesellschaft der Gesellschaft* (1999) beschreibt Luhmann im Kapitel
Methodologische Vorbemerkungen einen Formbegriff der Kommunikation, der
zweiseitig gebaut ist und es ermöglicht, einen Kontext der Kommunikation
mitzudenken, der vielleicht im Moment noch unbestimmt ist, aber bestimmt

werden kann. Oder anders: Welche kommunikativen Anschlüsse wurden nicht gewählt, hätten aber gewählt werden können oder bleiben für spätere Verläufe der Kommunikation abrufbar? Ein formtheoretischer Kommunikationsbegriff unterscheidet zwischen eingeführten Freiheitsgraden und deren Konditionierung. Das heißt, jede Kommunikation eröffnet einen Spielraum an Möglichkeiten (Themen, Anschlüsse…), der in der Kommunikation durch die Kommunikation näher bestimmt, also eingeschränkt wird (ein Thema wurde gefunden, die Anschlüsse der Kommunikation beziehen sich auf dieses Thema).

Ein in dieser Art formtheoretisch geprägter Kommunikationsbegriff ist noch sehr allgemein und sagt noch nichts darüber aus, wie die Kontexte einer Kommunikation zu bestimmen sind, wie sich die Struktur einer Kommunikation entwickelt. Dirk Baecker hat diesen Kommunikationsbegriff weiter ausgearbeitet (vgl. Baecker 2005), um Luhmanns Beschreibung sozialer Strukturen entsprechend anzureichern.

Für Luhmann sind »soziale Strukturen nichts anderes als Erwartungsstrukturen« (Luhmann 1984, 397). Nach Baecker ist es nicht möglich, »sich auf Kommunikation einzulassen, ohne bestimmte Erwartungen damit zu verbinden, womit man es zu tun bekommt« (Baecker 2005, 87). Das heißt, die Freiheitsgrade, die durch die Kommunikation eingeführt werden (das Ausgeschlossene oder Unbestimmte, aber Bestimmbare), werden durch Erwartungen konditioniert (also näher bestimmt). In den Erwartungsstrukturen liegt folglich der Schlüssel zur genaueren Analyse und Rekonstruktion der Kontexturen einer Kommunikation. Baecker rekurriert auf die Netzwerktheorie von Harrison C. White (2008), die sich als Strukturtheorie anbietet, um Luhmann an dieser Stelle zu ergänzen, die aber gleichzeitig ein Verständnis von Netzwerken hat, das wie der Kommunikationsbegriff ebenfalls mit dem Spencer Brownschen Formbegriff kompatibel ist. White zufolge entstehen soziale Strukturen durch ein Netzwerk von Entwürfen, Erprobungen und Kontrollen von Identitäten. Die Identitäten der Netzwerkelemente (z. B. Personen oder Organisationen) sind jedoch nicht bereits im Vorfeld festgelegt, sondern emergieren erst durch den relationalen Bezug zu anderen Netzwerkelementen, indem Kontrollversuche ausgeübt und zugelassen werden. Der Kontrollbegriff wird hier im anglo-amerikanischen Sinne eines »control«, also lenken oder steuern verstanden, wie er in der Kybernetik verwendet wird (vgl. Ashby 1958). Ein Vorteil, dass die Netzwerktheorie Whites mit diesem Kontrollbegriff arbeitet, liegt darin, dass er Erwartungsstrukturen näher zu analysieren erlaubt.

> »Kontrolle ist […] als ein mitlaufendes Gedächtnis zu verstehen, das angesichts der komplexen Kontingenz der Welt auf ein Verstehen dieser Welt verzichtet und sich stattdessen an Erwartungen orientiert und diese Erwartungen mit Blick auf die tatsächlichen Ereignisse laufend korrigiert« (Baecker 2005, 27).

Übertragen auf den Formbegriff der Kommunikation bedeutet dies, dass in der »Netzwerkkommunikation« die Identität die unbestimmte Außenseite bezeichnet (Wie kann jemand in Erscheinung treten? Welche Möglichkeiten hat er, seine Ziele zu verfolgen und zu erreichen?). Die Kontrolle (bzw. Kontrollversuche) bezeichnet die Innenseite der Form, die die Identität näher bestimmt (Wie kann ein Netzwerkpartner versuchen, eigene Interessen möglichst weit durchzusetzen, also Aushandlungsprozesse zum eigenen Vorteil steuern, und welche Eingeständnisse müssen im Gegenzug gemacht werden?). Die mittels Identität in die Kommunikation eingeführten Freiheitsgrade werden durch wechselseitige Kontrollversuche konditioniert, wodurch soziale (Erwartungs-)Strukturen (und Kontexturen) entstehen, die einen kommunikativen Spielraum eröffnen und gleichzeitig Bedingungen für die Einschränkung des Bereichs möglicher Anschlussmöglichkeiten sind (vgl. Luhmann 1999, 430f.).

5. Dokumentarische Methode

Die kommunikativen Anschlüsse entscheiden über die Bedeutung dessen, was gesagt wurde. Erst wenn man die Kontexturen, in denen verbale Daten ihre Bedeutung gewinnen, mitberücksichtigt, lassen sich Sinngehalte rekonstruieren. An dieser systemtheoretischen Vorgabe orientiert sich dann auch das methodologische Primat der Dokumentarischen Methode, »welche davon ausgeht, dass sich die propositionalen Gehalte einer Äußerung erst *post hoc* mittels der durch die in den kommunikativen Anschlüssen gewählten Rahmungen bestimmen lassen« (Vogd 2006, 22).

Mit Hilfe der Dokumentarischen Methode wird versucht, den *modus operandi* der Praxis zu rekonstruieren (Bohnsack 2003, 68). Es geht nicht mehr darum, *was* Motive sind, sondern *wie* diese hergestellt werden. Den Schlüssel zur Rekonstruktion dieser Kontexturen und damit zur Bildung soziogenetischer Typen bildet die *komparative Analyse*. Diesem Schritt der Datenanalyse sind jedoch zwei weitere vorgeschaltet, die *formulierende* und die *reflektierende* Interpretation.[4]

---

4 Im Folgenden werden diese Analyseschritte genauer beschrieben, wobei hier mündliche Interviews als Datenlage dienen. Daher wird im Text von Interviews und Transkripten bzw. Transkriptionen gesprochen.

5.1   Formulierende Interpretation

Die formulierende Interpretation kann bereits vor der vollständigen Datentranskription geschehen, um relevante Textpassagen zu identifizieren und somit ggf. nur Teile eines gesamten Interviews einer Transkription zuzuführen. Dies ist eine Arbeitserleichterung, der man folgen kann, aber nicht muss.

Bei der formulierenden Interpretation werden die thematischen Verläufe des Interviews ermittelt, sodass man einen Überblick über die verschiedenen im Gespräch angesprochenen Themen erhält. Dies geschieht, indem eine thematische Gliederung oder Struktur des Interviewtextes erstellt wird. Von Interesse ist hier der *immanente* bzw. *kommunikative* Sinngehalt des Textes, also das, was *thematisch* wird. Erst im nächsten Schritt der reflektierenden Interpretation wird nach dem *modus operandi* gefragt, also danach, wie ein Thema behandelt wird (vgl. Bohnsack/Nohl 2007, 303).

Die Bedeutung eines Themas ergibt sich dabei nur »im Kontext der sie voraussetzenden Prämissen und den aus ihnen folgenden Festlegungen« (Vogd 2009 a, 57). Dem Beginn eines Themas, der Proposition, folgen die Elaboration und Konklusion. Das heißt, der »Charakter einer Äußerung als Proposition ergibt sich erst durch die Anschlüsse, die aus ihr folgen, d. h., erst im kommunikativen Prozess wird sie zu einem Grund, zu einem Sinn, der einen spezifischen Selektionszusammenhang entfaltet« (ebd.). Dies spricht für eine sequenzanalytische Vorgehensweise der Textinterpretation, wenn nach der Dokumentarischen Methode gearbeitet wird.

Wichtig bei der formulierenden Interpretation und der Ausarbeitung des thematischen Gerüsts ist, dass man im Relevanzsystem der Befragten bleibt, also keine nicht im Text enthaltenen wissenschaftlichen Vokabeln verwendet. Das bedeutet jedoch nicht, dass der thematische Gehalt nicht mit eigenen Worten zusammengefasst werden darf (vgl. Nohl 2006, 9). Die formulierende Interpretation sollte so vorgenommen werden, dass zuerst das Thema knapp, das heißt im Sinne einer Überschrift oder eines Schlagwortes, benannt wird. Anschließend folgt eine Inhaltsangabe der Passage, die dieses Thema behandelt. Es ist gewissermaßen eine Inhaltsanalyse, bei der noch keine reflektierende Interpretation vorgenommen wird. Am Ende der formulierenden Interpretation wird anhand der Überschriften der gefundenen Themen die Struktur des Ablaufs eines Interviews erkennbar, die durchaus einer Gliederung mit mehreren Ebenen (Themen und Unterthemen) entspricht.

Die Reformulierung bestimmter Textpassagen im Rahmen der formulierenden Interpretation bezieht sich noch konkret auf das »Was« eines Interviewtextes, auf die tatsächlich angesprochenen Inhalte. In der reflektierenden Interpretation geht es darum, dem »Wie« auf die Spur zu kommen (vgl. Nohl 2006, 46f.).

5.2   Reflektierende Interpretation

Hierbei geht es um die Frage, wie ein Thema oder ein Alltagsproblem bearbeitet und in welchem Orientierungsrahmen es behandelt wird. Dabei rückt die Sinngenese in den Vordergrund. Der Fokus liegt nun auf dem *modus operandi* der Herstellung der spezifischen Handlungs- und Orientierungsrahmen der Befragten.

Anhand der in der formulierenden Interpretation herausgearbeiteten Themen werden diese nach Problemstellungen hin untersucht: Welches Problem (oder Ereignis oder Phänomen) wird von der befragten Person angesprochen? Ganz im Sinne der *Kontingenzbearbeitung* wird anschließend versucht, die spezifische Selektivität für die Bearbeitung eines Problems herauszuarbeiten, das heißt, wie die befragte Person mit einem Problem umgeht oder in welcher Situation dieses Problem als solches auftaucht. An dieser Stelle wird das Datenmaterial interpretiert, indem vom konkret Gesagten abstrahiert und nach Strukturmerkmalen gesucht wird, die zu dem Gesagten führen könnten. Es ist also nicht mehr von Bedeutung, *was* konkret gesagt wurde, sondern *wie* es zustande kommt, welche Rahmenbedingungen es ermöglichen, dass ein Problem genau so behandelt wird.

Der so rekonstruierte Rahmen (ein bestimmtes Problem taucht aufgrund einer bestimmten Situation auf oder wird innerhalb eines bestimmten Kontextes bearbeitet) ist jedoch vorerst nur gedankenexperimentell zu verstehen, nicht als abgeschlossene Interpretation (vgl. Vogd 2006, 28 ff., Nohl 2006, 47 ff.). Eindeutige Zurechnungen auf Motive und Absichten werden im Rahmen der Dokumentarischen Methode nicht verfolgt.

An dieser Stelle geht im Forschungsprozess die reflektierende Interpretation bereits über in die komparative Analyse. Aus didaktischen Gründen werden reflektierende Interpretation und komparative Analyse meist getrennt beschrieben, forschungspraktisch jedoch parallel durchgeführt (vgl. Bohnsack/ Nohl 2007, 303 f.). Mit der komparativen Analyse wird innerhalb der reflektierenden Interpretation versucht, die Regelhaftigkeit von Orientierungsrahmen zu explizieren, um diese plausibler zu machen. Dazu wird nach einer Klasse von Reaktionen oder Lösungswegen (im selben oder anderen Interviewtexten) gesucht, die homolog bzw. funktional äquivalent zu der aktuell empirisch vorgefundenen Reaktion sind und miteinander verglichen (vgl. ebd.).

Die hier beschriebene Suche nach Gemeinsamkeiten und Ähnlichkeiten bei der Reaktion auf eine bestimmte Situation dient vor allem zur Plausibilisierung der explizierten Orientierungsrahmen. Die komparative Analyse bietet jedoch darüber hinaus die Möglichkeit, durch die Suche nach kontrastierenden Fällen, in denen anders reagiert wurde, in denen Probleme anders behandelt wurden, unterschiedliche Typen zu identifizieren und somit zu einer soziogenetischen Typenbildung beizutragen.

5.3   Komparative Analyse

Im Rahmen der reflektierenden Interpretation ging es vor allem darum, anhand unterschiedlicher Orientierungsrahmen die Erfahrungsdimensionen und Handlungsorientierungen vom Einzelfall zu abstrahieren. Dadurch wurde aber noch nicht deutlich gemacht, »in welchen sozialen Zusammenhängen und Konstellationen die typisierten Orientierungsrahmen stehen« (Nohl 2006, 57). Denn bisher wurde nur *eine bestimmte* Klasse von homologen Ereignissen beobachtet. Jede Beobachtung führt jedoch eine Unterscheidung ein, deren eine Seite bezeichnet wird, und deren andere Seite im Moment der Beobachtung unbezeichnet bleiben muss. Die Unterscheidung selbst fungiert dabei unbeobachtet (vgl. Luhmann 1992, 91). Dieser »blinde Fleck« der Beobachtung beschreibt das, was oben als Standortgebundenheit der Interpretation bezeichnet wurde. Die Schwierigkeit besteht darin, diese Standortgebundenheit methodisch zu kontrollieren, um zu generalisierbaren Aussagen und einer soziogenetischen Typenbildung zu gelangen. Dies kann – zumindest in begrenztem Umfang – durch den kontrastierenden Vergleich erreicht werden, indem empirisch überprüfbare Vergleichshorizonte gesucht und in die komparative Analyse eingeschlossen werden (vgl. Bohnsack/Nohl 2007, 304).

Die komparative Analyse, die eng mit dem vorherigen Schritt der reflektierenden Interpretation verknüpft ist, dient demnach vor allem dazu, verschiedene Erfahrungsdimensionen zu offenbaren, indem der Orientierungsrahmen systematisch variiert wird, um Zusammenhänge zwischen den verschiedenen Orientierungsrahmen herzustellen und zu einer mehrdimensionalen, soziogenetischen Typologie zu gelangen (vgl. Bohnsack/Nohl 2007, 304, Nohl 2006, 58 ff., Vogd 2005, 36 ff.).

Dazu werden Vergleichsfälle (sowohl innerhalb eines Interviews als auch Interview übergreifend) gesucht, in denen gleiche oder ähnliche Probleme geschildert wurden bzw. gleiche oder ähnliche Ereignisse auftreten. Von Interesse sind jetzt allerdings die unterschiedlichen Umgangsweisen, die verschiedenen Situationen, die andersartigen Kontexte, in denen dieses Problem oder Ereignis auftaucht. Die Orientierungsrahmen werden dadurch rekonstruiert, indem »ich Alternativen dagegenhalte, daß ich dagegenhalte, wie in anderen Gruppen die Weichen bei der Behandlung desselben bzw. eines vergleichbaren Themas anders gestellt werden: es werden Kontingenzen sichtbar« (Bohnsack 2008, 34). Eine soziogenetische Typologie bildet damit ein spezifisches Thema oder Problem in verschiedenen Kontexten ab, sodass sich anhand der unterschiedlichen

Umgangsweisen die vielfältige Struktur eines Untersuchungsgegenstandes angemessen rekonstruieren und veranschaulichen lässt.

5.4 Typenbildung und Typologien

Qualitativ forschen heißt mehr als nur Zitate als Beleg für die eigene Argumentation heranzuziehen. Idealerweise sollte trotz – im Vergleich zu quantitativ ausgerichteten Studien – geringerer Fallzahlen versucht werden, die Ergebnisse qualitativer Befragungen zu generalisieren. Eine gängige Vorgehensweise, das Allgemeine darzustellen, ist die Bildung von Typen und die Ausarbeitung einer Typologie.

Typenbildung erster und zweiter Ordnung

Bohnsack unterscheidet zwischen Typen erster Ordnung, die er auch *common sense* Typen nennt, und Typen zweiter Ordnung, die von ihm als *praxeologische* Typen bezeichnet werden (vgl. Bohnsack 2007 b, 225 ff.). Typenbildungen des common sense entsprechen der Vorgehensweise, wie sie Alfred Schütz (1971) in Anlehnung an Max Webers Idealtypen ausgearbeitet und weiterentwickelt hat. *Common sense* Typen bewegen sich auf der Ebene der Beobachtung erster Ordnung, das heißt, sie beschreiben, *was* für Motive den Akteuren unterstellt werden können, und nehmen eine Zuschreibung subjektiv gemeinten Sinns vor, die allerdings spekulativ bleiben muss. Ziel der Dokumentarischen Methode hingegen ist es, die Prozesse und die Prozessstrukturen der Herstellung von Motiven und Motivzuschreibungen selbst zu thematisieren, also von der Ebene der Beobachtung erster Ordnung auf die Ebene zweiter Ordnung zu wechseln und nach dem *wie* der Motivherstellung zu fragen (vgl. ebd.). Die Interpretation subjektiv gemeinten Sinns, so Bohnsack (2007 b, 228), kann nur Gegenstand, nicht aber Methode sozialwissenschaftlicher Analysen sein. Um dem gerecht zu werden, wird im Rahmen der Dokumentarischen Methode eine so genannte Typenbildung zweiter Ordnung vorgenommen.

Sinn- und Soziogenetische Typen

Die Rekonstruktion eines Orientierungsrahmens erlaubt die Beschreibung der Sinngenese dieses Rahmens. Im ersten Schritt der reflektierenden Interpretation und komparativen Analyse gelangt man so zu sinngenetischen Typen, das heißt, man rekonstruiert die spezifische Bearbeitungsweise der Akteure im Hinblick auf ein interessierendes Problem. Ein sinngenetischer Typ beschreibt somit *einen* Kontext (Orientierungsrahmen), innerhalb dem ein Problem bearbeitet wird. Die Frage ist, ob dieser Typ nun generalisierbar ist, ob er sich also tatsächlich auf eine bestimmte Problemlösungsstrategie beziehen lässt und somit zu einer bestimmten Typologie gehört. Mit der Dokumentarischen Methode eröffnet sich die Möglichkeit zur Bewältigung des Problems der Generalisierung in der qualitativen Sozialforschung (Bohnsack 2005). »Das Niveau der Validität der einzelnen Typik und die Möglichkeit ihrer Generalisierung sind davon abhängig, inwieweit sie von anderen, auf der Grundlage der fallspezifischen Beobachtungen ebenfalls möglichen, Typiken unterscheidbar sind, d. h. wie vielfältig bzw. multidimensional der einzelne Fall innerhalb einer ganzen Typologie verortet werden kann« (Bohnsack 2007 a, 328).

Diese Mehrdimensionalität bildet sich in der soziogenetischen Typologie ab. Hier werden die sinngenetischen Typen, die sich auf ein bestimmtes Problem beziehen, die aber in unterschiedlicher Weise bearbeitet werden, miteinander in Beziehung gesetzt und entsprechend zu einer Typologie zusammengefasst. Die Orientierungsrahmen der jeweiligen Akteure, die durch die sinngenetischen Typen abgebildet werden, erscheinen jetzt als »eine Orientierung innerhalb einer spezifischen funktionalen Beziehung« (Vogd 2008, 35). Mit Hilfe der soziogenetischen Interpretation sind Generalisierungen der jeweiligen sinngenetischen Typen im Sinne einer mehrdimensional konstruierten (soziogenetischen) Typologie möglich.

5.5   Beispielinterpretation Patientenorientierung

In diesem Absatz soll das praktische Auswertungsvorgehen der Dokumentarischen Methode anhand einer Beispielinterpretation eines Experteninterviews dargestellt werden. Um den Rahmen dieses Artikels nicht zu sprengen, muss auf eine umfassende Interpretation verzichtet werden. Gleichzeitig werden aus Gründen der besseren Erläuterung der Auswertungsschritte im Kontext der Dokumentarischen Methode die Analyseschritte etwas detaillierter beschrieben. Die einzelnen Analysesequenzen sind im folgenden Beispiel sehr kurz, bei umfangreichem Datenmaterial bietet es sich an, Proposition, Elaboration und Konklusion als Einheit für die formulierende und reflektierende Interpretation heranzuziehen und nicht so fragmentiert zu bearbeiten, wie es hier gezeigt wird.

Befragt wurden Experten aus Krankenhäusern und Pflegeeinrichtungen, die in ihrer Einrichtung mit der Patientenüberleitung bzw. dem Entlassungs-/Aufnahmemanagement zu tun hatten. Sie wurden zur Qualität der Kooperation und Vernetzung befragt sowie zu Aspekten der Patientenorientierung.

Formulierende und reflektierende Interpretation

In der folgenden Beispielsequenz geht es um Vorteile oder Möglichkeiten für das Krankenhaus, in dem die befragte Person arbeitet, durch die Kooperation mit anderen Einrichtungen und die Zusammenarbeit bei Entlassungen.

> Interviewpartner: »Einmal ist es ja so, dass wir nicht nur eine Abteilung oder eine Einrichtung sind, die immer nur entlässt. Wir sind ja auch eine Einrichtung, die aufnimmt. Insofern ist ein guter Kontakt zu den Nachsorgeeinrichtungen gleichzeitig auch ein guter Kontakt zu den Einweiseeinrichtungen. Denn das ist oft derselbe. Das ist schon mal der erste Punkt.
> Der zweite Punkt ist der, dass wir, wenn wir auf den Patienten gucken, und das ist ja so ein bisschen auch meine Perspektive hier, der Vorteil ist natürlich, dass der Patient deutlich orientierter ist und sich viel sicherer fühlt, wenn er feststellt, dass die, die ihn versorgen, alle zusammenarbeiten und wissen voneinander. Und auch auf dem Informationsniveau auf derselben Höhe sind und er nicht dauernd dasselbe gefragt wird oder irgendwie jeder fragt ihn neu. Also für den Patienten ist das auf jeden Fall von Vorteil, wenn wir alle gut zusammenarbeiten.«

Das hier einsetzende Thema orientiert sich eng an der Frage des Leitfadens und könnte mit *Vorteile der Kooperation* sowie *Patientenperspektive* umschrieben werden. Eine *formulierende Interpretation* dieses Absatzes könnte bspw. so aussehen:

> Vorteile der Kooperation mit anderen Einrichtungen und Patientenperspektive
> Interviewpartner schildert verschiedene Formen der Zusammenarbeit sowohl bei der Aufnahme von Patienten als auch bei der Überleitung und Entlassung. Ein guter Kontakt zu den Kooperationspartnern ist wichtig, vor allem weil Einweiser und Nachsorger oftmals dieselben Adressaten sind. Interviewpartner beschreibt weiter die Vorteile einer Zusammenarbeit im Hinblick auf die Patientensicherheit und -zufriedenheit, wenn alle Informationen untereinander ausgetauscht werden und der Eindruck einer guten Kooperation beim Patienten entsteht.

Bereits an dieser Stelle im Interview, bevor die Elaboration des Themas durch den Interviewpartner einsetzt, kann die *reflektierende Interpretation* durchgeführt werden.

> Die Aussage des Interviewpartners scheint aus dem logischen Raum des Systems gedacht, das heißt, er spricht aus der Organisationsrationalität heraus, nicht aus der Nutzerrationalität. Spielt Nutzerperspektive eine Rolle? Interviewpartner versteht das Netzwerk als Geben und Nehmen von Fällen, denkt ressourcenorientiert. »Wir brauchen verlässliche Partner«, es entsteht eine win-win-Situation, der Patient spielt hier erstmal keine Rolle. Informationssymmetrie zwischen den Kooperationspartnern wird als deutlicher Vorteil für den Patienten hervorgehoben. Auffällig ist dabei, dass der Interviewpartner davon ausgeht, dass a) der Patient merkt, wie sich die Kooperation gestaltet, und er dadurch Sicherheit vermittelt bekommt, b) dass die Kooperation hier vor allem mit dem Schwerpunkt »Informationsaustausch« verstanden wird, und

schließlich, dass c) gute Zusammenarbeit zum Abbau der Informationsasymmetrie (Informationsaustausch) führt.

Im nächsten Absatz lässt sich die Elaboration des einsetzenden Themas herauslesen.

Interviewpartner: »Dann ist es natürlich für die Abläufe prima, denn wir planen nicht nur aus dem hohlen Bauch und nicht nur aus medizinischen Gründen, sondern wir planen auch aus DRG-Abrechnungsgründen den Verhandlungsverlauf, der uns ja eine bestimmte Zeit vorgibt. Das Erreichen der mittleren Grenzverweildauer ist für uns durch die Krankenkassen Pflicht. Das müssen wir, und das geht manchmal gegen unseren Wunsch, und das geht auch manchmal gegen den Patientenwunsch. Manchmal, ganz selten, geht es auch gegen den Einrichtungswunsch. Ganz besonders dann, wenn es um Reha-Einrichtungen geht, die sich etwas bissig zeigen.«

– Formulierende Interpretation

Planung, Kosten- und Abrechnungsaspekte der Zusammenarbeit
Ein weiterer Punkt betrifft weniger die Kooperation direkt, sondern auch die allgemeine Planung »drumherum«, die ebenfalls die Zusammenarbeit tangiert. Hier wird vom Interviewpartner der Zeitaspekt angesprochen (Verweildauer), der dem Krankenhaus als äußere Vorgabe erscheint. Aufgrund der anzustrebenden mittleren Grenzverweildauer sind Krankenhäuser angehalten, Patienten zu einem bestimmten Zeitpunkt zu entlassen.

– Reflektierende Interpretation

Der Zeitaspekt (DRG) scheint dem Interviewpartner übergeordnet zu sein und wird als strukturierendes Element, das die Kooperation in einen zeitlichen Rahmen einbettet, beschrieben. Die Zeitvorgaben durch die DRG betreffen die Akteure auf unterschiedliche Weise, der Interviewpartner scheint hier eine Abstufung nach Relevanz (im Sinne von störenden Einflüssen) vorzunehmen: am direktesten oder meisten sind »wir« betroffen, »manchmal« die Patienten und »ganz selten« auch die Einrichtungen (»Störanfälligkeitshierarchie«).

Im weiteren Gesprächsverlauf wird die *Konklusion* erkennbar:

Interviewpartner: »Wie dem auch sei, den Ablauf vernünftig zu gestalten oder strukturieren zu können nach all den Belangen, um die es geht. Patientenwunsch und Orientierung, medizinischer Behandlungsverlauf, ein gleich bleibend hohes Niveau in der Versorgung des Patienten und auch ein möglichst punktgenaues Entlassen ist ausgesprochen gefördert, wenn die Verbindung intern-extern funktioniert. Mal ganz abgesehen davon, dass ein vernünftiges miteinander Arbeiten auch das Arbeitsklima deutlich verbessert, und wir hier viel weniger Arbeit haben, wenn wir auf kurzem Weg anrufen können, hey Kuddel, da kommt jemand, du kennst ihn schon und so und so. Also das ist natürlich viel einfacher, als wenn wir irgendwelche bürokratischen Wege gehen müssen oder immer den kompliziertesten Weg wählen müssen. Und es macht schlicht mehr Spaß.«

Komparative Analyse und Typenbildung

Im weiteren Verlauf des Interviews werden Fragen zu möglichen Nachteilen oder Schwierigkeiten im Rahmen der Kooperation mit anderen Einrichtungen gestellt. Auch hier werden bestimmte Themen angesprochen, teilweise auch implizit. Jetzt lässt sich im Rahmen der *komparativen Analyse* nachprüfen, wie z. B. Aspekte der Patientenorientierung weiterhin durch den Interviewpartner behandelt werden. Der Interviewpartner stellt die Arbeitsabläufe bei der Zusammenarbeit in den Vordergrund, der Patient (wie auch die Einrichtungen) profitiere aber davon, denn die unternommenen Anstrengungen führen laut Interviewpartner zwangsläufig zur verbesserten Versorgung für den und Orientierung am Patienten. Der Interviewpartner scheint bezogen auf Patientenorientierung vom Typ »Ablaufchecker« zu sein: Stimmen die kontrollierten Abläufe, stimmt auch die Patientenorientierung.

Im Rahmen einer Interview übergreifenden komparativen Analyse konnte in einem anderen Interview eine ganz andere Vorstellung von Patientenorientierung ausgemacht werden. Hier findet sich der Typ »Patientenempath«, der auch nach der Entlassung eines Patienten sich um sein Wohlergehen kümmern und den weiteren Behandlungsverlauf überprüfen, zumindest aber (durch Feedbackschleifen) verfolgen möchte.

Die Orientierungsrahmen stehen offenbar in unterschiedlichen sozialen Zusammenhängen. Um diese zu rekonstruieren und zu einer mehrdimensionalen Typologie zu gelangen, werden weitere Orientierungsrahmen gesucht, die »quer« zur sinngenetischen Typologie der Patientenorientierung stehen. So könnte beispielsweise die Bearbeitung des Themas Patientenorientierung durch eine berufsethische Grundhaltung gekennzeichnet sein: Gehört es zur Grundhaltung, Abläufe und Strukturen zu gestalten, oder sieht man seine Kernkompetenz, eher holistisch, im Kümmern um den Patienten? »Berufsethos« als weiterer Vergleichshorizont könnte erklären, welche Rahmenbedingungen zu einer bestimmten Vorstellung oder Umsetzung von Patientenorientierung führen.

6.   Diskussion – Chancen und Grenzen der Dokumentarischen Methode

In diesem Artikel wurde gezeigt, wie die Dokumentarische Methode eingesetzt werden kann, um Handlungslogiken von Akteuren und Funktionsweisen bestimmter Phänomene zu rekonstruieren. Der zentrale Punkt bei der Anwendung der Dokumentarischen Methode ist, das Augenmerk *nicht* auf den subjektiv gemeinten Sinn der Akteure, sondern auf den *modus operandi* der Praxis zu lenken. Zur Veranschaulichung dienten Experteninterviews, die mit Tonband aufgenommen und anschließend transkribiert wurden, also in Textform vorliegen. Diese Form der Datenerhebung hat gegenüber Videoaufnahmen oder teilnehmender Beobachtung den Nachteil, dass Gestiken, Mimiken und anderes nonverbales Geschehen nicht dokumentiert sind (außer vielleicht in vom Forscher angelegten Postskripten). Wie gezeigt wurde, ist es dennoch möglich, mit Hilfe von Interviews Handlungsorientierungen zu rekonstruieren und sowohl etwas über die Akteure selbst als auch die »Spielregeln« zu erfahren, in deren Kontext die Praxis als solche hergestellt wird.

Für die Pflegeforschung kann dies bedeuten, Handlungen und Vorstellungen der Akteure nicht nur mit ihren (unterstellten) Motiven und Zwecken zu verknüpfen, sondern pflegerisches Handeln aus einer Eigenlogik heraus zu denken, die Vergleichshorizonte schafft und erklären kann, warum sich z. B. Pflege im Krankenhaus unterscheiden könnte von Pflege in (Langzeit-)Pflegeeinrichtungen oder aber unter welchen Bedingungen bestimmte Phänomene trotz unterschiedlicher Rahmenbedingungen ähnlich erscheinen.

Die Grenzen der Dokumentarischen Methoden liegen folglich auf der Hand: Mit Hilfe dieser Methode lässt sich nur schwierig analysieren, was eine Pflegekraft in einer bestimmten Situation oder durch eine bestimmte Handlung genau beabsichtigt, was Patienten für Wünsche und Ansprüche haben in einer Pflegeinteraktion. Dies muss jedoch nicht immer nachteilig sein. Gerade im Hinblick auf die Interaktion mit Menschen mit Demenz könnte der Einsatz der Dokumentarischen Methode instruktiv sein: Ist die Übernahme der subjektiven Perspektive ohnehin schwierig und kaum zu interpretieren, so lässt sich unter Umständen sehr viel mehr über den Umgang mit Menschen mit Demenz und deren Befindlichkeiten erfahren, wenn der *modus operandi* rekonstruiert werden kann und Zurechnungsprozesse des interpretierenden Forschers auf mögliche (sic!) Motive und Zwecke unterbleiben können.

Literatur

Ashby, W. Ross (1958): Requisite Variety and Its Implications for the Control of Complex Systems. In: Cybernetica, 1. Jg., H. 2, 83–99.

Baecker, Dirk (1999): Organisation als System. Frankfurt am Main.

Baecker, Dirk (2002): Wozu Systeme? Berlin.

Baecker, Dirk (2005): Form und Formen der Kommunikation. Frankfurt am Main.

Bohnsack, Ralf (2003): Rekonstruktive Sozialforschung. Einführung in qualitative Methoden. 5. Aufl. Opladen.

Bohnsack, Ralf (2005): Standards nicht-standardisierter Forschung in den Erziehungs- und Sozialwissenschaften. In: Zeitschrift für Erziehungswissenschaft, 7. Jg., Beiheft Nr. 3 (Standards und Standardisierung in der Erziehungswissenschaft), 65–83.

BOHNSACK, Ralf (2007 a): Dokumentarische Methode. In: Buber, Renate/Hartmut Holzmüller (Hg.): Qualitative Marktforschung. Konzepte – Methoden – Analysen. Wiesbaden, 320–330.

BOHNSACK, Ralf (2007 b): Typenbildung, Generalisierung und komparative Analyse. Grundprinzipien der dokumentarischen Methode. In: Bohnsack, Ralf/Iris Nentwig-Gesemann/Arnd-Michael Nohl (Hg.): Die dokumentarische Methode und ihre Forschungspraxis. Grundlagen qualitativer Sozialforschung. 2. Aufl. Wiesbaden, 225–253.

BOHNSACK, Ralf (2008): Rekonstruktive Sozialforschung. Einführung in qualitative Methoden. Opladen.

BOHNSACK, Ralf (2010): Dokumentarische Methode und Typenbildung. Bezüge zur Systemtheorie. In: John, Rene/Anna Henkel/Jana Rückert-John (Hg.): Die Methodologien des Systems. Wie kommt man zum Fall und wie dahinter? Wiesbaden, 291–320.

BOHNSACK, Ralf/Iris Nentwig-Gesemann/Arnd-Michael Nohl (Hg.) (2007): Die dokumentarische Methode und ihre Forschungspraxis. Grundlagen qualitativer Sozialforschung. 2. Aufl. Wiesbaden.

BOHNSACK, Ralf/Arnd-Michael Nohl (2007): Exemplarische Textinterpretation. Die Sequenzanalyse der dokumentarischen Methode. In: Bohnsack, Ralf/Iris Nentwig-Gesemann/Arnd-Michael Nohl (Hg): Die dokumentarische Methode und ihre Forschungspraxis. Grundlagen qualitativer Sozialforschung. 2. Aufl. Wiesbaden, 303–307.

FLICK, Uwe/Ernst von Kardoff/Ines Steinke (Hg.) (2000): Qualitative Forschung. Ein Handbuch. Reinbek bei Hamburg.

FUCHS, Peter (2004): Der Sinn der Beobachtung. Begriffliche Untersuchungen. Weilerswist.

GARFINKEL, Harold/Harvey Sacks (2004): Über formale Strukturen praktischer Handlungen. In: Strübing, Jörg/Bernt Schnettler (Hg.): Methodologie interpretativer Sozialforschung. Klassische Grundlagentexte. Konstanz, 389–426.

KELLE, Udo (1997): Empirisch begründete Theoriebildung. Zur Logik und Methodologie interpretativer Sozialforschung. 2. Aufl. Weinheim.

LINDEMANN, Gesa (2006): Handlung, Interaktion, Kommunikation. In: Scherr, Albert (Hg.): Soziologische Basics. Eine Einführung für Pädagogen und Pädagoginnen. Wiesbaden, 67–73.

LUHMANN, Niklas (1984): Soziale Systeme. Grundriß einer allgemeinen Theorie. Frankfurt am Main.

LUHMANN, Niklas (1986): Ökologische Kommunikation. Kann die moderne Gesellschaft sich auf ökologische Gefährdungen einstellen? Opladen.

LUHMANN, Niklas (1992): Die Wissenschaft der Gesellschaft. Frankfurt am Main.

LUHMANN, Niklas (1999): Die Gesellschaft der Gesellschaft. 2. Aufl. Frankfurt am Main.

LUHMANN, Niklas (2005): Was ist Kommunikation? In: Ders.: Soziologische Aufklärung 6: Die Soziologie und der Mensch. 2. Aufl. Opladen, 109–120.

MATURANA, Humberto/Francesco Varela (1980): Autopoiesis and Cognition. The Realization of the Living. Boston.

MEAD, George Herbert (1934): Mind, Self, and Society from the Standpoint of a Social Behaviorist. Reprint Chicago, IL, Chicago UP (1962).

NASSEHI, Armin (1997): Kommunikation verstehen. In: Sutter, Tilmann (Hg.): Beobachten verstehen, Verstehen beobachten. Perspektiven einer konstruktivistischen Hermeneutik. Opladen, 135–163.

NASSEHI, Armin/Irmhild Saake (2002): Kontingenz: Methodisch verhindert oder beobachtet? Ein Beitrag zur Methodologie der qualitativen Sozialforschung. Zeitschrift für Soziologie, 31. Jg., H. 1, 66–86.

NOHL, Arnd-Michael (2006): Interview und dokumentarische Methode. Anleitungen für die Forschungspraxis. Wiesbaden.

SAAKE, Irmhild/Werner Vogd (Hg.) (2008): Moderne Mythen der Medizin. Studien zur organisierten Krankenhausbehandlung. Wiesbaden.

SCHÜTZ, Alfred (1971): Gesammelte Aufsätze. Bd. 1: Das Problem der sozialen Wirklichkeit. Den Haag (Original von 1962).

SCHÜTZ, Alfred (2004): Der sinnhafte Aufbau der sozialen Welt. Eine Einleitung in die verstehende Soziologie. Konstanz.

SCHÜTZEICHEL, Rainer (2004): Soziologische Kommunikationstheorien. Konstanz.

SIMON, Fritz B. (2007): Einführung in die systemische Organisationstheorie. Heidelberg.

SPENCER BROWN, George (1972): Laws of Form. New York (dt. 1997).

STEINKE, Ines (2000): Gütekriterien qualitativer Forschung. In: Flick, Uwe/Ernst von Kardorff/Ines Steinke (Hg.): Qualitative Forschung. Ein Handbuch. Reinbek bei Hamburg, 319–331.

VOGD, Werner (2005): Systemtheorie und rekonstruktive Sozialforschung. Eine empirische Versöhnung unterschiedlicher theoretischer Perspektiven. Opladen.

VOGD, Werner (2006): Die Organisation Krankenhaus im Wandel. Eine dokumentarische Evaluation aus Sicht der ärztlichen Akteure. Bern.

VOGD, Werner (2007): Empirie oder Theorie? Systemtheoretische Forschung jenseits einer vermeintlichen Alternative. In: Soziale Welt, 58. Jg., H. 3, 295–321.

VOGD, Werner (2008): Paradoxien einer chirurgischen Abteilung. Wenn leitende Akteure zugleich entscheiden und funktionieren sollen. In: Saake, Irmhild/Werner Vogd (Hg.): Moderne Mythen der Medizin. Studien zur organisierten Krankenhausbehandlung. Wiesbaden, 109–136.

VOGD, Werner (2009 a): Rekonstruktive Organisationsforschung. Qualitative Methodologie und theoretische Integration – eine Einführung. Opladen.

VOGD, Werner (2009 b): Braucht die neue Medizin das Subjekt? Überlegungen zur Organisation der Krankenbehandlung im Zeitalter des New Public Management. In: Mozygemba, Kati u. a. (Hg.): Nutzerorientierung. Ein Fremdwort in der Gesundheitssicherung? Bern, 113–120.

VOGD, Werner (2009 c): Systemtheorie und Methode? Zum komplexen Verhältnis von Theoriearbeit und Empirie in der Organisationsforschung. In: Soziale Systeme, 15. Jg., H. 1, 97–136.

VOGD, Werner (2010): Methodologie und Verfahrensweise der dokumentarischen Methode und ihre Kompatibilität zur Systemtheorie. In: John, Rene/Anna Henkel/Jana Rückert-John (Hg.): Die Methodologien des Systems. Wie kommt man zum Fall und wie dahinter? Wiesbaden, 121–140.

WEBER, Max (1922/1980): Wirtschaft und Gesellschaft. Tübingen

WEICK, Karl E. (1998): Der Prozeß des Organisierens. 2. Aufl. Frankfurt am Main.

WHITE, Harrison C. (2008): Identity and Control. How Social Formations Emerge. 2. Aufl. Princeton.

Kapitel 3: Diskussion der Ergebnisse im Kontext des pflegerischen Handelns

Nadin Dütthorn / Jutta Busch

Rekonstruktive Fallarbeit in pflegedidaktischer Perspektive

1. Einleitung

In diesem Beitrag werden die im vorliegenden Band vorgestellten Ansätze zur Rekonstruktiven Fallarbeit einer pflegedidaktischen Reflexion unterzogen. Dabei werden die fachwissenschaftlichen Aufsätze unter Bezugnahme auf pflegedidaktische Kategorien reflektiert und damit einer entsprechenden Pflegebildungspraxis zugänglich gemacht.

Um diese Zielperspektiven einzulösen, sollen zunächst einige Darstellungen zum disziplinären Verständnis der Pflegedidaktik und zu ihren Herausforderungen skizziert werden. Anschließend lassen sich übergeordnete Reflexionskategorien aus aktuellen pflegedidaktischen Modellen und Konzepten ableiten, die sodann als Analysekriterien an die vorgestellten Methoden der Rekonstruktiven Fallarbeit angelegt werden. Damit soll die Relevanz der jeweiligen Methode Rekonstruktiver Fallarbeit für pflegedidaktische Handlungsfelder kritisch beleuchtet werden.

2. Ausgangslage: Pflegedidaktische Herausforderungen im Brennpunkt einer professionsorientierten Handlungswissenschaft

Aneignung und Vermittlung pflegeberuflicher Kompetenzen bedürfen einer differenzierten Betrachtung. Mit pflegeberuflichen Bildungsprozessen ist – ebenso wie mit allen weiteren beruflichen Bildungsprozessen – der Anspruch verbunden, sowohl die gesellschaftlichen Rahmenbedingungen des beruflichen Handelns in den Blick zu nehmen, als auch die spezifischen beruflichen Charakteristika und Herausforderungen wissenschaftsorientiert zu reflektieren und entsprechende Erkenntnisse dann schließlich unter Rekurs auf strukturelle und bildungspolitische Entwicklungen gegenstandsangemessen in pflegedidaktische

Handlungsfelder zu übersetzen. Ertl-Schmuck und Fichtmüller (2009) beschreiben die Disziplin Pflegedidaktik als eine Handlungswissenschaft, die sich in der Verschränkung von Pflegebildungspraxis und klinischer Pflegepraxis begründet und ihre disziplinäre Eigenständigkeit daher primär in Auseinandersetzung mit den Erziehungswissenschaften und der Pflegewissenschaft fundiert. Vor diesem Hintergrund sind die wissenschaftstheoretischen Bezüge der Pflegedidaktik breit anzulegen, Pflegedidaktik begründet sich – ebenso wie die Pflegewissenschaft – in einem ›paradigmatischen Pluralismus‹ (vgl. Hülsken-Giesler/Dütthorn 2011). Die folgenden vier Thesen skizzieren aktuelle Herausforderungen zur gegenstandsspezifischen Konturierung der Disziplin Pflegedidaktik in Deutschland (vgl. Dütthorn 2014).

2.1 Pflegedidaktik als Berufsfelddidaktik ist über die Integration verschiedener Bezüge zu begründen, nicht über simple Addition von Erkenntnissen aus Bezugswissenschaften

Der Gegenstand der Pflegedidaktik nimmt Bezug auf unterschiedliche Bereiche des sozialen Handelns, knüpft mit der Entwicklung von disziplinären Reflexions- und Orientierungsrahmen zur Gestaltung pflegeberuflicher Lern- und Bildungsprozesse insbesondere an pflegewissenschaftliche, erziehungswissenschaftliche und berufspädagogische Perspektiven an (vgl. Ertl-Schmuck/Fichtmüller 2009) und hat neben den je eigenen Strukturlogiken dieser Wissenschaften überdies auch Aspekte des berufsbezogenen Wissens und Handels didaktisch aufzubereiten. Die Pflegedidaktik versteht sich in diesem Sinne als eine weit reichende Berufsfelddidaktik, die sich trotz Rückgriff auf theoretische und empirische Befunde der Bezugswissenschaften um eine eigenständige Argumentation ihrer didaktischen Entscheidungen, Begründungen und Reflexionen bemüht (vgl. ebd.). Die Disziplin Pflegedidaktik verwehrt sich dabei gegen Versuche der Subsumption unter rein erziehungswissenschaftlichen oder pflegewissenschaftlichen Argumentationslogiken. Vielmehr wird eine gegenstandsangemessene Integration bezugswissenschaftlicher Perspektiven angestrebt.

2.2 Pflegedidaktik hat in einem doppelten Praxisbezug Aspekte der klinischen Pflege wie auch der Pflegebildungspraxis zu berücksichtigen. Dabei ist einer methodologischen Doppelseitigkeit zwischen komplexen, situativen Handlungsbezügen und wissenschaftlichem, operationalisierbarem Regelwissen zu entsprechen

Die Besonderheit der Pflegedidaktik gegenüber weiteren Berufsfelddidaktiken begründet sich in der spezifischen Konstellation aus theoretisch-reflexiven Rahmungen und Bezügen zur Pflegebildungspraxis und zur Praxis der berufspraktischen Versorgung in den verschiedenen Handlungsfeldern der Pflege. Pflegedidaktik steht damit im Spannungsverhältnis von wissenschaftlicher Theoriebildung, Praxis des Lehrens und Lernens sowie klinischer Praxis der Pflege selbst (vgl. Ertl-Schmuck/Fichtmüller 2009). Dabei richtet sich der pflegedidaktische Blick wechselseitig auf das professionelle Pflegehandeln und ebenso auf das professionelle Unterrichtshandeln in Kontexten der Pflegebildung. Ein Spannungsverhältnis ergibt sich hierbei im widersprüchlichen Bemühen um Verständigung über Selbstäußerungen aus den jeweiligen pflegeberuflichen und pflegepädagogischen Praxisfeldern einerseits und ihrer konzeptuellen Abstraktion in pflegedidaktischen Theorien, Modellen und Ansätzen andererseits. Pflegedidaktische Theoriebildung setzt hierbei eine reflektierende Distanz zum Praxisfeld voraus. In diesem doppelten Bezug zur Handlungspraxis einerseits und zur wissenschaftlichen Begründungspflicht andererseits wird die in der pflegewissenschaftlichen Diskussion verhandelte methodologische Doppelseitigkeit des professionellen Handelns in personenbezogenen Dienstleistungsberufen auch für pflegedidaktische Handlungsfelder bedeutsam (vgl. Ertl-Schmuck/Fichtmüller 2010). Pflegedidaktische Erkenntnisse sind demnach in Bezug auf Bestände eines allgemeingültigen, wissenschaftsorientierten Regelwissens einerseits und mit Blick auf die situativen und kontextgebundenen Besonderheiten des Einzelfalls andererseits konturiert.

2.3 Pflegedidaktische Handlungsfelder und Reflexionsebenen beziehen sich über eine methodische Mikroebene hinaus auch auf wissenschaftliche Gegenstandsbereiche einer institutionellen Mesoebene und einer gesellschaftspolitischen Makroebene

Die Disziplin Pflegedidaktik ist in ihren vielfältigen interdisziplinären Bezügen in paradigmatischer Pluralität zu begründen (vgl. Hülsken-Giesler/Dütthorn 2011). Pflegedidaktische Handlungsfelder sind überdies auf einer Makro-, Meso- und Mikroebene zu verorten, die Aufgabenbereiche umfassen gesellschaftliche, institutionsspezifische aber auch subjektorientierte Aspekte (vgl.

Ertl-Schmuck/Fichtmüller 2009). Pflegedidaktik weist damit eine hohe Komplexität auf und reicht deutlich über die häufig vorgenommene Reduktion auf eine »Methodenlehre« hinaus. Vielmehr sind Lehrende in pflegebezogenen Studien- und Ausbildungsprogrammen aufgefordert, neben der Reflexion von konkreten Lehr-Lernarrangements insbesondere auch Fragen auf struktureller und curricular-konzeptueller Ebene in den Blick zu nehmen und Diskussionen zu gesellschaftlichen und bildungspolitischen Rahmenbedingungen zu berücksichtigen (vgl. Hülsken-Giesler u. a. 2013, Dütthorn 2014).

2.4 Spezifische mikrodidaktische Herausforderungen der Pflegedidaktik ergeben sich über die gegenstandsspezifische Gestaltung von Lern- und Bildungsprozessen in der Pflege als einem körper- und leibnahen Beruf

Eine wesentliche Grundlage zur Entwicklung eines pflegedidaktischen Reflexionsrahmens bilden die Prämissen der pflegewissenschaftlichen Handlungsdimensionen in ihrer hermeneutischen und leibphänomenologischen Ausrichtung. Berufliche Pflege grenzt sich von anderen personenbezogenen Dienstleistungsberufen in ihren »elementaren Strukturen eines durch face-to-face-, body-to-body- und side-by-side-Beziehungen charakterisierten Interaktionsprozesses« (Remmers 2000, 13) ab. Der spezifische und konstitutive Patienten- und Klientenbezug in der beruflichen Pflege erfordert die reflexive Auseinandersetzung mit der Bedeutung des Leibkörpers in der Pflege als Ausgangspunkt einer pflegeberuflichen Könnerschaft (vgl. Böhnke in diesem Band) und verweist damit erneut auf die Bedeutung der doppelten Handlungslogik des professionellen Pflegehandelns. Aufgabe pflegedidaktischer Ansätze ist es dabei, entsprechende Reflexionen in der notwendigen Breite anzulegen, das heißt beispielsweise empirisch-analytische, hermeneutische, phänomenologische oder auch kritisch-theoretische Perspektiven auf den jeweiligen Bildungsgegenstand zuzulassen, entsprechende Folgerungen (ggf. in Perspektive verschiedener Bezugswissenschaften) wahrzunehmen und in ihrer Bedeutung für pflegeberufliche Lern- und Bildungsprozesse zu reflektieren. Erst über diesen mühsamen Weg können pflegespezifische Kontextualitäten zur Ausbildung einer professionellen, reflexiven Könnerschaft berücksichtigt und pflegedidaktisch begründet werden. »Insofern darf die Pflegedidaktik die Spannungen zu ihrer Bezugsdisziplin nicht auflösen. Es ist davor zu warnen, Pflegewissenschaft vereinfachend als Fundgrube für Unterrichtsinhalte und -ziele zu verstehen. Spezifika dieser ebenfalls disziplinären Wissenschaft sind anzuerkennen und auf ihre didaktische Relevanz situationsspezifisch je neu auszuloten.« (Ertl-Schmuck/Fichtmüller 2009, 38)

3. Begründung pflegedidaktischer Reflexionskategorien zur Analyse von Methoden der Rekonstruktiven Fallarbeit

Während frühe pflegdidaktische Arbeiten noch instrumentelle Vermittlungsziele zur sachanalytischen Strukturierung pflegerischer Lerninhalte verfolgten[1], entwickelten sich ab den 1990er Jahren Modelle einer wissenschaftlich und wissenschaftstheoretisch fundierten pflegedidaktischen Perspektive, die von Beginn an ausgeprägte phänomenologisch-hermeneutische und kritisch-theoretische Bezüge aufweisen (vgl. Wittneben 1991, Darmann 2000, Darmann-Finck 2010a, Ertl-Schmuck 2000, Greb 2003, Fichtmüller/Walter 2007). Die Integration pflegewissenschaftlicher, erziehungswissenschaftlicher und gesellschaftswissenschaftlicher Bezüge wird dabei konzeptuell durch die pflegedidaktische Entwicklung heuristischer Planungs- und Reflexionsinstrumente geleistet. Trotz differierender wissenschaftstheoretischer Verortungen der inzwischen etablierten pflegedidaktischen Modelle lassen sich durch den durchgehend starken Einfluss von geisteswissenschaftlichen Bezügen übergreifende Kategorien erkennen und als pflegedidaktisch relevante Kernkategorien herausstellen (vgl. Dütthorn 2014). Diese werden im Folgenden skizziert und als pflegedidaktische Reflexionskategorien zur Analyse der in diesem Band diskutierten Ansätze der Rekonstruktiven Fallarbeit genutzt.

3.1 Bildungstheoretischer Begründungsrahmen und Reflexion von gesellschaftlichen Widersprüchen

Während sich berufspädagogische Ansätze derzeit primär um eine standardisierte und verwertungsorientierte Abbildung beruflicher Kompetenzen im europäischen und internationalen Qualifikationskanon bemühen, verfolgen pflegedidaktische Modelle und Konzepte vorzugsweise eine gesellschaftskritische Orientierung in kritisch-konstruktiver Wendung. Dabei wird insbesondere Anschluss gesucht an die allgemeindidaktischen Arbeiten von Wolfgang Klafki (1993), um einen Bildungsbegriff für die Pflege aufzunehmen, der die Persönlichkeitsentwicklung der Individuen zur Selbstbestimmung sowie zur autonomen Entfaltungs- und Mitbestimmungsfähigkeit in den Mittelpunkt stellt (vgl. Wittneben 1991, Darmann-Finck 2010 a, b, Schwarz-Govaers 2009). Darmann-Finck (2010 a, 29f.) notiert dazu: »Übergeordnetes Ziel der Pflegebildung ist dabei stets die emanzipative Persönlichkeits- und Identitätsbildung der Auszubildenden.« Das Bildungsziel der Emanzipation verpflichtet zur Sensibilisierung und Reflexion

---

1 Vgl. dazu die pflegedidaktischen Ansätze des ›Duisburger Modells‹ und des ›Aarauer Modells‹ in Fichtmüller/Walter (2007), 80 f.

gesellschaftskritischer Perspektiven. Darüber hinaus zielt emanzipative Bildung auf die Stärkung der Mündigkeit des Subjektes sowie auf eine Reduktion von entwicklungshinderlichen Bedingungen der Verdinglichung, der Unterdrückung der Vernunft und Selbstentfremdung des Menschen (vgl. Mollenhauer 1973 in: Sahmel 1999). In diesem Verständnis zeigt sich die Pflegedidaktik bemüht, funktionalistisch ausgerichteten und vorzugsweise an Verwertungsinteressen orientierteren Kompetenz(-mess)modellen ein kritisch-konstruktives Verständnis von Pflegebildung gegenüberzustellen, das sich an komplexen beruflichen Schlüsselproblemen orientiert und den Lernenden zur Entfaltung einer reflexiven Identitätsbildung verhilft (vgl. Darmann-Finck 2010 b).

3.2   Lernsubjekte als Ausgangspunkt pflegedidaktischer Entscheidungen

Pflegedidaktische Modelle fokussieren auf den gezielten Einbezug der Lernsubjekte für eine selbstbestimmte Gestaltung von beruflichen Bildungsprozessen (vgl. Darmann-Finck 2010 a, b, Ertl-Schmuck 2000, 2010 a, Greb 2010). In dialogisch gestalteten Aushandlungsprozessen »verständigen sich die Beteiligten in Lehr- und Lernprozessen im Kontext der zu verhandelnden Lerngegenstände mit jenen Deutungen, die ihnen biographisch in ihrem sozialen und gesellschaftlichen Eingebundensein als Alltagstheorien und Erfahrungswissen gegeben sind« (Ertl-Schmuck 2010, 69). Die Gestaltung vertrauensvoller Lehr-Lernbeziehungen, bei denen insbesondere die Bedürfnisse der Lernenden anerkannt und dialogisch verhandelt werden, sind für die selbstbestimmte pflegerische Kompetenzentwicklung von großer Bedeutung (vgl. Dütthorn 2014). Lernen gelingt in dieser subjektbezogenen Rezeption durch die geteilte Verantwortungsübernahme am Lernprozess, wenn die Lernenden selbst ihre Lernerfahrung kritisch zu reflektieren vermögen.

3.3   Hermeneutisches Fallverstehen als Zugang zum Sinnverstehen in pflegeberuflichen Situationen

»Hermeneutische Fallkompetenz bedarf der Fähigkeit generalisiertes, also zeitenthobenes Wissen auf stetig wechselnde Situationen in der Zeit personenbezogen anzuwenden.« (Greb 2010, 144) Die hermeneutische Kompetenz des Einzelfallverstehens gilt als Kernkompetenz professionellen Pflegehandelns und bedarf hinsichtlich ihrer Anlage in Prozessen der Pflegebildung adäquater Konzepte, etwa durch Methoden der rekonstruktiven Fallarbeit. Zur Ausbildung von notwendigen Verstehens- und Interpretationskompetenzen in Bezug auf die Einzigartigkeit eines Einzelfalls wird die pflegedidaktische Bearbeitung von authentischem Fallmaterial nahegelegt (vgl. Darmann-Finck 2005, 2010 a). Für Lernende eröffnen sich damit perspektivenreiche Deutungsmöglichkeiten der pflegeberuflichen und sozialen Wirklichkeit, insofern instrumentelles Verfügungswissen in seinen biographischen und performativen Erfahrungsmomenten handlungswirksam rekonstruiert und in sinnstiftende Verstehensprozesse überführt werden kann (vgl. Böhnke/Straß 2006, Hundenborn 2007). Im Zentrum hermeneutischen Fallverstehens steht die Erfahrung, sich der grundsätzlichen Fremdheit eines je individuellen wie situativen Sinnzusammenhanges zu vergegenwärtigen (vgl. Kraimer 2000) und der Antinomie von Gewissheit und Ungewissheit in professionellen Handlungssituationen dennoch angemessen begegnen zu können (vgl. Helsper 2003, Böhnke/Straß 2006). Dabei zielen pflegedidaktische Ansätze der Rekonstruktion authentischen Fallmaterials bewusst auf die Pluralität von Deutungsperspektiven, wie sie der Pflegerealität entspricht (vgl. Darmann-Finck 2009, 2010 a).

3.4 Sensibilisierung für leibliches Spüren als Lehr- und Lerngegenstand

Leibliche Wahrnehmungs- und Übertragungsprozesse sind im pflegebezogenen Alltagshandeln gerade hinsichtlich der pflegespezifischen Beziehungsgestaltung bedeutungsvoll. In Handlungssituationen der Pflegebildung finden diese leibbezogenen Dimensionen pflegerischer Arbeit jedoch bislang noch wenig Berücksichtigung (vgl. Ertl-Schmuck 2010). »Bezogen auf Lehr- und Lernsituationen bzw. Pflegesituationen ist gerade die Sprache des Leibes, die sich bspw. in spürbaren Atmosphären ausdrückt und oftmals unbewusst Einfluss auf das Handlungsgeschehen nimmt, bedeutsam.« (Böhnke/Straß 2006, 197) Daher bedarf es der curricularen Integration, der methodisch geleiteten Anbahnung und der gleichwertigen Berücksichtigung von Lerngegenständen zur Sensibilisierung für leibgebundene Phänomene in der Pflege einschließlich des damit verbundenen emotionalen Erlebens (vgl. Ertl-Schmuck 2010, Gieseke 2009).

Vor dem Hintergrund dieser pflegedidaktischen Grundannahmen schließen wir uns der Einschätzung Remmers' (2010) an: »Angesichts dieser epistemischen Besonderheiten handlungswissenschaftlicher Wissensbestände und ihrer erst noch zu klärenden Ordnungsprinzipien dürften wissenschaftsdidaktisch angemessene Grundsätze ihrer Vermittlung diejenigen eines Fall bezogenen, exemplarischen Lernens sein.« (Remmers 2010, 13) Hier schließt sich zunächst die Frage an, was unter pflegedidaktischer Perspektive unter einem Fall zu verstehen ist. Im Folgenden werden dazu zunächst allgemeine Perspektiven zu pflegepädagogischer Fallarbeit differenziert, um diese dann im Weiteren den spezifischen Merkmalen der Rekonstruktiven Fallarbeit gegenüberzustellen.

4.   Differenzierung von pädagogischer Fallarbeit unter pflegedidaktischer Perspektive

Es besteht eine Vielfalt von Auffassung darüber, was unter einem Fall zu verstehen ist. In einigen Disziplinen lässt sich die Verwendung des Begriffs ›Fall‹ klarer definieren als in der Pädagogik bzw. speziell in der Pflegedidaktik. So spricht man in der Medizin von einem Patientenfall mit Ätiologie, Symptomatik, Diagnostik, Therapie und Prognose oder in der Juristik von einem Kriminalfall mit einem Delikt, einem oder mehreren Tätern, der polizeilichen Fahndung und – bei ausreichender Beweislage – der gerichtlichen Verhandlung, Verurteilung und dem Strafvollzug. In der Pädagogik bzw. der Pflegedidaktik geht es, wenn von Fällen die Rede ist, eher um Situationsbeschreibungen, die als problematisch angesehen oder als bedeutsam erlebt wurden. Eine Pflegesituation wird zu einem Fall, wenn sie reflektiert wird, d. h. wenn versucht wird, das Geschehene zu erklären oder zu verstehen, und sie wird dann zu einem pädagogischen Fall, wenn sie Anreiz bietet, sich in Lernprozessen mit ihr auseinanderzusetzen, wenn sie also ein Lernpotential enthält.

Besondere Relevanz gewinnt die Fallarbeit im Zusammenhang mit der Übertragung des Lernfeldkonzeptes auf die Pflegeausbildung (vgl. Walter 2006). Folgt man der Logik des Lernfeldansatzes, können durch die Analyse pflegeberuflicher Handlungssituationen Handlungsfelder erschlossen, für die Bestimmung von Lernfeldern genutzt und in didaktisch aufbereitete Lernsituationen transferiert werden. Bei der Erforschung beruflicher Handlungsfelder sind Methoden der qualitativen Sozialforschung unverzichtbar und die pädagogische Fallarbeit als Grundlage curricularer Arbeit und Basis der Curriculumkonstruktion birgt darüber hinaus die Chance, Neues zu entdecken und systematisch Facetten des beruflichen Handlungsfeldes freizulegen, die bisher curricular nicht erfasst wurden.

Hundenborn (2007) stellt in Anlehnung an Steiner eine Typologie fallbezogener Lehr- und Lernmethoden vor, in der systematisch Methoden zur Förderung der Entscheidungs- und Problemlösungskompetenz von Verfahren zur Förderung der hermeneutischen Kompetenz unterschieden werden. In Analogie zu der dem pflegerischen Handeln immanenten doppelten Handlungslogik werden hiermit grundsätzliche Wege aufgezeigt, wie sich im Pflegeunterricht essentielle Teilkompetenzen der beruflichen Handlungskompetenz Pflegender fördern lassen: Einerseits durch theoriegeleitete Analyse von problemhaltigen Fällen und anderseits durch rekonstruktive Fallarbeit.

Die Arbeit mit Fällen im Sinne der analytischen Methodik zur Förderung der Entscheidungs- und Problemlösekompetenz ist dabei für den Pflegeunterricht nicht neu (vgl. ebd.). Lernende werden häufig gebeten, Beispiele aus der Praxis in den Unterricht einzubringen, um so – an ihre eigenen Erfahrungen anknüpfend – die Relevanz von theoretischen Inhalten für ihre berufliche Wirklichkeit zu erkennen. Zum anderen werden Fallbeispiele als ›Symptomträger‹ von Lehrenden zur Illustration von Lerninhalten herangezogen (vgl. Fichtmüller/Walter 2007). Methodisch lassen sich z. B. Fallschilderungen für einen Unterrichtseinstieg oder Übungsfälle in der Transferphase des Unterrichts nutzen, zu Einzelfällen werden nach dem Konzept des Pflegeprozesses Pflegepläne erstellt und evaluiert oder komplexe Fallstudien werden im Sinne des problemorientierten Lernens von Lerngruppen selbstgesteuert bearbeitet. Bei der analytischen Methodik ist es zunächst unerheblich, ob es sich bei der Auswahl von Fällen um reale oder fiktive Fälle handelt, solange sie die zu vermittelnden allgemeinen Prinzipien repräsentieren und abstraktes Regelwissen konkretisieren: Der Fall dient der Veranschaulichung von Theorie, die Praxis wird unter einer theoretischen Perspektive betrachtet, reflektiert oder analysiert. Geeignet sind hierbei Fälle, die so ausgesucht oder didaktisch aufbereitet werden, dass sie den Lernenden die Verknüpfung von Theorie und Praxis ermöglichen. Sie stehen exemplarisch für ein verallgemeinerbares Wissen und sie müssen zugleich die Pflegerealität überzeugend abbilden.

Authentische Fälle können dabei gegenüber fiktiven Fällen den Vorteil haben, dass sie glaubwürdiger sind und einen stärkeren Aufforderungscharakter besitzen (vgl. Hundenborn 2007, Darmann-Finck 2005). Die gegebene Komplexität realer Fälle ist zudem eher geeignet, bei den Lernenden die Problemlösungskompetenz zu entwickeln.

Fallbezogene Verfahren zur Förderung der hermeneutischen Kompetenz unterscheidet Hundenborn (2007) in Ansätze des Falldialogs und der Fallarbeit als Methode im engeren Sinne. Beim Falldialog sind die Lernenden nicht unmittelbar als Akteure in den Fall involviert. Als Material eignen sich hier Narrative, Interviewmitschnitte, Beobachtungsprotokolle oder biographische Texte, die zwar verschriftlicht vorliegen, aber vor der Bearbeitung im Unterricht nicht bereits unter einer theoretischen Perspektive didaktisch aufbereitet wurden. Fallarbeit im engeren Sinne ist demnach die Bearbeitung von selbst erlebten »Praxissituationen, die im Nachhinein betrachtet und methodisch geleitet reflektiert werden« (Hundenborn 2007, 114). Als Material dienen hier Schilderungen zu Situationen, die von den Lernenden selbst erlebt wurden und entweder aus eigener Initiative in die Diskussion eingebracht oder durch Lehrende gezielt zu einem Themenkomplex angefragt werden (z. B. zum Thema ethische Konflikte im Pflegealltag). Diese, in der Regel als problematisch erlebten Situationen aus der Berufspraxis, werden dann, anders als beim unverbindlichen Erfahrungsaustausch, in der Lerngruppe systematisch reflektiert und z. B. im Sinne einer kollegialen Beratung bearbeitet.

Hermeneutisches Fallverstehen lässt sich schließlich durch Methoden der Rekonstruktiven Fallarbeit anbahnen. Die im Pflegeunterricht noch wenig verbreiteten Ansätze der Rekonstruktiven Fallarbeit sind zwingend auf authentische Fälle bezogen, denn bei ihnen geht es um die Deutung von Ausschnitten der Realität. Welche Potentiale das Fallrekonstruktive Lernen für Bildungsprozesse in der Pflege bietet, wird im folgenden Abschnitt dargestellt.

5. Allgemeine Merkmale der Rekonstruktiven Fallarbeit

Die Analyse anhand von Methoden der Fallrekonstruktion grenzt sich von darstellenden Fallbeschreibungen insofern ab, als sie sich um das Erkennen der dem Fall zugrunde liegenden Strukturgesetzmäßigkeiten bemüht (vgl. Kraimer 2000, Oevermann 2000, Böhnke/Straß 2006). In pädagogischen Kontexten, darauf verweist Darmann-Finck (vgl. 2009, 2010 a), können die verschiedenen Methoden der rekonstruktiven Fallarbeit zu unterschiedlichen Zwecken eingesetzt werden: Sie dienen »der Diagnostik von Krisen und Problemfällen, der begleitenden Evaluation, der supervisorischen Kontrolle der Berufspraxis und schließlich der naturwüchsigen Habitualisierung des fallverstehenden Ansatzes« (Oevermann 2000, 60). Fallrekonstruktives Lernen fokussiert damit auf die Vermittlung eines tief greifenden reflexiven Sinnverstehens von ggf. differenten Deutungsmustern und Fallbedingungen und geht also über eine flüchtige Rezeption exemplarischer Fallgeschichten oder gar Symptombilder hinaus.

Beim fallrekonstruktiven Lernen wird ausschließlich auf *authentisches Fallmaterial* aus Realsituationen zurückgegriffen, dies können erinnerte Episoden, autobiographische Zeugnisse, narrative Erzählungen, Videomitschnitte von Handlungssituationen oder auch natürlich protokollierte Datenmaterialien sein (vgl. Kraimer 2000, Oevermann 2000, Darmann-Finck 2009, 2010 a). »Durch authentische Daten erschließen sich die Situationen eher in ihrer tatsächlichen Komplexität als bei vorab bereinigten Fällen.« (Darmann-Finck 2009, 28) Im Gegensatz zu selektierten oder gar konstruierten Falldarstellungen[2], geht es in der fallrekonstruktiven Arbeit um eine deutungsoffene Herangehensweise, die etwa an der Analyse eines authentischen Sprachgebrauchs ansetzen kann (vgl. Darmann-Finck 2009). In Abwesenheit eines ›allwissenden Erzählers‹ fordern authentische Falldarstellungen geradezu zu Neugier und ›kriminalistischem Sinnverstehen‹ auf. In den Mittelpunkt der Analyse rückt dabei die Verständi-

---

2 In pflegedidaktisch mittlerweile verbreiteten Ansätzen des Problemorientierten Lernens werden vorzugsweise konstruierte Fälle zugrunde gelegt, anhand derer die Lernenden ein vorab definiertes Regelwissen zu erarbeiten haben. Komplexe und multiperspektivische Fallarbeit ist mit diesem Vorgehen aber kaum möglich (vgl. Schwarz-Govaers 2003, Darmann-Finck/Boonen 2008).

gung über differente Perspektiven auf den jeweiligen Einzelfall. Lernende nehmen in diesen Zusammenhängen häufig auch die Bedeutung von unterschiedlichen Wissensformen in der Pflege wahr. Nicht selten zeigt sich, dass ein Einzelfall nicht ausschließlich über explizierbares, allgemeingültiges Regelwissen zu verhandeln bzw. zu analysieren ist, sondern ggf. auch auf Bestände eines (vielleicht noch unbewussten) Erfahrungswissens (im Sinne eines impliziten Wissens) zurückgegriffen werden muss, um der Komplexität des Falles gerecht zu werden. Lernende erkennen durch Methoden der rekonstruktiven Fallarbeit, dass komplexe pflegerische Einzelfälle nicht allein durch abstrakte Anwendung von Regelwissen zu erschließen sind, sondern ggf. immer wieder neu zu situationsbedingten Erkenntnisprozessen herausfordern.

Durch handlungsdruckentlastete Reflexionsprozesse verhilft das systematisch geleitete Vorgehen der Rekonstruktiven Fallarbeit den Lernenden dazu, ein *elaboriertes klinisches Urteilsvermögen* zu entwickeln. Die didaktisch forcierte Reflexion-über-die-Handlung (vgl. Schön 1983, Altrichter 2000, Böhnke in diesem Band) trägt dazu bei, dass Handlungswissen in einer vom Handlungsmoment distanzierten Situation bewusst und explizit wahrnehmbar wird. Methoden der Rekonstruktiven Fallarbeit unterstützen damit die Reflexion von handlungswirksamen komplexen Wissensbeständen und erlauben es, diese in systematische Prozesse des hermeneutischen Fallverstehens einzubinden. Auseinandersetzungen mit der Bedeutung eines reflexiven Sinnverstehens in der Pflege lassen sich allerdings durch analytisches Arbeiten im Pflegeunterricht lediglich anbahnen, hermeneutische Kompetenzen entwickeln sich erst durch das Handeln (auch symbolisch vermittelt) in komplexen Situationen selbst. Der unbestrittene Vorteil pädagogischer Fallarbeit liegt jedoch darin, dass die Reflexion komplexer pflegerelevanter Situationen im handlungsentlasteten Setting stattfindet. Dies ermöglicht Offenheit in der Interpretation von Situationen, bei der alle möglichen Deutungen und Handlungsalternativen durchgespielt werden können, so dass Urteilsvermögen auf der Basis von differenzierten Situationsanalysen entstehen kann. Die Arbeit zielt darauf, dass durch wiederholte und wechselseitige Wirkung von praktischer Erfahrung und theoretischer Reflexion die Befähigung zum vertieften Fallverstehen eingeübt wird, um diese dann in neue Praxissituationen zu reintegrieren. »Fallrekonstruktives Lernen kann auf diese Weise zur Ausbildung einer reflexiven Könnerschaft mit einem elaborierten Urteil beitragen.« (Darmann-Finck 2009, 29) Bei diesen Verfahren ist nicht die Theorie vorrangig, sondern die Empirie. Bei der Bearbeitung geht es in erster Linie darum, im Sinnes des Fallverstehens das Besondere des Einzelfall zu erfassen, Situationen zu deuten, dabei die Vielfalt von Deutungsmöglichkeiten zu erkennen, sie kritisch zu reflektieren und erst im weiteren Prozess ggf. zu verallgemeinerbaren Erkenntnissen zu gelangen (vgl. Darmann-Finck 2009).

Durch rekonstruktive Falldeutung können darüber hinaus gesellschaftlich bedingte Widersprüche der pflegerischen Handlungspraxis aufgedeckt und Handlungsoptionen zur Diskussion gestellt werden. Auf diese Weise tragen die rekonstruktiven Methoden der Fallarbeit zu einer kritisch-reflexiven Identitätsbildung bei. Ein weiteres Potential der Rekonstruktiven Fallarbeit erkennt Darmann-Finck (2009) darin, dass sich Lernende durch die intensive Analysearbeit ein »systematisches und methodengeleitetes Vorgehen bei der Deutung von Wahrnehmungen« aneignen. Ob im Unterricht dabei lediglich methodische Prinzipien zum Tragen kommen, wie das sequentielle Vorgehen und die Offenheit der Deutungsvielfalt, oder ob dezidiert mit bestimmten Methoden der Rekonstruktiven Sozialforschung gearbeitet werden kann, muss von den Lernvoraussetzungen der Lernenden und dem Anspruchsniveau einer Bildungsmaßnahme abhängig gemacht werden. Neben ihrer Relevanz für die Unterrichtspraxis und die unmittelbare Umsetzung von Fallarbeit als Unterrichtmethode wird die Rekonstruktive Fallarbeit auch als eine Möglichkeit zur Entwicklung curricularer Konzepte gesehen. Bereits Wittneben (1991) hat dafür plädiert, in den traditionellen Lehrplan der Pflegeausbildung so genannte Lerninseln einzubauen, in denen Narrative der Auszubildenden als Material dienen und die Lerninhalte bestimmen.

Neben den angeführten allgemeinen bildungsrelevanten Merkmalen des fallrekonstruktiven Lernens erlaubt die Auswahl der je konkret verwendeten Methode der Rekonstruktiven Fallarbeit jeweils unterschiedliche Perspektiven auf den Lerngegenstand. Die pflegedidaktischen Zieldimensionen können also z. B. mit Blick auf Kompetenzentwicklung oder Reflexionsdichte unterschiedlich ausgerichtet werden. Mit Ansätzen des biographischen Lernens geraten vorzugsweise Reflexionen zur lebensgeschichtlichen Perspektive der Lernenden zum Lerngegenstand. Das Lernsubjekt steht im Mittelpunkt der Lehr-Lerninteraktion und erhält damit besonderen Einfluss auf die Gestaltung der Lernprozesse (vgl. Richter in diesem Band). Über Ansätze der Dokumentarischen Methode im Sinne der in diesem vorliegenden Band verhandelten systemtheoretischen Spielart (vgl. Lüdecke in diesem Band) fällt der Blick vorzugsweise auf Handlungsmuster im institutionellen System. Während institutionelle Widersprüche damit zum erklärten Lerngegenstand und Bildungsziel geraten können, rücken die Sinndeutungen der lernenden und lehrenden Subjekte eher in den Hintergrund.

Wenngleich Methoden der Rekonstruktiven Fallarbeit insgesamt auf Sinnverstehen und Falldeutungen abzielen, so unterscheiden sie sich doch, bedingt durch differierende epistemologische Prämissen, in der Qualität der Verstehensoperationen (vgl. Kraimer 2000). Inwiefern diese Unterschiede wiederum in pflegedidaktisch zu begründenden Prozessen zu berücksichtigen sind, soll im

Folgenden entlang der in Kapitel drei eingeführten pflegedidaktischen Reflexionskategorien diskutiert werden.

6. Rekonstruktive Fallarbeit vor dem Hintergrund pflegedidaktischer Reflexionskategorien

Die im vorliegenden Band zur Diskussion gestellten Methoden der Rekonstruktiven Fallarbeit verweisen auf differierende epistemologische Grundannahmen. In Anlehnung an die »methodologischen Überlegungen zur Fallrekonstruktion« durch Flick (2000, 179 ff.) sind die verschiedenen Ansätze der Fallbetrachtung auf einem Kontinuum zwischen methodischem Realismus (tendenziell Objektive Hermeneutik und Dokumentarische Methode im systemtheoretischen Paradigma) und methodischem Konstruktivismus (tendenziell Biographieorientierung und Metaphernanalyse) anzusiedeln. Ansätze des methodischen Realismus zielen darauf ab, das ›natürliche Protokoll‹ zur Rekonstruktion eines objektiven, regelerzeugten Sinnes (vgl. Raven in diesem Band) bzw. systemischer Logiken struktureller Kontextualitäten (vgl. Lüdecke in diesem Band) zu nutzen und verstehen dieses damit als »Bindeglied von Wirklichkeit und Interpretation« (Flick 2000, 184). Konstruktivistisch inspirierte Varianten der Fallrekonstruktion zielen dagegen auf die Offenlegung und Interpretation von subjektiv erzeugtem Sinn in sozialen Situationen (vgl. Flick 2000). Ihr Pendant finden diese Grundausrichtungen in verschiedenen pflegedidaktischen Zugriffen: In konstruktivistischer Orientierung zielen pflegedidaktische Bemühungen auf die Reflexion von subjektiven Theorien (vgl. Wahl 1991, Schwarz-Govaers 2005, Rosen 2011), in Perspektive eines methodischen Realismus fokussieren pflegedidaktische Aneignungsprozesse auf eine regelgeleitete Analyse und Vermittlung falsifizierbarer Rationalitäten objektiver Strukturgesetzlichkeiten in bestehenden Lebenspraxen. Die jeweilige epistemologische Perspektive wirkt sich damit bis auf pflegedidaktische Planungsentscheidungen sowie auf resultierende Kompetenzentwicklungsprozesse aus.

Die Spannbreite der den Methoden der Rekonstruktiven Fallarbeit zugrunde liegenden epistemologischen Prämissen ist damit breit (s. Abb. 1), sie entspricht aber exakt der Spannbreite der epistemologischen Prämissen, die auch den aktuell diskutierten pflegedidaktischen Ansätzen zugrunde zu legen ist und bildet damit eine Reflexionsfolie für die pflegedidaktische Diskussion der angeführten Methoden. Es wird zu verdeutlichen sein, dass jene dem methodischen Realismus nahe stehenden Konzepte auf eine evidenzbasierte Fachlichkeit im Sinne eines Regelwissens in Vermittlung und Aneignung fokussieren, während Konzepte des methodischen Konstruktivismus Selbsterfahrungsprozesse im Sinne eines situativen Fremd- und Selbstverstehens fördern. Die Diskussion erfolgt dabei unter Bezugnahme auf die herausgearbeiteten pflegedidaktischen Reflexionskategorien (vgl. Kapitel drei).

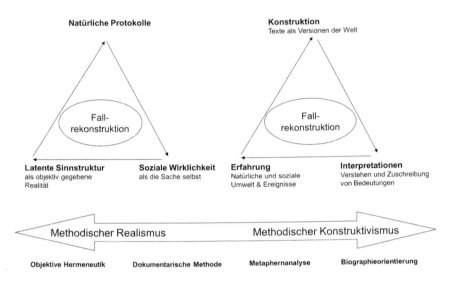

Abb. 1: Methoden Rekonstruktiver Fallarbeit zwischen methodischem Realismus und methodischem Konstruktivismus (in Anlehnung an Flick 2000, 191 f.)

6.1 Rekonstruktive Fallarbeit im Lichte bildungstheoretischer Begründungsrahmen und gesellschaftlich restriktiver Widersprüche

Die *Dokumentarische Methode*, wie sie von Daniel Lüdecke in diesem Band in systemtheoretischer Begründung vorgestellt wird, fokussiert explizit auf die Logiken professionell organisierter Systeme. Im Vordergrund dieses Ansatzes steht nicht der subjektiv gemeinte Sinn einzelner Akteure, sondern die Analyse systemischer Handlungsmuster. Durch entsprechende Betrachtungen kommen Paradoxien und widersprüchliche Anforderungen im Arbeitsalltag in den Blick, denen die Akteure ausgesetzt sind und denen sie in kommunikativen Prozessen in ganz unterschiedlicher Weise begegnen.

Die dokumentarische Analyse ist darauf ausgelegt, den Handlungs- und Orientierungsrahmen der Akteure im *modus operandi* der Herstellung zu erkennen, das heißt ein thematisiertes Problem im Kontext von Proposition, Elaboration und Konklusion zu interpretieren. Die methodischen Schritte der formulierenden, reflektierenden und komparativen Interpretation führen dabei zu Typenbildungen, die sowohl die Vielfalt (Multidimensionalität) von Bewältigungsstrategien erfassen, als auch generalisierbare Aussagen zum Umgang mit komplexen Problematiken des Arbeitsalltags ermöglichen. In diesem Sinne besitzt dieser Ansatz einen aufklärenden, gesellschaftskritischen Gehalt, die Erkenntnisse verbleiben allerdings auf deskriptiver Ebene systemischer Betrachtungen, also bei einem Verständnis von sozialer Wirklichkeit als objektiv gegebener Realität. Emanzipative Aspekte im bildungstheoretischen Sinne einer individuellen Persönlichkeitsentwicklung enthalten so gewonnene Erkenntnisse noch nicht. Wenn Paradoxien und Widersprüche der sozialen Wirklichkeit zum Ausdruck kommen, dann als systembedingte Problemstellungen und Bewältigungsaufgaben für die Akteure, nicht aber unter gesellschaftskritischer Perspektive, die von einzelnen Individuen zu lösen wären.

Für die Pflegedidaktik können systemtheoretisch inspirierte Ansätze der Dokumentarischen Methode damit einen reichhaltigen Fundus für ein problemorientiertes Arbeiten bereitstellen. Ein besonderes Potential könnte darin liegen, in pädagogischen Prozessen Problemsituationen und Entscheidungen im Kontext systembedingter Restriktionen und Rahmenbedingungen zu durchdenken und davon ausgehend die Ableitung von übergeordneten strukturellen Lösungsmöglichkeiten zu diskutieren. Dabei entwickeln die Lernenden ein breites Reflexions- und Handlungsrepertoire, welches sich allerdings weniger aus individuellen bzw. subjektiven Perspektiven speist. Damit werden Entwicklungspotentiale Einzelner in einen strukturellen, systemischen Kontext gesetzt, bei dem die Bildungsgehalte kompetenzförderlicher Lernumgebungen immer in komplexen Wechselwirkungen der Lernenden zu ihren Lerngegenständen, zu den Beziehungsstrukturen mit Lehrenden sowie den institutionellen und gesellschaftlichen Rahmenbedingungen als Gesamteinheit zu deuten sind.

Auch die Rekonstruktionslogik der *Objektiven Hermeneutik* sieht ab vom subjektiv gemeinten Sinn einzelner Akteure. Bei dieser Methode geht es vielmehr um die Entdeckung von latenten, vom einzelnen Subjekt unabhängigen Sinnstrukturen (vgl. Raven in diesem Band). Der Blick öffnet sich dabei für gesellschaftliche Widersprüche und Restriktionen. Mit Raven leistet die objektive Hermeneutik im Rahmen von Pflegeaus- und Weiterbildung einen bedeutungsvollen Beitrag hinsichtlich der Erzeugung von Sensitivität für Patienten und die eigentliche pflegerische Handlungspraxis. Pointiert gesagt kann Objektive Hermeneutik als Instrument genutzt werden, einer zunehmend ökonomisch motivierten ›Kolonialisierung der Lebenswelt Pflege‹ entgegenzutreten (vgl. Raven in diesem Band). Unter bildungstheoretischen Gesichtspunkten erhält die Objektive Hermeneutik damit eine besondere Relevanz für *emanzipatorische Bildungsprozesse*, insofern sie für die Reflexion von *restriktiven gesellschaftlichen Widersprüchen* im gesamtgesellschaftlichen Kontext geeignet ist.

Raven (2006) weist weiter darauf hin, dass fallrekonstruktive Strukturanalysen durch Objektive Hermeneutik durch strenge Fokussierung auf narrative

Handlungssituationen zu einer Habitusbildung beitragen, insofern pflegerelevante Situationen in Dimensionen eines situativen Erfahrungswissens und eines
wissenschaftsorientierten Begründungswissens reflektierbar werden. Die Objektive Hermeneutik stellt damit ein methodisches Verfahren bereit, die doppelte Handlungslogik personenbezogener Dienstleistungsberufe auch in Kontexten der Pflegearbeit zu rekonstruieren und damit auch pflegespezifische
Aspekte einer Dialektik zwischen Begründungspflicht und Entscheidungszwang
pädagogisch zu reflektieren.

Im epistemologischen Paradigma des *methodischen Realismus,* dem Ansätze
der systemtheoretisch inspirierten Dokumentarischen Methode wie auch der
Objektiven Hermeneutik tendenziell nahestehen, fokussiert der bildungshaltige
Begründungsrahmen auf die Reflexion restriktiver gesellschaftlicher Bedingungen, die objektiv wirksam, soziale Wirklichkeit hervorbringen und in dieser
als strukturelle Systembedingungen zu deuten sind. Das Bildungspotential der
einzelnen Individuen spielt dabei eine untergeordnete Rolle: Die Reflexion der
vorherrschenden übergeordneten Bedingungen stellt die zentrale Zieldimension
pädagogischer Lernprozesse dar. Damit sind Bildungsprozesse unter Anwendung dieser Ansätze auf analytisch-reflexive Kompetenzen und systemische
Problemlösestrategien ausgerichtet. Die Analyse von authentischem Fallmaterial dient in dieser Rekonstruktionslogik als reale Repräsentation allgemeingültiger, objektiver Merkmale gesellschaftlicher Strukturen.

Biographieorientierung und *Metaphernanalyse* fokussieren dagegen fast
ausschließlich auf Erkenntnisprozesse, die vom Subjekt ausgehen. Damit er-
streckt sich das bildungstheoretische Potential dieser Methoden vornehmlich
auf Zieldimensionen der Persönlichkeits- und Identitätsbildung einzelner Subjekte. Beide Verfahren zielen darauf ab, den eigenen Erkenntnishorizont zu erweitern und damit Selbst- wie Fremdverstehen zu fördern. Diese Ansätze stehen
in der Wissenschaftstradition des methodischen Konstruktivismus. Die Individuen werden hier als lern- und interaktionsfähige Subjekte verstanden, biographische Methoden sowie Ansätze der Metaphernanalyse ermöglichen individuelle Zugänge zum eigenen Selbst und konstruieren darin Identität in Abgrenzung zum jeweils Anderen. Eine systemimmanente gesellschaftskritische
Perspektive wird der Perspektive individueller Deutungszuschreibungen un-
tergeordnet. Das schließt nicht aus, dass sich aus der Analyse auch paradoxe
oder widersprüchliche Befunde ergeben, die letztlich ggf. auch systemische
Widersprüche und gesellschaftliche Restriktionen aufzudecken in der Lage sind.
Bildungshaltige Lernsituationen zielen unter dieser epistemologischen Perspektive eines methodischen Konstruktivismus jedoch zunächst auf eine Sensibilisierung für individuelle Erfahrungen und die Anerkennung von perso-
nengebundenen Bedeutungszuschreibungen. Bildungstheoretische Begründungen zielen dabei auf Verstehens- und Deutungskompetenzen, die immer

auch biographische Perspektiven aufnehmen. In diesem Zusammenhang werden bildungshaltige Kompetenzdimensionen der eigenverantwortlichen Persönlichkeitsentwicklung angesprochen und der entwickelten Persönlichkeit wird die Fähigkeit zur Selbstbestimmung und Mündigkeit zugesprochen (vgl. Klafki 1993). Die Analyse von authentischem Fallmaterial bleibt in dieser Rekonstruktionslogik auf den individuellen Erfahrungshorizont eines Fallerzählers konzentriert.

6.2 Rekonstruktive Fallarbeit im Lichte der Lernsubjekte als Ausgangspunkt pflegedidaktischer Reflexionen

Die *Dokumentarische Methode* in ihrer systemtheoretischen Begründungslogik ist nicht primär am Subjekt interessiert. Erkenntnis- und Lernprozesse auf der Basis einer dokumentarischen Analyse dieser Spielart setzen folglich nicht beim Lernsubjekt und dessen Erlebens- und Erfahrungshorizont an. Ausgangspunkt ist vielmehr Kommunikation als basale Operation sozialer Systeme, die durch Verlauf und Selbststeuerung charakterisiert ist und nicht durch die Akteure selbst (vgl. Lüdecke in diesem Band).

An dieser Stelle sei noch einmal darauf verwiesen, dass die hier diskutierte Variante der Dokumentarischen Methode eine spezifische Spielart in systemtheoretischer Perspektive darstellt (vgl. Lüdecke in diesem Band). Eine für Kontexte der Pflegearbeit hoch relevante Variante der Dokumentarischen Methode versucht mit Bohnsack (2001, 2006, 2010) sehr wohl die subjektiven Konstruktionen von Individuen in den Blick zu nehmen. Bohnsack (2001, 2010) differenziert dabei eine definitorische und eine interpretative Konstruktion von Wirklichkeit: In diesem paradigmatischen Deutungsrahmen wird dem ›Theoretischen-Welt-Erkennen‹ ein ›praxeologisches Erkenntnismoment‹ handlungspraktischer, subjektiver Sinnkonstruktionen gegenübergestellt (vgl. Bohnsack 2001). Letzteres zielt auf das Verstehen von und die Verständigung über handlungsleitende Erfahrungen. In diesem Deutungszusammenhang bemüht sich die Dokumentarische Methode um die Rekonstruktion von impliziten Wissensbeständen, die ausgehend vom Lernsubjekt zu Performanz in der Pflege führen (vgl. Bohnsack 2010). Zwar werden auch von Bohnsack (2001) ›gemeinsame Erfahrungsräume‹ zur Interpretation herangezogen, diese Kollektivvorstellungen beruhen allerdings stets auf individuellen Erlebnisdaten. Diese werden über ein ›Wie‹ der Handlung ausgedrückt und damit explizit dokumentiert. In dieser methodischen Verfahrensweise sind folglich die handelnden Subjekte Ausgangspunkt der Interpretation.

In Orientierung der *Objektiven Hermeneutik* bedeutet Lernen die rekonstruktive Überführung eines ausgebildeten latenten objektiven Sinns in subjektiv verfügbare Intentionalität. Es wird davon ausgegangen, dass Deutungen und Handlungen der Erwachsenen einen zugrundeliegenden objektiven Sinn transportieren, welcher bereits im Kindesalter entsteht, aber durch ein eingeschränktes Verstehenspotential noch nicht erfasst werden kann. Nach erfolgter Entwicklung und Anwachsen dieses Potentials zum Verstehen von Wirklichkeit ist es Aufgabe von Bildungsprozessen, latente Sinnstrukturen durch Auseinandersetzung des Individuums mit Welt zu erschließen. Lernen beruht in diesem Sinne auf einer Rekonstruktion von Lebenspraxen, denen der Mensch zwar grundsätzlich ausgeliefert zu sein scheint, die aber über Reflexion erschlossen und kanalisiert werden können (vgl. Raven in diesem Band). Diese Annahme widerspricht konstruktivistisch motivierten Lehr-Lerntheorien, die grundsätzlich davon ausgehen, dass Wahrnehmungen und Konstruktionen von Welt veränderlich sind.

Objektive Hermeneutik begründet sich scheinbar paradox in der Widersprüchlichkeit zwischen krisenhaftem Entscheidungszwang und Begründungspflicht: Die hierfür erforderliche Autonomie des Subjekts zeigt sich, wenn das jeweilige Individuum Entscheidungen auch dann zu treffen hat (Entscheidungszwang), wenn gesichertes, zu Routinen geronnenes Wissen nicht verfügbar ist und das in der Zukunft liegende Ergebnis der Entscheidung im Sinne einer Begründungsverpflichtung eigenständig verantwortet werden muss (vgl. Raven in diesem Band). Lebenspraxis wird dabei grundsätzlich als Krise zur Bewältigungsaufgabe des Individuums. Autonomie und Subjektivität sind den Individuen damit nicht voraussetzungslos gegeben, sie haben sich über die Bewältigung von Lebensaufgaben erst zu erweisen.

Methodologische und methodische Rekurse im Rahmen der *Biographieorientierung* berufen sich dagegen auf »die Fähigkeit, Denken und Handeln, die ›Konstruktion‹ von Wirklichkeit aus dem aufgeschichteten und sich verändernden biographischen Wissen zu generieren« (Alheit/Herzberg 2011, 21). Lernen beruht in diesem Verständnis auf Erfahrungs- und Erkenntnisprozessen sich wandelnder sozialer Welten, in denen sich individuelle Sinnkonstruktionen kontinuierlich transformieren. Biographisches Wissen wird in Bildungsprozessen zur nutzbaren Ressource, im Sinne konstruktivistischer Bildungsannahmen gestalten Lernende ihre Bildungsprozesse aktiv mit, Lehrende erhalten in diesem Verständnis Aufgaben der Lernbegleitung sowie der Moderation subjektzentrierter Lernprozesse.

Im Rahmen der *Metaphernanalyse* steht ebenfalls die Rekonstruktion subjektiver Sinnkonstruktionen im Fokus des Interesses. Hier liegt die Annahme zu Grunde, dass die subjektive Wahrnehmung von Welt *metaphorisch vorstrukturiert* ist (vgl. Schmieder/Biesel in diesem Band). *Metaphern* gelten demnach als bedeutsame sprachliche Ausdrucksmittel mit der Funktion, Sachverhalte zu vereinfachen oder zu akzentuieren. Sie sind kulturell geprägt und werden im

Sprachgebrauch innerhalb einer Kultur bzw. Subkultur häufig kaum noch als Metapher erkannt. Dieser Umstand macht Metaphern auch für pflegdidaktische Überlegungen interessant. Der Erkenntnisgewinn wird darin gesehen, dass die Lernenden eigene (z. B. in der Pflegepraxis bzw. in der Lerngruppe verwendete) oder fremde Sprachbilder (z. B. von Patientinnen und Patienten, Angehörigen oder weiteren Berufsgruppen) auf ihren metaphorischen Sinngehalt kritisch überprüfen und damit Selbst- wie Fremdverstehen ausdifferenzieren.

Zusammenführend kann konstatiert werden, dass sich rekonstruktive Methoden der Fallarbeit mit unterschiedlicher Intensität dem Lernsubjekt widmen. Eine ausdrückliche Subjektorientierung ist mit Verfahren der *Biographieorientierung* wie auch der *Metaphernanalyse* intendiert. Diese Methoden stehen unter epistemologischen Gesichtspunkten einem methodischen Konstruktivismus nahe. Die individuellen Erfahrungen und Erlebnisse der Lernsubjekte geraten hier zum Lerngegenstand und werden als subjektive Theorien aktiv in die Lernprozesse eingebunden. Ansätze der *Objektiven Hermeneutik* sowie einer im systemtheoretischen Paradigma begründeten *Dokumentarischen Methode* fokussieren dagegen auf latente, dem Subjekt nicht unmittelbar verfügbare Sinnstrukturen und Praktiken. In diesem Deutungshorizont wird die Perspektive vom ›Entwicklungszwang‹ des einzelnen Individuums weggelenkt. Gleichzeitig gelangen gesellschaftlich-institutionelle Rahmenbedingungen, die auf die Entwicklungsmöglichkeiten von Individuen einwirken, stärker in den Blick der pädagogischen Reflexion. Damit dringen pädagogische Dimensionen der intervenierenden Lehr-Lernbedingungen sowie der Lernatmosphäre wieder stärker in das Bewusstsein. Darin könnten sich Potentiale eines Relationalen Lernens entfalten, die individualtheoretisch-konstruktivistische Perspektiven überwinden und für die pädagogische Stärkung eines ›Aufeinander-Bezogenseins‹ in lebensweltlichen und pflegedidaktischen Beziehungen plädieren (vgl. Dütthorn 2014, Künkler 2011).

6.3 Rekonstruktive Fallarbeit im Lichte eines Hermeneutischen Fallverstehens als Zugang zum Sinnverstehen pflegeberuflicher Situationen

Die Ausführungen zur *Objektiven Hermeneutik* legen nahe, dass die Einübung entsprechender Verfahren zur Anbahnung von hermeneutischen Fallkompetenzen beitragen kann. Professionelles Fallverstehen wird in diesem Sinne als eine berufsbezogene Sonderform des praktischen Verstehens verstanden. Objektive Hermeneutik fokussiert auf Krisen im Sinne von Entscheidungssituationen im Vollzug von Lebenspraxis. Diese entstehen, wenn Handlungsroutinen nicht mehr greifen und der Mensch gezwungen ist, sich zwischen verschiedenen

Handlungsalternativen zu entscheiden. Fallrekonstruktive Übungen im Sinne der Objektiven Hermeneutik erzeugen nicht nur Fallorientierung sondern mehr noch Fallsensibilisierung, nicht nur was den Gegenstand der Pflege, die Patientin bzw. den Patienten anbelangt, sondern auch was die Bedingungen der pflegerischen Interventionspraxis selber anbetrifft. Durch sequenzielle Fallanalyse wird auf Fallstricke aufmerksam gemacht, die man in der Praxis unter Handlungsdruck leicht übersieht: Objektive Hermeneutik braucht dementsprechend den handlungsentlasteten Raum des Theorie-Lernens (vgl. Raven in diesem Band).

Werden mit Anwendung der Objektiven Hermeneutik latente Sinnstrukturen des Einzelfalls beleuchtet (Zentralisierung), so ermöglicht die methodische Fallanalyse mit Hilfe der *Dokumentarischen Methode* eine Blickfelderweiterung auf grundlegende gesellschaftliche Strukturen und Widersprüche (Dezentralisierung). Jeder Blick für sich genommen wäre eine pflegepädagogisch verkürzte Reflexionsleistung, zusammengenommen ermöglichen beide Methoden eine komplexe Reflexion pflegerischer Praxis und könnten zu neuen (abduktiven) Erkenntnissen führen. Mit Hilfe der methodischen Fallanalyse im Sinne einer systemtheoretisch inspirierten Dokumentarischen Methode lassen sich Handlungen der Akteure aus einer Logik heraus analysieren, die Vergleichshorizonte schafft und gesellschaftliche Rahmenbedingungen und Kontextualitäten zur Reflexion bringt. Der Blick wird auf Metastrukturen gelenkt, subjektive Motive einzelner Akteure sind nicht von Interesse (vgl. Lüdecke in diesem Band). Die Systemtheorie nimmt Prozesse der Kommunikation zum Ausgangspunkt der Analyse und verzichtet damit auf Fragen nach subjektiven Sinngehalten. Es geht um Diskursstrukturen, um das *Wie*, nicht um das *Was* von Fallgeschichten. Die Rekonstruktionen sind primär darauf ausgerichtet, aus der Struktur von Einzelfällen das Typische und Verallgemeinerbare abzuleiten.

Liegt der Schwerpunkt einer pädagogischen Zielsetzung darauf, Professionalität durch Selbstverstehen anzubahnen, empfiehlt sich die zielgerichtete und pflegedidaktisch angeleitete Reflexion der je eigenen Lebensgeschichte. Diesem Verständnis folgend, bemüht sich die *Biographieorientierung* um Abbildung von individuellen Selbst- und Fremdverstehensprozessen. Der Ansatz des biographischen Lernens stellt Methoden bereit, durch die Einzelfalldeutungen und Fallverstehen mit Blick auf die je eigene Biographie angeregt werden, und überdies eine dialogische Verständigung über fremde biographische Prozesse ermöglicht wird. Verstehensprozesse dieser Art setzen Potentiale für ein Fallverstehen frei und erlauben ggf. den Anschluss pflegerischer Interventionen an die spezifischen Bedingungen der betroffenen Individuen. Dabei ist zu berücksichtigen, dass Biographie nicht nur handelnd, sondern auch interaktiv produziert wird. Interaktionen finden nicht nur auf der Mikroebene statt, sondern auch institutionell und gesellschaftlich. Auch in Kontexten des bio-

graphischen Lernens wird vorzugsweise auf narrative Erzähltechniken zurückgegriffen, die komplexe und dichte Erzählungen des gelebten Lebens ermöglichen. Biographisches Lernen ermöglicht, das Fremde anzuerkennen und das
Eigene vor diesem Hintergrund zu reflektieren. Diese Kernkompetenzen gilt es
in allen Gesundheitsfachberufen zum Erwerb professionellen Handlungsver-
mögens herzustellen (vgl. Richter in diesem Band).

6.4 Rekonstruktive Fallarbeit im Lichte der Sensibilisierung für leibliches Spüren und Handeln als Lehr- und Lerngegenstand

Pflegerisches Handeln ist nicht ausschließlich durch sprachliche Interaktionen
konstituiert, ebenso wenig lässt sich pflegerisches Handeln in sprachlichen
Entäußerungen erschöpfend beschreiben. Vielmehr entbehren situative Wahrnehmungen von Pflegenden oftmals einer verbalen Ausdruckskraft, sie werden
dem pflegerisch Handelnden oftmals in Form eines leiblichen Spürsinns gegenwärtig (vgl. Böhnke 2010, Hoops 2013). Wie sich leibliche Wahrnehmungen
und Expressionen allerdings pflegedidaktisch thematisieren lassen, ist derzeit
noch kaum diskutiert. Aufschlussreich erscheinen in diesem Zusammenhang
einige wenige pflegedidaktische Ansätze, die unabhängig von sprachlichen
Deutungsmustern einen Zugang zu leiblichem Spüren und mimetischen Aus-
drucksweisen durch ästhetische Bildungsprozesse etwa in der Auseinandersetzung mit Gemälden, darstellender Kunst und anderen performativen Ausdrucksformen suchen (vgl. Hülsken-Giesler 2008, Böhnke 2010, Hoops 2013). Es
zeigt sich dabei allerdings immer wieder die Kraft der ›Nichtsprachlichkeit‹, die
dem leiblichen Spüren innewohnt. In diesem Deutungshorizont entspannt sich
die Reflexion der vorgestellten Methoden Rekonstruktiver Fallarbeit mit Blick
auf die pflegedidaktische Kategorie: *Sensibilisierung für leibliches Spüren und
Handeln als Lehr- und Lerngegenstand*.

Nichtsprachliche, leibliche Phänomene werden im Rahmen der *Objektiven
Hermeneutik* nicht relevant, da Rekonstruktive Fallarbeit bei diesem Ansatz
Textprotokolle zum Gegenstand hat, also ausschließlich an Sprache gebunden ist.

Die *Dokumentarische Methode* im Sinne Luhmanns sucht explizit auch nach
den sprachlich nicht beschriebenen Anteilen eines anvisierten Falles: Was wird
nicht gesagt, was wird nicht thematisiert. In diesem Sinne bemüht sich dieser
Ansatz um die Berücksichtigung auch von nicht zur Sprache gebrachten Elementen eines Falles. Da allerdings zur Analyse wiederum vorwiegend sprachlich
kommunizierte Strukturen und Deutungen genutzt werden, ist die Berücksichtigung von nichtsprachliche Anteilen deutlich erschwert.

Zur pflegedidaktischen Thematisierung von leiblichem Spüren eignen sich
dagegen in besonderer Weise Ansätze der *Metaphernanalyse*. Wie die Ausfüh-

rungen von Böhnke in diesem Band zeigen, sind Metaphern dazu geeignet, sprachlich nur schwer zu explizierende Erfahrungen zu kommunizieren und bildhaft zu verdeutlichen. Metaphern bieten einen Zugang zu ästhetischen Dimensionen des pflegerischen Handelns, sie verdeutlichen als Sprachbilder verschiedene Gestaltungsformen pflegerischer Interaktion, ohne dabei vordergründig auf die sprachlich vermittelte Symbolik angewiesen zu sein. Die Auseinandersetzung mit Sprachbildern in pädagogischen Bildungsprozessen ermöglicht daher einen reflexiven Zugang zu pflegerelevanten Aspekten der:

- *Performativität* als ästhetische Dimension menschlichen Handelns (vgl. Böhnke 2010): Performativität drückt sich in diesem Zusammenhang über innere und äußere Darstellungen aus, die sinnlich-körperliche und szenisch-gestaltbildende Erscheinungen pflegerischer Wirklichkeit inszenieren (vgl. Böhnke in diesem Band). Neben Sprachbildern lassen sich performative Metaphern auch in Gemälden und darstellenden Szenenbildern rekonstruieren (vgl. Hoops 2013).
- *Mimesis:* Körperlich-leibliche Expressionen in sozialen Interaktionen werden durch körperlich-leibliche Anähnlichung der Interaktionspartner erfahrbar. Thematisierbar werden diese Erfahrungen über den Gebrauch von Metaphern (vgl. Hülsken-Giesler 2008).
- *Rituale und institutionelle Ritualisierungen:* Rekonstruktive Deutungen von körperlich ausgedrückten symbolischen Prozessen, die soziale Realitäten erzeugen (bzw. reproduzieren) und interpretieren, ermöglichen in Bildungsprozessen die Auseinandersetzung mit institutionell verfestigten Handlungs- und Deutungsmustern einerseits, geben aber andererseits auch Impulse für Fragen der Identitätsbildung und -stabilisierung durch Rituale in der Pflege.

Rekonstruktive Deutungen von sprachlichen, bildlichen oder szenisch dargebotenen Metaphern ermöglichen einen ästhetischen Zugang zum Leibköper in der Pflege. Rational-sprachlich kaum zu thematisierende Erfahrungen können auf diese Weise einer Reflexion zugeführt werden. In diesem Sinne schärfen Ansätze der Metaphernanalyse die Sensibilisierung für ein leibliches Spüren in der Pflege, leibliches Wissen kann als Lerngegenstand thematisiert und der Leibkörper als Träger eines präreflexiven Erfahrungswissens, als habituelles Leibgedächtnis und damit als Grundlage reflexiver Könnerschaft pflegedidaktisch begründet werden (vgl. Böhnke 2010). Weiterhin kann mit Hilfe der Metaphernanalyse die Bedeutung von Imagination (aktive Form) und Intuition (passive Form) sowie von Einbildungskraft als relevante Kompetenz für das professionelle Pflegehandeln herausgestellt werden (vgl. Böhnke in diesem Band, Ertl-Schmuck 2010). Über einen mikrodidaktischen Einsatz dieser Verfahren können Emotionen, Spürsinn und Atmosphären zum Lerngegenstand einer reflexiven, leibbezogenen Pflegebildungspraxis werden.

Das Leibkonzept erhält schließlich auch eine bedeutende Rolle in biographieorientierten Ansätzen (vgl. Richter in diesem Band). In Kontexten des *biographischen Lernens* sind Phänomene der Leiblichkeit immer wieder von Bedeutung. Da biographische Methoden jedoch vorzugsweise an rational-sprachlichen Rekonstruktionen ansetzen, geraten Phänomene dieser Art im Zuge der systematischen Analyse kaum in den Blick.

Diese Problematik, dass also körperlich-leibliche Aspekte des pflegerischen Handelns letztlich lediglich in rational-sprachlichen Bezügen zu thematisieren und zu reflektieren sind, ist als pflegedidaktische Herausforderung generell anzuerkennen. Es bleibt die pflegedidaktisch zu entscheidende Frage, ob als Ausgangspunkt der Reflexionsleistungen auf je eigene körperlich-leibliche Erfahrungen oder aber z. B. auf metaphorische, rational-sprachliche oder auch z. B. bildliche Repräsentationen zurückgegriffen wird.

7. Fazit

Um zu erörtern, welchen Beitrag Ansätze der Rekonstruktiven Fallarbeit in Zusammenhängen einer pflegedidaktisch begründeten Kompetenzentwicklung leisten können, sollten zwei wesentliche Aspekte betrachtet werden:

1. Die verhandelten Ansätze zielen mit ihren je spezifischen erkenntnistheoretischen Begründungslinien, Prämissen und Perspektiven auf unterschiedliche Kompetenzdimensionen. Für den Einsatz in Kontexten der Pflegebildung muss also je nach Lehr-Lernintention eine gezielte und didaktisch begründete Auswahl vorgenommen werden.
2. Lernprozesse sind nur sehr bedingt mit Forschungsprozessen zu vergleichen. Für den Einsatz in Kontexten der Pflegebildung ist also didaktisch zu entscheiden und zu begründen, wie Rekonstruktive Fallarbeit konkret in das Lerngeschehen einzubinden ist, um den anvisierten Lerngewinn zu entfalten.

Zu 1.: Es wurde argumentiert, dass Ansätze der Rekonstruktiven Fallarbeit grundsätzlich Potentiale für Erkenntnis- und Lernprozesse in der Pflegebildung bereithalten, diese sich jedoch mit Blick auf einen je konkreten Ansatz ggf. erheblich zu unterscheiden. Die Dokumentarische Methode in systemtheoretischer Auslegung bietet gute Ansatzpunkte dafür, Fallarbeit in Lernprozessen dafür zu nutzen, regelhafte und typische Kommunikationen in Arbeitsprozessen der Pflege freizulegen und zur Diskussion zu stellen. Über diesen Zugriff können vor allem analytische und problemlösende Kompetenzen angebahnt werden.

Ansätze der Biographieorientierung liefern dagegen Anschlussstellen für Aspekte des individuellen Fallverstehens (als Selbstverstehen oder Fremdverstehen). Über die Reflexion der eigenen Biographie im Sinne des biographischen

Lernens oder die regelgeleitete Interpretation biographischer Erzählungen Anderer werden rekonstruktive und hermeneutische Kompetenzen in besonderer Weise gefördert.

Ansätze der Metaphernanalyse stellen Verfahren bereit, die Einblicke in die Grenzbereiche von sprachlich explizierbaren Erfahrungen in Kontexten der Pflegearbeit ermöglichen. Damit kann eine spezielle, allerdings äußerst pflegerelevante Facette des hermeneutischen Fallverstehens thematisiert und analytisch erschlossen werden. Ansätze der Metaphernanalyse bieten methodische Ansatzpunkte zur Erschließung von Erfahrungen der Leiblichkeit und Ästhetik in der Pflege.

Geht es schließlich darum, dass Lernende in der Pflege sich mit den Restriktionen und Antinomien ihrer Berufswirklichkeit auseinandersetzten, greift die Herangehensweise der Objektiven Hermeneutik. Neben der Ausbildung von hermeneutischen Kompetenzen zielt dieser Ansatz also vor allen darauf ab, Fähigkeiten zur kritischen Reflexion, zur Ambiguitäts- sowie Frustrationstoleranz von Lernenden zu entwickeln.

Zu 2. Der Einsatz von Verfahren der Rekonstruktiven Fallarbeit muss den unterschiedlichen Niveaustufen pflegerischer Bildung (berufliche Ausbildung, Fort- und Weiterbildung, akademische Qualifikation) angepasst werden. Auf allen Niveaus kann Fallarbeit im Sinne des Forschenden Lernens umgesetzt werden, aber die Ansprüche an das methodische Herangehen sind differenziert zu formulieren. Für die berufliche Ausbildung bietet sich die Arbeit mit authentischen Fallsituationen im Sinne des problemlösenden Lernens an. Sequenzen biographischen Lernens (als Selbstverständigung) sowie Ergebnisse fallrekonstruktiver Studien können dazu genutzt werden, um Lernende sukzessive an die systematische Analyse bzw. regelgeleitete Interpretation von Fällen heranzuführen und ein Grundverständnis wissenschaftlichen Arbeitens anzulegen.

Auf dem Niveau der Weiterbildung kann darauf aufbauend – je nach Lehr-Lernintention – das Spektrum rekonstruktiver Verfahren in kleineren angeleiteten Projekten erprobt werden. Das methodische Wissen kann dabei vertieft und die oben angeführten Handlungskompetenzen können weiterentwickelt werden. Die Anforderungen an die Komplexität des jeweiligen methodischen Zugriffs kann dabei gesteigert werden.

Auf dem Niveau der akademischen Bildung sollten die einzelnen Verfahren schließlich vor dem Hintergrund ihrer jeweiligen epistemologischen Prämissen und theoretischen Fundamente differenziert erschlossen und über studentische Projekte eingeübt werden. Eine strukturierte Vermittlung von Pflegewissen sollte dabei entlang des Kerncurriculums Pflegewissenschaft erfolgen, das Gegenstandsbereiche der Pflegewissenschaft und Domänen handlungsbezogener Kompetenzen über eine Matrix integriert (vgl. Hülsken-Giesler u. a. 2010). Explizit werden hier neben wissenschaftstheoretischen Grundlagen, die den Studienden einen theoretischen Orientierungsrahmen bieten, Methodologien und Forschungsmethodiken als Gegenstandsbereiche der akademischen Pflegebildung ausgewiesen und in Bezug zu pflegerelevanten Kompetenzdomänen gesetzt.

Methoden der Rekonstruktiven Fallarbeit bieten einen differenzierten forschungs- und wissenschaftsorientierten Analyserahmen zur Erfassung pflegespezifischer Phänomene. Ansätze im Umfeld des methodischen Konstruktivismus fokussieren dabei vorzugsweise auf subjektive Wahrnehmungen der Individuen. Verfahren im Duktus des methodischen Realismus zielen dagegen eher auf eine ›evidenzorientierte Theoriebildung‹. Im Rahmen des Forschenden Lernens erwerben Lernende in dieser Spannbreite der Rekonstruktiven Fallarbeit Deutungskompetenzen zur wissenschaftsorientierten Erfassung und Beschreibung der Komplexität pflegerischen Handelns. Der Gegenstandsbereich der Pflegedidaktik kann durch Methoden des fallrekonstruktiven Lernens differenziert beschrieben werden, dies mit Blick auf die methodische Ausformung pflegedidaktischer Kernbereiche sowie auf die gegenstandsangemessene Anbahnung von Kompetenzniveaus in der Pflegebildung.

Literatur

Alheit, Peter/Heidrun Herzberg (2011): Biographie und Lernen in der Pflege. Chancen und Perspektiven aus der Perspektive der Bildungswissenschaften. In: Darmann-Finck, Ingrid/Miriam Tariba Richter (Hg.): Biographieorientierung in der Pflegebildung. Frankfurt am Main, 15–36.

Altrichter, Herbert (2000): Handlung und Reflexion bei Donald Schön. In: Neuweg, Georg Hans (Hg.): Wissen, Können, Reflexion. Innsbruck, 201–222.

Bohnsack, Ralf (2001): Dokumentarische Methode. Theorie und Praxis wissenschaftssoziologischer Interpretationen. In: Hug, Theo (Hg.): Wie kommt Wissenschaft zu Wissen? Einführung in die Methodologie der Sozial- und Kulturwissenschaften. Baltmannsweiler, 326–345.

Bohnsack, Ralf (2006): Qualitative Evaluation und Handlungspraxis. Grundlagen dokumentarischer Evaluationsforschung. In: Flick, Uwe (Hg.): Qualitative Evaluationsforschung. Reinbek bei Hamburg, 135–155.

Bohnsack, Ralf (2010): Rekonstruktive Sozialforschung. Einführung in die qualitativen Methoden. 8., durchgesehene Auflage. Opladen, Farmington Hills.

Böhnke, Ulrike (2010): Dem Leibkörper auf der Spur. Theoretischer Begründungsrahmen zur professionellen reflexiven Könnerschaft im Berufsfeld Pflege. Online im Internet unter URL: http://nbn-resolving.de/urn:nbn:de:gbv:46-00103599-12 (02.09.2014).

Böhnke, Ulrike/Katharina Straß (2006): Die Bedeutung der kritisch-rekonstruktiven Fallarbeit in der LehrerInnenbildung – im Berufsfeld Pflege. In: Printernet, 6. Jg., H. 4, 197–205.

BREUER, Franz (2009): Reflexive Grounded Theory. Eine Einführung für die For-
    schungspraxis. Wiesbaden.
DARMANN, Ingrid (2000): Kommunikative Kompetenz in der Pflege. Stuttgart.
DARMANN-FINCK, Ingrid (2004): Theorie-Praxis-Transfer in der Pflegeausbildung. In:
    Pflegepädagogik, 4. Jg., H. 4, 197–203.
DARMANN-FINCK, Ingrid (2005): Professioneller Pflegeunterricht. In: Pflegepädagogik, 5.
    Jg., H. 12, 655–663.
DARMANN-FINCK, Ingrid (2009): Professionalisierung durch fallrekonstruktives Lernen?
    In: Darmann-Finck, Ingrid/Ulrike Böhnke/Katharina Straß (Hg.): Fallrekonstruktives
    Lernen. Frankfurt am Main, 83–100.
DARMANN-FINCK, Ingrid (2010 a): Interaktion im Pflegeunterricht. Frankfurt am Main.
DARMANN-FINCK, Ingrid (2010 b): Eckpunkte einer Interaktionistischen Pflegedidaktik.
    In: Ertl-Schmuck, Roswitha/Franziska Fichtmüller (Hg.): Theorien und Modelle der
    Pflegedidaktik. Eine Einführung. Weinheim, München, 13–54.
DARMANN-FINCK, Ingrid/Angela Boonen (Hg.) (2008): Problemorientiertes Lernen auf
    dem Prüfstand. Erfahrungen und Ergebnisse aus Modellprojekten. Hannover.
DÜTTHORN, Nadin (2014): Pflegespezifische Kompetenzen im Europäischen Bildungs-
    raum. Eine empirische Studie in den Ländern Schottland, Schweiz und Deutschland.
    Göttingen.
ERTL-SCHMUCK, Roswitha (2000): Pflegedidaktik unter subjekttheoretischer Perspektive.
    Frankfurt am Main.
ERTL-SCHMUCK, Roswitha (2010): Subjektorientierte Pflegedidaktik. In: Ertl-Schmuck,
    Roswitha/Franziska Fichtmüller (Hg.): Theorien und Modelle der Pflegedidaktik. Eine
    Einführung. Weinheim, München, 55–90.
ERTL-SCHMUCK, Roswitha/Franziska Fichtmüller (2009): Pflegedidaktik als Disziplin.
    Eine systematische Einführung. Weinheim, München.
FICHTMÜLLER, Franziska/Anja WALTER (2007): Pflegen lernen. Göttingen.
FLICK, Uwe (2000): Konstruktion und Rekonstruktion. Methodologische Überlegungen
    zur Fallrekonstruktion. In: Kraimer, Klaus (Hg.): Die Fallrekonstruktion. Frankfurt am
    Main, 179–200.
FRIESACHER, Heiner (2008): Theorie und Praxis pflegerischen Handelns. Begründung und
    Entwurf einer kritischen Theorie der Pflegewissenschaft. Göttingen.
GIESEKE, Wiltrud (2009): Lebenslanges Lernen und Emotionen. Wirkungen von Emo-
    tionen auf Bildungsprozesse aus beziehungstheoretischer Perspektive. 2., unveränd.
    Aufl. Bielefeld.
GREB, Ulrike (2003): Identitätskritik und Lehrerbildung. Frankfurt am Main.
GREB, Ulrike (2010): Die Pflegedidaktische Kategorialanalyse. In: Ertl-Schmuck, Roswi-
    tha/Franziska Fichtmüller (Hg.): Theorien und Modelle der Pflegedidaktik. Eine Ein-
    führung. Weinheim, München, 124–165.
HELSPER, Werner (2003): Ungewissheit im Lehrerhandeln als Aufgabe der Lehrerbildung.
    In: Helsper, Werner/Reinhard Höster/Jochen Kade (Hg.): Ungewissheit. Pädagogische
    Felder im Modernisierungsprozess. Weilerswist.
HOOPS, Wolfgang (2013): Pflege als Performance. Zum Darstellungsproblem des Pflege-
    rischen. Bielefeld.

Hülsken-Giesler, Manfred (2008): Der Zugang zum Anderen. Zur theoretischen Rekonstruktion von Professionalisierungsstrategien pflegerischen Handelns im Spannungsverhältnis von Mimesis und Maschinenlogik. Göttingen.

Hülsken-Giesler, Manfred (2013): Wissenschaftliche Kompetenzen erlangen. Systematisierungshilfen für die hochschulische Pflegeausbildung. In: Pflegezeitschrift, 66. Jg., H. 5, 270–273.

Hülsken-Giesler, Manfred/Elfriede Brinker-Meyendriesch/Johann Keogh/Sabine Muths/Margot Sieger/Renate Stemmer/Gertrud Stöcker/Anja Walter (2010): Kerncurriculum Pflegewissenschaft für pflegebezogene Studiengänge. Eine Initiative zur Weiterentwicklung der hochschulischen Pflegebildung in Deutschland. In: Pflege & Gesellschaft, 15. Jg., H. 3, 216–236.

Hülsken-Giesler, Manfred/Nadin Dütthorn (2011): Paradigmatischer Pluralismus als Herausforderung. Das Beispiel Pflegewissenschaft. In: Österreichisches Religionspädagogisches Forum, 19. Jg., 56–61.

Hülsken-Giesler, Manfred/Johannes Korporal (2013) (Hg.): Fachqualifikationsrahmen Pflege für hochschulische Bildung. Berlin.

Hundenborn, Gertrud (2007): Fallorientierte Didaktik in der Pflege. München, Jena.

Klafki, Wolfgang (1993): Neue Studien zur Bildungstheorie und Didaktik. 3. Aufl., Weinheim, Basel.

Kraimer, Klaus (2000): Die Fallrekonstruktion. Bezüge, Konzepte, Perspektive. In: Kraimer, Klaus (Hg.): Die Fallrekonstruktion. Frankfurt am Main, 23–57.

Künkler, Tobias (2011): Lernen in Beziehung. Zum Verhältnis von Subjektivität und Relationalität in Lernprozessen. Bielefeld.

Oevermann, Ulrich (2000): Die Methode der Fallrekonstruktion in der Grundlagenforschung sowie der klinischen und pädagogischen Praxis. In: Kraimer, Klaus (Hg.): Die Fallrekonstruktion. Frankfurt am Main, 58–156.

Raven, Uwe (2006): Pflegerische Handlungskompetenz. Konsequenzen einer Begriffsklärung. In: Pflegepädagogik/PrInterNet, 6. Jg., H. 1, 22–27.

Remmers, Harmut (1997): Normative Dimensionen pflegerischen Handelns. Zur ethischen Relevanz des Körpers. In: Pflege, 10. Jg., 279–284.

Remmers, Hartmut (2000): Pflegerisches Handeln. Wissenschafts- und Ethikdiskurse zur Konturierung der Pflegewissenschaft. Bern.

Remmers, Hartmut (2011): Pflegewissenschaft als transdisziplinäres Konstrukt. Einleitung. In: Remmers, Hartmut (Hg.): Pflegewissenschaft im interdisziplinären Dialog. Göttingen, 7–47.

Rosen, Emel Susann (2011): Lehrkompetenzen. Kompetentes Handeln in der Pflegeausbildung. In: Pflegepädagogik, 11. Jg., H.1, 29–39.

Sahmel, Karl-Heinz (1999): Umrisse einer kritisch-konstruktiven Pflegepädagogik. In: Pflegepädagogik, 99. Jg., H.1, 22–30.

Schön, Donald A. (1983): The Reflective Practitioner. London.

Schwarz-Govaers, Renate (2003): Problemorientiertes Lernen. Neuer Wein in alten Schläuchen oder eher alter Wein in neuen Schläuchen? In: Pflegepädagogik, 03. Jg., H.1, 36–45.

Schwarz-Govaers, Renate (2005): Subjektive Theorien als Basis von Wissen und Handeln. Ansätze zu einem handlungstheoretisch fundierten Pflegedidaktikmodell. Bern.

Schwarz-Govaers, Renate (2009): Fachdidaktikmodell Pflege. In: Olbrich, Christa (Hg.): Modelle der Pflegedidaktik. München, 87–104.

Wahl, Diethelm (1991): Handeln unter Druck. Der weite Weg vom Wissen zum Handeln bei Lehrern, Hochschullehrern und Erwachsenenbildnern. Weinheim.

Walter, Anja (2006): Die lernfeldorientierte Curriculumentwicklung. In: Pflegepädagogik, 06.Jg., H. 07–08, 389–395.

Wittneben, Karin (1991): Pflegekonzepte in der Weiterbildung zur Pflegekraft. Frankfurt am Main.

Wittneben, Karin (1998): Pflegekonzepte in der Weiterbildung für Pflegelehrerinnen und Pflegelehrer. Voraussetzungen und Perspektiven einer kritisch-Konstruktiven Didaktik der Krankenpflege. 4. Aufl., Frankfurt am Main.

Susanne Kreutzer

Fallrekonstruktive Methoden in der Pflegeforschung

1. Einleitung

Die Frage nach den methodologischen und methodischen Grundlagen der Pflegeforschung erhält seit einiger Zeit wachsende Aufmerksamkeit. Wurde Pflegeforschung lange über ihre spezifischen Fragestellungen und die Bündelung pflegerelevanter Wissensbestände unterschiedlichster disziplinärer Herkunft definiert (Bartholomeyczik 2011, Remmers 2011), rückt nunmehr die Diskussion um die methodologische Verortung der Pflegeforschung in den Mittelpunkt. Anlass für diese Debatten bieten nicht zuletzt die immensen Probleme bei der Untersuchung und Herstellung von Evidenz in der Pflege, die mit der Durchsetzung eines Evidenz-basierten Ansatzes professioneller Pflege immer virulenter werden. Wie kann die Komplexität pflegerischer Interventionen angemessen untersucht und nach ihren Wirkungszusammenhängen befragt werden? (Grypdonck 2004, Remmers/Hülsken-Giesler 2012, Panke-Kochinke 2012). ›Angemessen‹ bedeutet in dem Zusammenhang auch stets zu berücksichtigen, dass Pflege als Beziehungsarbeit keiner eindimensionalen Ursache-Wirkungskette folgt und aufgrund des starken körperlich-leiblichen Bezugs zum Gegenüber spezifischer methodischer Zugänge bedarf (Hülsken-Giesler 2008, Remmers 2011). Dass etablierte methodische Vorgehensweisen an ihre Grenzen stoßen, wird derzeit besonders sichtbar im Kontext der Forschung zur Versorgung von Menschen mit der Diagnose Demenz. Gefordert wird insgesamt eine größere Kreativität nicht nur in der Methodenwahl und -kombination, sondern auch in der Weiterentwicklung und Verfeinerung von Methoden. (Bensch 2014, Halek/Reuther 2014, Kelle/Newerla/Metje 2014, Nover/Panke-Kochinke/Rosier 2014, Nover u. a. 2015)

Die Autoren dieses Bandes haben diese Diskussion um gegenstandsadäquate Methoden der Pflegeforschung in Bezug auf fallrekonstruktive Verfahren, die im Bereich der Sozial- und Erziehungswissenschaften entwickelt wurden, aufgegriffen. Im Folgenden werden die vorgestellten Methodologien und Methoden im Hinblick auf ihre Reichweite und Grenzen für eine fallrekonstruktive Pflegeforschung diskutiert. Die Besprechung der Methoden orientiert sich an den in der Einleitung skizzierten Leitfragen des Buches und basiert vor allem auf Basis der Beiträge des Bandes. Im Mittelpunkt steht der jeweilige Fallbegriff, der Stellenwert von Sprache, die Berücksichtigung von Körperlichkeit/Leiblichkeit sowie der Einbezug gesellschaftlicher Strukturen und Kontextbedingungen. Besonderes Interesse gilt der Frage nach der gegenseitigen Anschlussfähigkeit der Methoden. Ausgehend davon, dass Forschungsmethoden jeweils spezifische Stärken aber auch Schwächen haben, stellt sich die Frage, ob und inwiefern es möglich ist, die verschiedenen Methoden miteinander zu verknüpfen? Anschließend werde ich für einen flexibleren und kreativeren Umgang in der Methodenentwicklung und -anwendung plädieren, der den Forschungsgegenstand zum Ausgangspunkt nimmt.

Ich schreibe diesen Beitrag als Geisteswissenschaftlerin – genauer: als Historikerin[1] –, die seit über zehn Jahren in der Pflegewissenschaft tätig ist und mit einem gewissen Befremden den sozialen Druck in der qualitativen Pflegeforschung beobachtet, sich definierten Schulen zuordnen und artig vorgegebene Forschungsschritte abarbeiten zu müssen. Aus geschichtswissenschaftlicher Perspektive ist diese vergleichsweise strikte, auf Exklusivität bedachte Handhabung von Methoden auffallend. Angesichts des (antizipierten) Legitimationsdrucks gegenüber quantitativen Verfahren scheint diese Praxis Sicherheit zu verleihen. Die so hergestellte Methodenrigidität schränkt die Kreativität im Forschungsprozess jedoch erheblich ein, vor allem wenn die Forschenden noch kein »Standing« in der Forschungslandschaften haben und meinen, ihre Forschungsexpertise durch das möglichst regelgetreue Abarbeiten anerkannter methodischer Verfahrensschritte nachweisen zu müssen. Ich werde deshalb zur Anregung Beispiele aus der Tradition geschichtswissenschaftlicher ›Fallrekonstruktion‹ vorstellen, die keiner methodischen Beliebigkeit frönen, aber auf das stakkatoartige Abarbeiten von Forschungsschritten verzichten und ihre Methodik konsequent am Gegenstand orientieren. Ich verbinde die Vorstellung dieser Arbeiten mit dem Plädoyer, sich in der fallrekonstruktiven Pflegeforschung stärker geisteswissenschaftlichen Herangehensweisen zu öffnen.

---

1 Es sei an dieser Stelle angemerkt, dass die Kategorisierung der Geschichtswissenschaft als Geisteswissenschaft nicht eindeutig ist. Je nachdem, was Historikerinnen und Historiker als relevante »Tatsachen« der Geschichte ansehen, kann die Geschichtswissenschaft auch als Kultur- oder Sozialwissenschaft verstanden werden. Ich bezeichne die Geschichtswissenschaft hier vor allem als Geisteswissenschaft, um eine andere Forschungstradition zu markieren.

2. Methoden sozialwissenschaftlicher Fallrekonstruktion: Reichweite und Grenzen

Die in diesem Band vorgestellten Methodologien und Methoden der Rekonstruktiven Fallarbeit basieren auf einem sehr unterschiedlichen Fallverständnis. Von den hier besprochenen Forschungsansätzen weist die Biographieforschung – neben der Dokumentarischen Methode – die längste Tradition auf, und sie hat in diesem Rahmen eine Vielzahl methodischer Variationen entwickelt. Der »Fall« ist hier das Leben eines einzelnen Menschen. Biographieforschung geht davon aus, dass das Sein und Handeln von Menschen – Patienten, Angehörigen ebenso wie professionell Pflegenden – lebensgeschichtlich bedingt ist. Der Forschungsansatz verspricht, die biographische Logik von Krankheitsverläufen und Bewältigungsmöglichkeiten aufzudecken und so zu einer stärkeren Subjektorientierung im professionellen Handlungsfeld Pflege beizutragen. Ziel ist sowohl die Rekonstruktion des biographisch hergestellten subjektiven Sinns, der Besonderheit und des Eigensinns des »Einzelfalls«, als auch die Offenlegung einer sozialen Typik. Biographie wird in dem Sinne als individuelle und soziale Konstruktion verstanden, die von gesellschaftlichen und sozialen Einflüssen geprägt wird. (Vgl. M. Richter in diesem Band).

Auch wenn der »Fall« – das Leben eines einzelnen Menschen – über unterschiedliche Wege erhoben werden kann, bspw. durch biographische Quellen wie Briefe oder Tagebücher, hat sich in der Forschungspraxis das narrative Interview als dominante Erhebungsmethode sozialwissenschaftlicher Biographieforschung weitgehend durchgesetzt.[2] Sozialwissenschaftliche Biographieforschung basiert demnach vor allem auf schriftlich fixierten Erzählungen, die mit einer sehr voraussetzungsvollen Interviewform erhoben werden. Ein lebensgeschichtlich angelegtes Interview fordert von den Interviewten eine hohe narrative Kompetenz, das heißt die Fähigkeit, sich verbal auszudrücken und der Vielfalt lebensgeschichtlicher Erfahrungen eine zeitlich strukturierte Gestalt zu geben. Für kognitiv eingeschränkte Menschen ist die Methode damit nicht geeignet. Auch Menschen in akuten Belastungssituationen ist ein lebensgeschichtlich ausgerichtetes Interview nur bedingt zuzumuten. Außerdem sind in der Regel mehrstündige Interviews erforderlich, die unter gut bedachten Umständen – bspw. nicht innerhalb eines institutionellen Settings – durchgeführt

---

2 Dausien und Riemann haben darauf hingewiesen, dass die Konzentration auf das Interview die Gefahr einer Engführung beinhaltet, und die Frage danach, was Materialien der Biographieforschung sein können, in der Praxis sozialwissenschaftlicher Biographieforschung kaum noch gestellt wird. Sie regen an, sich sehr viel intensiver mit unterschiedlichen biographiebezogenen Materialtypen auseinanderzusetzen (Dausien/Riemann 2010). Siehe dazu – mit Bezug zur Pflegeforschung – auch Kreutzer (2010).

werden sollten. Sowohl die Erhebungs- als auch Auswertungsmethoden sind
insgesamt sehr zeitaufwendig. (Vgl. M. Richter in diesem Band).

Die Frage, inwieweit körperlich-leibliche Erfahrungen aus schriftlichen
Texten rekonstruiert werden können, ist derzeit – wie M. Richter betont – noch
offen. Auch wenn Vertreter sozialwissenschaftlicher Biographieforschung zu
recht einwenden, dass Leib und Biographie zusammen gehören und auch in den
Erzählungen Leiberfahrungen thematisiert werden, handelt es sich um kognitiv
verarbeitete Erfahrungen (Alheit u. a. 1999). Aus pflegewissenschaftlicher Perspektive gibt es hier also methodologisch-methodischen Entwicklungsbedarf,
und die Pflegeforschung könnte mit ihrem spezifischen Interesse an Leiblichkeit
zu einer bedeutsamen Verfeinerung der Methodologie/Methodik beitragen.

In der *Metaphernanalyse* besteht der »Fall« aus verbalisierten Sprachbildern,
die einer systematischen Untersuchung unterzogen werden. Die Metaphernanalyse ist für die Pflegeforschung deshalb so interessant, weil sie einen Vorschlag macht, wie Leiberfahrungen im Medium der Sprache rekonstruiert
werden können. Die Analysebeispiele von Schmieder/Biesel in diesem Band
zeigen, wie sehr sich Metaphern an körperlich-leiblichen Grunderfahrungen
orientieren und sich damit im Übergangsbereich von vorsprachlichen Deutungen und bewusst-sprachlicher Reflexion bewegen (Schmitt/Böhnke 2009,
123–124). Die Metaphernanalyse hat damit beachtliches Potential für die Weiterentwicklung einer fallrekonstruktiven Pflegeforschung, auch wenn sie den
empirischen Nachweis ihrer Erkenntnispotentiale in diesem Feld bislang noch
erbringen muss.

Da sich die Metaphernanalyse auf ein bestimmtes Merkmal von Sprache
konzentriert, das den meisten sprachlichen Ausdrucksformen eigen ist, benötigt
sie keine spezifische Form der Falldarstellung, sondern sie kann mit sehr unterschiedlichen Textsorten arbeiten – vorausgesetzt, dass sich diese jeweils
Metaphern bedienen. Eine Grenze wird die Methode u. a. bei der Bearbeitung
technisch-bürokratischer oder von Wissenschaftsterminologie dominierter
Sprache finden, etwa wenn Pflegeexpertise zukünftig zunehmend über eine
wissenschaftlich begründete Fachsprache expliziert werden sollte.

Im Prinzip wäre es möglich, die Methoden der Biographieforschung weiterzuentwickeln und mit Verfahren der Metaphernanalyse zu kombinieren. Während die sozialwissenschaftliche Biographieforschung mit der Erhebungsme-
thodik des narrativen Interviews relativ festgelegt ist, hat sie sich in Bezug auf die
Auswertungsmethoden bislang als flexibel und innovationsfreudig erwiesen.
Dies käme einer Erweiterung um metaphernanalytische Zugänge durchaus
entgegen.

Etabliert ist bereits eine Verknüpfung von Biographieforschung und Objektiver Hermeneutik, die auf Gabriele Rosenthal zurückgeht (Rosenthal 1987). Wie
die Metaphernanalyse auch, kann die Objektive Hermeneutik auf viele unter-

schiedliche Textsorten, so auch narrative Interviews, angewendet werden. Sie eignet sich deshalb auch für die genaue Analyse von Schlüsselstellen eines lebensgeschichtlichen Interviews. In der Sprache der Objektiven Hermeneutik formuliert, ist der »Fall« dann nicht das Leben eines einzelnen Menschen, sondern eine (krisenhafte) Lebenspraxis, die bspw. als Erzählung über die erste Wahrnehmung von Krankheitssymptomen thematisiert werden kann. (Vgl. Raven in diesem Band).

Aufgrund des Interesses an »Lebenspraxis« muss sich – anders als die Biographieforschung – ein objektiv hermeneutisches Vorgehen nicht auf einzelne Personen konzentrieren. Möglich ist es auch, Beziehungskonstellationen in den Blick zu nehmen, z. B. zwischen Patienten und Pflegenden oder innerhalb einer Gemeinschaft, etwa von Pflegenden eines institutionellen Settings. Um dies zu untersuchen, setzt ein objektiv hermeneutisches Verfahren Datenmaterial, so genannte Protokolle, voraus, die möglichst nah an menschlicher Alltagspraxis sind. Das können Interviews verschiedenster Art, schriftliche Dokumente, bspw. Pflegeberichte, aber auch Videoaufnahmen sein. (Vgl. Raven in diesem Band).

Sprache kommt dabei eine doppelte Funktion zu: Objektive Hermeneutik basiert auf der theoretischen Grundannahme, dass Menschen Krisen in der Lebenspraxis allein im Medium der Sprache bewältigen (vgl. Raven in diesem Band). Die Vorstellung, dass diese Bewältigung auch körperlich-leiblich geschieht – was gerade bei Krankheitserfahrungen nahe liegt –, wird dezidiert ausgeschlossen. Damit korrespondiert eine Forschungslogik, die auf einer präzisen sprachlichen Analyse basiert. Alle Ausdrucksformen der Lebenspraxis müssen deshalb letztlich in Sprache gefasst werden. Eine Untersuchung körperlich-leiblich erzeugter Sinnstrukturen scheint aufgrund der methodologischen Grundannahmen mit dieser Methode nicht möglich zu sein.

Alle genannten Methoden haben den Anspruch, über den Einzelfall hinausgehende Aussagen zu treffen. So lassen sich mit den Methoden der Biographieforschung typische Formen und Verläufe von Krankheitsbewältigung herausarbeiten. Auch die Metaphernanalyse will durch die konzeptionelle Verbindung von Metaphern soziale Typiken – so genannte metaphorische Konzepte – herausarbeiten, die Auskunft bspw. über nicht bewusste, aber verallgemeinerbare Krankheits- oder Pflegeverständnisse geben können. Auch die Objektive Hermeneutik untersucht die gesellschaftlich-historisch bedingte »Regelgeleitetheit« menschlicher Handlungen. Dies beinhaltet aber in der Regel keine Rekonstruktion der Rahmenbedingungen für sich.[3] Methodisch können also nur diejenigen gesellschaftlichen Kontexte rekonstruiert werden, die sich in den

---

3 Eine Ausnahme bildet der biographieanalytische Ansatz von Gabriele Rosenthal, der zwischen erlebter und erzählter Lebensgeschichte differenziert und die erlebte Lebensgeschichte u. a. durch eine gesellschaftliche Kontextualisierung rekonstruiert (Rosenthal 1987 und 1995).

latenten Sinnstrukturen des Einzelfalls bzw. der Gesamtschau der Einzelfälle tatsächlich offenbaren.

Davon unterscheidet sich die Dokumentarische Methode, die unter den hier diskutierten Forschungsansätzen den größten Schwerpunkt auf die Rekonstruktion von Kontextfaktoren legt. Wie die Biographieforschung auch, kann die Dokumentarische Methode auf eine vergleichsweise lange Geschichte der Methodenentwicklung zurückblicken, und es haben sich verschiedene Spielarten und theoretische Begründungen herausgebildet. Gemeinsam ist diesen Ansätzen, dass sie sich für den *modus operandi* der Praxis interessieren – also die Frage, wie Motive, Sinn oder soziale Ordnung hergestellt werden. Ein »Fall« muss deshalb keine Person sein, sondern kann bspw. auch eine Gruppe, ein Berufsfeld oder eine Organisation sein. (Bohnsack 2014 und Lüdecke in diesem Band)

In der systemtheoretisch gerahmten Variante der Dokumentarischen Methode, die Lüdecke in diesem Band vorstellt, richtet sich das Erkenntnisinteresse auf die Frage, wie im Prozess der Kommunikation gesellschaftliche Strukturen und Kontextbedingungen – z. B. pflegerische, rechtliche oder ökonomische Rahmenbedingungen – aufgegriffen und reflektiert werden: Welche Rahmenbedingungen ermöglichen es, dass ein Problem genau so behandelt wird und nicht anders? In dem Sinne ist sowohl das Kommunizierte als auch das Nicht-Kommunizierte Gegenstand der Analyse. Kommunikation meint dabei nicht nur Sprache, sondern auch Gestik und Mimik. Damit bietet die Dokumentarische Methode, wie Lüdecke betont, in der Tat Chancen für die Untersuchung der Interaktion auch mit kognitiv eingeschränkten Menschen. Ziel der Dokumentarischen Methode ist die Erstellung einer mehrdimensionalen Typologie (durch eine so genannte soziogenetische Typenbildung), die der Tatsache gerecht wird, dass sich Menschen in ihrem Alltag mit vielfältigen und widersprüchlichen Anforderungen auseinandersetzen müssen. (Vgl. Lüdecke in diesem Band).

In der systemtheoretischen Auslegung ist die Dokumentarische Methode an bestimmte gesellschaftstheoretische Vorannahmen gebunden. Dies ist jedoch keine zwingende, sondern nur eine mögliche Rahmung. Insgesamt hat sich die Dokumentarische Methode als sehr flexibel erwiesen, und sie wird eingesetzt bei der Analyse sehr unterschiedlicher Formen von Dokumenten: Gruppen- und Einzelinterviews (einschließlich biographisch-narrative Interviews), teilnehmende Beobachtungen, andere schriftliche Texte, wie z. B. Fachtexte, und sogar Bilder (Bohnsack 2014, 67). Bohnsack begründet diese methodische Offenheit damit, dass die Dokumentarische Methode in den 1920er Jahren in enger Auseinandersetzung mit führenden Kunsthistorikern der Zeit entwickelt wurde (ebd., 172). Ein Austausch zwischen Sozial- und Geisteswissenschaften hat sich hier also schon einmal als überaus fruchtbar erwiesen.

Mit diesen vielfältigen Zugriffsweisen und der gezielten Berücksichtigung von Kontextfaktoren verspricht die Dokumentarische Methode, die Logiken aufzudecken, an denen sich pflegerisches Handeln ausrichtet. Damit hat sie eine gewisse Nähe zur Objektiven Hermeneutik, die auf eine Rekonstruktion der Regelgeleitetheit menschlichen Handelns zielt. Während die Objektive Hermeneutik jedoch vor allem auf die Herausarbeitung objektiver Sinnkonstitutionen (im Unterschied zur subjektiven Sinnbildung) zielt, geht die Dokumentarische Methode davon aus, dass Sinngebung im Alltag in einem komplexen Wechselverhältnis verschiedener aufeinander bezogener Ebenen stattfindet. Nicht objektive Sinnstrukturen stehen hier im Mittelpunkt des Erkenntnisinteresses, sondern die Frage, wie Sinn im Alltag hergestellt wird. (Bohnsack 2014, 87–88)

3. Geschichtswissenschaftliche Fallrekonstruktion – Perspektiven für eine methodische Weiterentwicklung

Den bisher besprochenen Methodologien und Methoden ist gemeinsam, dass sie jeweils relativ klar definierten Ablaufstrukturen, vor allem bei der Datenauswertung, folgen, die ein transparentes und regelgeleitetes Vorgehen sicherstellen sollen. Eine Methodenkombination wird zum Teil bereits praktiziert. Ihr sind aber enge Grenzen gesteckt, weil die Methoden jeweils sehr aufwändig sind und die Möglichkeiten zu einer Methodentriangulation schon allein aus zeitlich-forschungspragmatischen Gründen begrenzt sind. Im Folgenden möchte ich am Beispiel geschichtswissenschaftlicher »Fallrekonstruktion« ein Forschungsvorgehen aufzeigen, das einer anderen Logik folgt, die sich nicht primär an methodischen Schulen, sondern am Forschungsgegenstand orientiert und davon ausgehend die methodischen Zugriffe wählt.

Ich beginne mit einem Meilenstein der Forschungsliteratur zur Körpergeschichte: »Geschichte unter der Haut« von Barbara Duden (1987). In diesem Buch untersucht Duden die Aufzeichnungen eines Eisenacher Arztes um 1730, der in acht Bänden zu den »Weiberkrankheiten« insgesamt 1.800 Fälle protokollierte, in denen er die Leidenserfahrungen der Frauen und seine Überlegungen zu ihrem Zustand notierte. Aus heutiger Sicht stellen sich diese Ausführungen als wildes Durcheinander dar von teils nachvollziehbaren, teils wundersamen Aussagen – etwa über den »Schnupfen einer verhärteten Mutter« (ebd., 11) –, die von dem Arzt alle gleichermaßen für vernünftig gehalten wurden. Ausgehend von dieser Beobachtung stellte sich Duden die Frage, wie es möglich sein kann, diese Aufzeichnungen mit Sinn zu füllen. Um sich den historischen Vorstellungen vom Körper der Frauen anzunähern, beschäftigte sie sich zunächst mit der Soziogenese des modernen Körpers, um sich der Zeitlichkeit der eigenen Körperwahrnehmung bewusst zu werden. Außerdem begab sich Duden auf die Suche nach Anregungen zur methodischen Annäherung an epochenspezifische Körperwahrnehmungen, die nicht nur im Feld der Medizingeschichte, sondern auch im Bereich der Mythologie, der Wortfeldkunde, der Ikonographie, Volkskunde und Kunstgeschichte entwickelt wurden. Damit eignete sich Duden ein vielfältiges Methodenrepertoire an, das sich an den Herausforderungen der Forschungsfrage und des Forschungsgegenstandes orientierte.

Mit diesen methodischen Anregungen ausgestattet, begann Duden die genaue Bearbeitung des Quellenkorpus. Dazu gehörte eine Rekonstruktion des Werdegangs und der biographischen Prägungen des Verfassers, um sich der Person des Schreibenden annähern zu können, sowie eine sorgsame Charakterisierung der Krankengeschichten als Quellenform. Außerdem rekonstruierte Duden – auf Basis von Hinweisen aus den Fallbeschreibungen – die ärztliche Praxis als Handlungskontext und die Struktur der Beziehungen zwischen den Frauen und ihrem Arzt. In welchen Angelegenheiten wendeten sie sich an den Arzt und in welchen auch nicht? Wie teilten sie ihr Leid mit, und was sollte der Arzt tun? Damit erarbeitete sich Duden den Kontext, in dem die Frauen ihre Klagen entfalteten. (Duden 1987, 67–122)

In einem letzten Schritt fragte sie schließlich nach den Vorstellungen vom Leib, die den Arzt in seiner Arbeit und die Frauen bei ihren Schilderungen leiteten. Eine Strukturierung nach Themen, Sachen oder Krankheiten erwies sich als wenig sinnvoll, denn wie sollte sie »das unstillbare Bedürfnis der Eichsfelder Nonne, geschlachtet zu werden« (Duden 1987, 123), kategorisieren? Sie entwickelte vielmehr zwölf Sinnfelder, die sie in einer dialektischen Bewegung zwischen den ärztlichen Aufzeichnungen, anderen zeitgenössischen Quellen – nicht nur schriftliche Quellen, sondern bspw. auch Gemälde mit Darstellungen des Leibes – und der Sekundärliteratur ausformulierte. Das methodische Vorgehen orientierte sich damit nicht an einer etablierten Schule, sondern an der Notwendigkeit, sich dem Forschungsgegenstand möglichst angemessen zu nähern und das Quellenmaterial ›zum Sprechen zu bringen‹.

Ein zweites Beispiel, das ich vorstellen möchte, stammt aus dem Bereich der *material culture studies*. Isabel Richter (2010) hat die Auseinandersetzung von Menschen mit dem Tod im 19. Jahrhundert untersucht und neben Tagebüchern und Fotografien auch Trauerobjekte analysiert. Dazu gehörte u. a. Trauerschmuck aus menschlichem Haar, den Frauen und Männer als Körperschmuck trugen (Frauen in Form von Armbändern, Ohrringen, Ketten oder Broschen; Männer in Gestalt von Uhrketten und Ringen). Heute ruft der Anblick eher Abscheu und Ekel hervor, was nicht zuletzt mit Assoziationen zum Holocaust und den Fotografien abgeschnittener Haare von Ermordeten zusammen hängen dürfte (ebd., 152). Im 19. Jahrhundert bildete Trauerschmuck aus menschlichem Haar jedoch einen wichtigen Bestandteil von Trauerriten. Richter untersuchte dieses Tragen des Haarschmucks als körperbezogenen Ausdruck von Trauer, Erinnerungen und Gefühlen. Für eine derartige Annäherung an die kulturelle Bedeutung von Objekten sind die bislang weitgehend an der Sequenzialität von Sprache orientierten Methoden sozialwissenschaftlicher Fallrekonstruktion schlicht ungeeignet. Zwar gibt es im Bereich der Dokumentarischen Methode Ansätze zur Integration des Bildes als Medium alltäglicher Verständigung (Bohnsack 2014, 157–173). Im Mittelpunkt der Interpretation steht hier jedoch ausschließlich die visuelle Wahrnehmung. Objekte entfalten ihre Bedeutung jedoch darüber hinaus über den Tastsinn, die haptische Wahrnehmung.

Im Vergleich zur verbalen bzw. schriftlichen Sprache, aber auch zu Bildern, ist die Sprache der Objekte sehr viel bedeutungsoffener, und sie lässt sich letztlich erst im Objektkontext – das heißt dem Kontext, in dem Dinge hergestellt und verwendet werden – tatsächlich entschlüsseln. Als Historikerin konnte Richter die Bedeutung der Trauerobjekte nicht in der direkten Interaktion mit den Verwenderinnen und Verwendern untersuchen, wie es aktuellen pflegewissenschaftlichen Untersuchungen möglich wäre. Richter recherchierte zunächst die Objekte selbst und fragte – auf der Basis von schriftlichen Quellen und Abbildungen – nach der Herstellung und Verarbeitung sowie der Verbreitung von Haarschmuck und den Praktiken des Tragens. (Richter 2010, 152–190)

In Auseinandersetzung mit psychoanalytischen, ethnologischen und kulturwissenschaftlichen Arbeiten leuchtete sie außerdem die symbolische Bedeutung von Haaren aus und zeigte, dass es gerade die Ambivalenz der Assoziationen ist, die das Haar zum Grundstoff für Trauerobjekte prädestinierte: Haare sind an der Schnittstelle von Lebendigem und Totem angesiedelt, ihnen konnte eine magische Kraft zugeschrieben werden, sie waren mit Erotik und Liebe konnotiert, standen für körperliche Nähe, aber auch für Phantasien der Entmachtung und des Verlustes. Dies ist ein Beispiel dafür, dass Objekte nicht nur bedeutungsoffener sind, sondern auch widersprüchliche Bedeutungen zum Ausdruck bringen können. Die Ambivalenz von Trauer – etwa als Verlust, aber auch als Erfahrung des Zurückgelassen-Seins – ließ sich über Haarschmuck einerseits ausdrücken, andererseits aber auch handhabbar und erträglich machen. Trauerschmuck konnte die Erinnerung an den geliebten Menschen aufgrund der haptischen Nähe der am Körper getragenen Objekte besonders lebendig halten und zugleich die Erfahrung der Abwesenheit begreifbar machen. (Richter 2010, 169–195). Geschichtswissenschaftliche, ebenso wie geistes- und kulturwissenschaftliche Ansätze insgesamt, könnten wichtige Anregungen zur Integration von Objekten als Untersuchungsgegenstände der Pflegeforschung im engeren Sinne und zur Berücksichtigung der materialisierten Bedingungen pflegerischen Handelns im weiteren Sinne bieten.

Geschichtswissenschaftliche Verfahren im Umgang mit »Fällen« sind für die

Pflegeforschung jedoch nicht nur aufgrund des flexiblen gegenstandsbezogenen Forschungsvorgehens interessant. Historikerinnen und Historiker haben außerdem sehr viel Erfahrung im Umgang mit disparaten Materialien sehr unterschiedlicher Art und Herkunft. Dies liegt daran, dass in der historischen Forschung das Datenmaterial in der Regel nicht speziell für den Forschungszweck hergestellt werden kann (eine Ausnahme bildet lediglich die Oral History). Geschichtswissenschaftliche Forschungen müssen sich deshalb auf das stützen, was sie vorfinden. Dieser Umstand ist für die Pflegeforschung interessant, weil auch in ihrem Bereich häufig Falldarstellungen vorliegen, die nicht den jeweiligen Anforderungen sozialwissenschaftlicher Methoden der Fallrekonstruktion entsprechen. Eine Metaphernanalyse droht an der Nüchternheit einer standardisierten medizinischen oder pflegerischen Fach-Terminologie zu scheitern. Kaum eine Falldarstellung liegt in der Praxis so vor, dass sie mit den etablierten Analyseschritten sozialwissenschaftlicher Biographieforschung analysiert werden kann (s. auch den Beitrag von Remmers/Hardinghaus in diesem Band). So kann bspw. eine Patientenakte, also Fallmaterial, das in der klinischen Praxis produziert wird, eine Vielzahl von Dokumenten – biographische Daten, Untersuchungs- und Testergebnisse, Gutachten, Berichte, Protokolle, Beobachtungen u.a.m. – enthalten, die ganz unterschiedliche disziplinäre Perspektiven – der Medizin, Pflege, Therapieberufe, Psychologie, Psychiatrie oder sozialen Arbeit – auf den »Fall« dokumentieren.

Die Geschichtswissenschaft hat reiche Erfahrung im Umgang mit dieser Form disparaten Fallmaterials gesammelt, die bei der Weiterentwicklung fallrekonstruktiver Verfahren in der Pflegeforschung wichtige Anregungen gegeben könnten (Brändli/Lüthi/Spuhler 2009). So hat Sibylle Brändli (2009) am Beispiel von Fallakten aus der Geschichte der psychosozialen Beratung der 1970er Jahre gezeigt, dass die etablierten Begriffe von Fallverlauf, Fall(re)konstruktion und Fallgeschichte eine Kontinuität nahelegen, die der Art, wie Fälle in Institutionen produziert werden, nicht gerecht werden. Die von ihr bearbeiteten Fallakten ergeben keine nachvollziehbare Einheit oder Dynamik des Falls. Die Akten dokumentieren vielmehr einen Prozess, in dem flüchtige Festlegungen von weiteren flüchtigen Festlegungen abgelöst oder auch überlagert wurden. Brändli schlägt deshalb vor, sehr viel stärker den fragmentarischen Charakter der Fallproduktion hervorzuheben als einen Prozess der stets erneuten »Fallvergegenwärtigung«. Für die pflegewissenschaftliche Analyse institutionell hergestellten Fallmaterials könnten diese Forschungen aus dem Bereich der Geschichtswissenschaft wichtige Anregungen geben.

4. Fazit und Ausblick

Die Autoren dieses Bandes beziehen sich auf unterschiedliche Methodologien zur Begründung fallrekonstruktiver Verfahren, wie sie im Bereich der Sozial- und Erziehungswissenschaft entwickelt wurden, und diskutieren Chancen und Grenzen in Bezug auf das Forschungsfeld Pflege. Die Bilanz ist in der Gesamtschau bislang unbefriedigend. Zweifelsohne vermag jede abgeleitete Methode zu interessanten Ergebnissen kommen. Die Methoden und ihre Anwendung sind jedoch bislang weitgehend auf die Logik von Sprache ausgerichtet. Die Datengewinnung ist zum Teil sehr voraussetzungsreich. Einige Methoden bedürfen einer spezifischen Datenqualität; dies setzt einer Verknüpfung verschiedener Methoden deutliche Grenzen. Insgesamt ist eine Methodenkombination bislang nur in wenigen Fällen vorgesehen. Außerdem sind die Auswertungsmethoden so aufwändig, dass sie schon allein aus Zeitgründen nur begrenzt trianguliert werden können. Die starke Ausprägung von ›Schulen‹ erschwert eine Verständigung über die Grenzen der mühsam sich angeeigneten »Methodenwelt« mit ihrem je eigenen Begriffsrepertoire hinaus. So entsteht ein Bild von parallel laufenden Methodensträngen, die aus ihrer je eigenen Perspektive auf das schauen, was sie für den »Fall« halten. Eine tatsächlich komplexe pflegewissenschaftliche Fallrekonstruktion scheint auf diesem Wege nur schwer möglich zu sein.

Um diese Sackgasse zu überwinden, wäre es ratsam, fallrekonstruktive Verfahren nicht allein im sozialwissenschaftlichen Paradigma weiterzudenken, sondern sich überdies geisteswissenschaftliche Herangehensweisen zu vergegenwärtigen, die ihr Methodenrepertoire flexibel und gezielt am Gegenstand auszurichten suchen, ohne dabei ein *anything goes* (Mayer 2016, 11) zu praktizieren. Geistes- und kulturwissenschaftliche Ansätze bieten darüber hinaus den Vorteil, sehr viel mehr Erfahrung im Umgang mit Objekten, Bildern, aber auch anderen fallbezogenen Materialien, wie Krankenakten, Tagebüchern, Briefe etc., gesammelt zu haben, die nicht gezielt für den eigenen Forschungsansatz produziert wurden, aber relevant für die Annäherung an »Fälle« sind. Um eine komplexe gegenstandsbezogene rekonstruktive Pflegeforschung weiterzuentwickeln, könnte es hilfreich sein, Workshops mit Forschenden aus unterschiedlichen Disziplinen mit verschiedenen Forschungsansätzen durchzuführen, die gemeinsam mit denselben Fallmaterialien arbeiten.[4] So könnte eine fall-

---

[4] Dausien/Riemann (2010) haben dies für die Biographieforschung vorgeschlagen, um die einseitige Fixierung aktueller sozialwissenschaftlicher Biographieforschung auf das Interview zu überwinden und Reichweite und Grenzen der Aussagekraft anderer Materialien zu erkunden. Als Beispiel für einen solchen Versuch einer materialbezogenen disziplinübergreifenden Forschungskommunikation verweisen sie auf die Ausgabe »Doing Biographical Re-

und materialbezogene Forschungskommunikation gefördert werden, bei der unterschiedliche Herangehensweisen, aber auch neue Wege erkennbar werden können.

Literatur

ALHEIT, Peter u.a. (Hg.) (1999): Biographie und Leib. Gießen.

BARTHOLOMEYCZIK, Sabine (2011): Pflegeforschung. Entwicklung, Themenstellungen und Perspektiven. In: Schaeffer, Doris/Klaus Wingenfeld (Hg): Handbuch Pflegewissenschaft. Neuausgabe. Weinheim, München, 67–94.

BENSCH, Sandra (2014): Aufgaben und Ziele der Sektion »Forschungsmethoden« der Deutschen Gesellschaft für Pflegewissenschaft. In: Pflege & Gesellschaft, Jg. 19, H. 4, 357–363.

BOHNSACK, Ralf (2014): Rekonstruktive Sozialforschung. Einführung in qualitative Methoden. 9. Auflage. Opladen, Toronto.

BRÄNDLI, Sibylle (2009): Die Auflösung des Falls. Psychosoziale Versorgung für Schulkinder und Fallvergegenwärtigung in den 1970er Jahren. In: Dies./Barbara Lüthi/ Gregor Spuhler (Hg.): Zum Fall machen, zum Fall werden. Wissensproduktion und Patientenerfahrung in Medizin und Psychiatrie des 19. und 20. Jahrhunderts. Frankfurt am Main, New York, 254–277.

BRÄNDLI, Sibylle/Barbara Lüthi/Gregor Spuhler (Hg.) (2009): Zum Fall machen, zum Fall werden. Wissensproduktion und Patientenerfahrung in Medizin und Psychiatrie des 19. und 20. Jahrhunderts. Frankfurt am Main, New York.

DARMANN-FINCK, Ingrid/Ulrike Böhnke/Katharina Straß (Hg.) (2009): Fallrekonstruktives Lernen. Ein Beitrag zur Professionalisierung in den Berufsfeldern Pflege und Gesundheit. Frankfurt am Main.

DAUSIEN, Bettina/Gerhard Riemann (2010): Einleitung zur Sektionsveranstaltung. Materialien der Biografieforschung. In: Soeffner, Hans-Georg (Hg.): Unsichere Zeiten. Herausforderungen gesellschaftlicher Transformationen. Verhandlungen des 34. Kongresses der Deutschen Gesellschaft für Soziologie in Jena. Wiesbaden (beiliegende CD-Rom, Beiträge der Sektion Biographieforschung).

DUDEN, Barbara (1987): Geschichte unter der Haut. Stuttgart.

GRYPDONCK, Mieke (2004): Eine kritische Bewertung von Forschungsmethoden zur Herstellung von Evidenz in der Pflege. In: Pflege & Gesellschaft, Jg. 9, H. 2, 35–41.

HALEK, Margareta/Sven Reuther (2014): Das Problem mit dem herausfordernden Verhalten – Wenn die wünschenswerte Wirkung unterschiedlich sein kann. Eine Methodendiskussion. In: Pflege & Gesellschaft, Jg. 19, H. 4, 302–316.

HÜLSKEN-GIESLER, Manfred (2008): Der Zugang zum Anderen. Zur theoretischen Rekonstruktion von Professionalisierungsstrategien pflegerischen Handelns im Spannungsfeld von Mimesis und Maschinenlogik. Göttingen.

---

search« der Internetzeitschrift Forum: Qualitative Research, Jg. 4 (2003), Nr. 3, in der Forschende unterschiedlicher disziplinärer Zugehörigkeit das gleiche Interview auswerten.

KELLE, Udo/Andrea Newerla/Brigitte Metje (2014): Methodentriangulation und Mixed Methods in der Pflege- und Versorgungsforschung. Konzeptuelle Überlegungen und empirische Erfahrungen. In: Pflege & Gesellschaft, Jg. 19, H. 4, 317–330.

KREUTZER, Susanne (2010): Arbeit mit Quellenvielfalt. Zu den Chancen einer Verknüpfung von mündlichen und schriftlichen Quellen am Beispiel von Diakonissenbiographien. In: Soeffner, Hans-Georg (Hg.): Unsichere Zeiten. Herausforderungen gesellschaftlicher Transformationen. Verhandlungen des 34. Kongresses der Deutschen Gesellschaft für Soziologie in Jena. Wiesbaden (beiliegende CD-Rom, Beiträge der Sektion Biographieforschung).

MAYER, Hanna (2016): Qualitative Forschung in der Konjunktur – (k)ein Anlass zur Freude? Eine Debatte über qualitative Forschung im Spannungsfeld zwischen Hochblüte und Trivialisierung und ihr Beitrag zur Evidenzbasierung der Pflege. In: Pflege & Gesellschaft, Jg. 21, H. 1, 5–19.

NOVER, Sabine/Birgit Panke-Kochinke/Ute Rosier (2014): Mehr Methode wagen. Methodologische und methodische Erkenntnisse für eine Versorgungsforschung für Menschen mit Demenz. Bericht aus einem Workshop. In: Pflege & Gesellschaft, Jg. 19, H. 4, 352–356.

NOVER, Sabine/Erika Sirsch/Beatrix Doettlinger/Birgit Panke-Kochinke (2015): What's going on? Methodologische Fragen zum Verstehen von Menschen mit Demenz in der Versorgungsforschung. In: Pflege & Gesellschaft, Jg. 20, H. 4, 293–313.

PANKE-KOCHINKE, Birigt (2012): Augenscheinlich fehlgeleitet. Evidenz und Empirie. Methodische Postulate für eine qualitative Versorgungsforschung. In: Pflege & Gesellschaft, Jg. 17, H. 1, 5–21.

REMMERS, Hartmut (2011): Pflegewissenschaft als transdisziplinäres Konstrukt. Wissenschaftssystematische Überlegungen – Ein Einleitung. In: Ders. (Hg.): Pflegewissenschaft im interdisziplinären Dialog. Eine Forschungsbilanz. Göttingen, 7–47.

REMMERS, Hartmut/Manfred Hülsken-Giesler (2012): Evidence-based Nursing and Caring. Ein Diskussionsbeitrag zur Fundierung und Reichweite interner Evidenz in der Pflege. In: Pflege & Gesellschaft, Jg. 17, H. 1, 79–83.

RICHTER, Isabel (2010): Der phantasierte Tod. Bilder und Vorstellungen vom Lebensende im 19. Jahrhundert. Frankfurt am Main, New York.

ROSENTHAL, Gabriele (1987): »… wenn alles in Scherben fällt …«. Von Leben und Sinnwelt der Kriegsgeneration. Typen biographischer Wandlungen. Opladen.

ROSENTHAL, Gabriele (1995): Erlebte und erzählte Lebensgeschichte. Gestalt und Struktur biographischer Selbstbeschreibungen. Frankfurt am Main, New York.

SCHMITT, Rudolf/Ulrike Böhnke (2009): Detailfunde, Überdeutungen und einige Lichtbliche. Metaphernanalyse in gesundheits- und pflegewissenschaftlichen Analysen. In: Darmann-Finck, Ingrid/Ulrike Böhnke/Katharina Straß (Hg.): Fallrekonstruktives Lernen. Ein Beitrag zur Professionalisiserung in den Berufsfeldern Pflege und Gesundheit. Frankfurt am Main, 123–149.

Manfred Hülsken-Giesler

Rekonstruktive Fallarbeit in Perspektive der ›Pflegepraxis‹

1. Einleitung

Es dürfte kaum einen besseren Zeitpunkt dafür geben, darüber nachzudenken, welche Ansätze, Bezüge, Methoden und Instrumente für eine professionelle Pflege geeignet sind, ihrem gesellschaftlichen Auftrag einer *wissenschaftlich begründeten Pflegearbeit* nachzukommen. Die aktuellen Entwicklungen stellen über eine Reform der Pflegeberufegesetze die Zusammenführung der professionellen Gesundheits- und Krankenpflege, Gesundheits- und Kinderkrankenpflege und Altenpflege in Aussicht und führen weiterhin zu einer Etablierung der hochschulischen Ausbildung in der Pflege. Diese Entwicklungen werden aktuell unter verschiedensten pragmatischen Gesichtspunkten kommentiert und diskutiert, viel zu selten geht es dabei aber um die Frage, wie sich das inhaltliche Profil der zukünftigen beruflichen Pflegearbeit unter diesen Bedingungen auszurichten hat.

Vordergründig wird zunächst die Professionalisierung der Pflege vorangetrieben – dies insbesondere mit dem Ziel, die Herausforderungen der Pflege in einer Gesellschaft des langen Lebens zu bewältigen, die Qualität der Versorgung zu verbessern, die Attraktivität der Pflegeberufe zu steigern. Bei näherer Betrachtung zeigt sich jedoch, dass das diesen Bemühungen zugrunde gelegte Professionsverständnis bis heute ungeklärt ist (vgl. Hülsken-Giesler 2015 a, 2015 b, 2014). Einiges deutet darauf hin, dass die berufspolitische Debatte derzeit vorzugsweise auf eine ›äußere Professionalisierung‹ im Sinne der Einlösung klassischer Professionsmerkmale fokussiert und der fachliche bzw. auch fachwissenschaftliche Mainstream das pflegerische Handeln in allen Handlungsfeldern der akutstationären, der langzeitstationären und auch der häuslichen bzw. gemeindenahen Pflege zunehmend auf eine gesundheitssystemkompatible outcome-orientierte Handlungslogik verpflichtet wird – dies nicht zuletzt, um die Anerkennung der Pflege in der Gesellschaft und insbesondere auch innerhalb des Gesundheitssystems zu steigern (vgl. ebd.).

Die Entwicklung entsprechender Methoden und Instrumente aus der Pflegewissenschaft heraus (man denke etwa an den vieldiskutierten Pflegeprozess, den Ansatz des Evidence based Nursing (EbN) oder auch an hochoperationalisierte Instrumente zur Bemessung des Pflegebedarfs im Rahmen des neuen Pflegebedürftigkeitsbegriffs) liefert direkte (und rational begründete) Anschlussstellen dafür, pflegeberufliches Handeln zukünftig verstärkt auf das heilungsorientierte Paradigma (im Sinne einer präventiven, kurativen, rehabilitativen und palliativen Perspektive) der Gesundheitsversorgung zu reduzieren. Während sich diese Ausrichtung in der akutstationären Pflege in Deutschland längst durchgesetzt hat, deuten sich Reduktionen der Pflege auf Aspekte der »Cure-Arbeit« über prominent protegierte Ansätze der »Sorgenden Gemeinschaft« aktuell auch in den Handlungsfeldern der professionellen Langzeitpflege an (vgl. Hoberg u. a. 2013, kritisch dazu Bartholomeyczik/Müller 2014, Hülsken-Giesler 2016a). Setzen sich diese Entwicklungen durch, wird professionelle Pflege im Ergebnis (auch im extramuralen Bereich) in den Leistungskontext des medizinorientierten Gesundheits*systems* verortet und unterliegt damit auch vorzugsweise der Legitimationslogik einer rational begründeten Problemlösung im Sinne der Evidenz- und Outcome-Orientierung. Auftragsklärung im Kontext der Pflegearbeit wird hier als rationaler Aushandlungsprozess zwischen den beteiligten Akteuren beschrieben, der auf verbal explizierbaren und rational begründbaren Argumenten im Sinne eines ›höheren Verstehens‹ beruht und damit die intersubjektiv nachvollziehbare Legitimation professioneller Interventionen absichern soll.

Zwar stellen auch diese Initiativen in Aussicht, lebensweltlich orientierte Perspektiven in den Kanon der Pflegearbeit zu integrieren: Die Rede von der Verbesserung der Lebensqualität auf Seiten der Hilfeempfänger, der ›Patienten- bzw. Klienten-‹ und auch der ›Teilhabeorientierung‹ fehlt heute in kaum einer Positionierung zum Aufgabenbereich der Pflege in einer Gesellschaft des langen Lebens. Diese Zielstellungen sollen etwa durch Berücksichtigung von ›interner Evidenz‹ in eine modernisierte Pflege integriert werden. Bislang kann diese Perspektive allerdings kaum eingelöst werden, da Ansätze dieser Art für den alltagspraktischen Gebrauch in Kontexten der Pflegearbeit konzeptionell deutlich unterbestimmt sind (vgl. Twenhöfel 2011, mit Blick auf die Fundierung und Reichweite von interner Evidenz in der Pflege, Remmers/Hülsken-Giesler 2012). Nicht zuletzt verweisen auch die jüngeren Entwicklungen der Akademisierung der Pflege (auch vor diesem Hintergrund) eher darauf, dass sich das Kompetenzprofil der beruflichen Pflege vorzugsweise auf ein rational begründetes, evidenzbasiertes (im Sinne der ›externen Evidenz‹) und operationalisierbares Problemlösungswissen ausrichtet und damit auch die skizzierten Tendenzen einer sozialrechtlichen und auch leistungsrechtlichen Verpflichtung der beruflichen Pflege auf eine medizinisch-pflegerisch orientierte Perspektive vorbereitet – und dabei eine sozialpflegerische Perspektive, einschließlich eines entsprechenden Kompetenzprofils, ggf. verdrängt.

Gegen diese Entwicklung spricht auf den ersten Blick die Tradition einer interaktionsorientierten Pflegetheoriebildung (im Sinne einer wissenschaftlichen Begründung der Pflegearbeit), das tradierte Selbstverständnis einer in christlich-metaphysischen Bezügen begründeten Pflegearbeit sowie insbesondere auch die sozialpflegerische Tradition der Altenhilfe in Deutschland, die den Fokus auf die *Lebenswelt* der Hilfeempfänger richtet und dabei die lebensgeschichtlich begründeten Präferenzen sowie alltagsweltliche und kontextbezogene Aspekte der Unterstützungsleistung zu berücksichtigen sucht (vgl. z. B. Twenhöfel 2011, Scheffel 2000). Unter pflegewissenschaftlichen Gesichtspunkten ist, im Anschluss an Dilthey (1957), darauf hingewiesen worden, dass neben Elementen des ›höheren Verstehens‹ dazu auch Aspekte des Sinnverstehens auf einer Ebene des ›elementaren Verstehens‹ zu berücksichtigen sind (Hülsken-Giesler 2016b, 2008). Die Bestimmung der Ausgangslage des pflegerischen Handelns sowie die Ableitung aller weiteren Pflegehandlungen hat demnach vor der rationalen Begründung über Sprache und Handlung auch grundlegende körperlich-leiblich gebundene Lebensäußerungen – etwa als körperliche Haltung, Bewegung, Mimik oder Gestik – aufzunehmen. Als Elemente des ›elementaren Verstehens‹ sind diese Aspekte des Sinnverstehens weniger auf wissenschaftliche Kompetenzen (etwa der systematischen Analyse) verwiesen als vielmehr im Umfeld eines alltagsweltlichen, vorrationalen Verstehens eingelassen (vgl. ausführlich Hülsken-Giesler 2008)

Im Gegensatz zum aktuellen sozialrechtlichen Diskurs sind diese Aspekte in der beruferechtlichen Bestimmung der Pflegearbeit implizit durchaus abgebildet. Der Gesetzentwurf der Bundesregierung für ein Pflegeberufereformgesetz (Bundesrat 2016; PflBRefG, § 5, Abs. 2, Stand: 15.01.2016 [Hervorhebungen durch den Verfasser]) führt die medizinisch-pflegerisch orientierten und die sozialpflegerisch orientierten Aspekte der Pflege zusammen: »Pflege im Sinne des Absatzes 1 umfasst präventive, kurative, rehabilitative, palliative *und sozialpflegerische* Maßnahmen zur Erhaltung, Förderung, Wiedererlangung oder Verbesserung der physischen und psychischen Situation der zu pflegenden Menschen, ihre Beratung sowie ihre Begleitung in allen Lebensphasen und die Begleitung Sterbender. Sie erfolgt entsprechend dem allgemein anerkannten Stand pflegewissenschaftlicher, medizinischer und weiterer bezugswissenschaftlicher Erkenntnisse auf Grundlage einer professionellen Ethik. *Sie berücksichtigt die konkrete Lebenssituation, den sozialen, kulturellen und religiösen Hintergrund, die sexuelle Orientierung sowie die Lebensphase der zu Pflegenden.* Sie unterstützt die Selbstständigkeit der zu Pflegenden und achtet deren Recht auf Selbstbestimmung.«

Diese Bestimmung ist anschlussfähig an professionstheoretische und entsprechende pflegewissenschaftliche Argumentationslinien, die die Professionalität des Handelns in der ›Doppelseitigkeit‹ einer wissenschaftlich- wie lebensweltlich orientierten Pflegearbeit begründen (vgl. Weidner 1995, Remmers 2011, vgl. auch Hülsken-Giesler und Raven in diesem Band). Professionelle Pflege ist damit konstitutiv an die *Schnittstelle von* (Gesundheits-)*System und Lebenswelt* (der Hilfeempfänger) gebunden (vgl. Hülsken-Giesler 2015a). Sie kann ihren konkreten (einzelfallbezogenen) Auftrag ausschließlich über die ›Doppelseitigkeit‹ einer wissenschaftlich (auf der Basis eines ›höheren Verstehens‹) wie lebensweltlich (auf der Basis eines ›elementaren Verstehens‹) begründeten Situationsbestimmung beziehen und begründen und wird auch ihrer gesellschaftlichen Aufgabe der Vermittlung von medizinisch-pflegerisch orientierter Versorgung und sozialpflegerisch orientierter Sorge ausschließlich über eben diese ›Doppelseitigkeit‹ gerecht.

Die Pflegewissenschaft sowie relevante Bezugswissenschaften stellen nun zunehmend Methoden und Instrumente zur Unterstützung einer wissenschaftlich begründeten Pflegearbeit bereit (z. B. EbN, Expertenstandards, Leitlinien etc.), die über die Akademisierung der klinisch orientierten Pflege (im Sinne der direkten, patientennahen Pflegearbeit in allen Handlungsfeldern der Pflege) in die Handlungsfelder der Pflege einfließen sollen. Ein entsprechendes Repertoire zur systematischen Begründung der Pflegearbeit in den lebensweltlichen Kontexten der Hilfeempfänger steht dagegen bis heute weitgehend aus.

2. Perspektiven und Möglichkeiten der Rekonstruktiven Fallarbeit in der ›Pflegepraxis‹

Tatsächlich wird den in diesem vorliegenden Band thematisierten Methodologien und Methoden der Rekonstruktiven Fallarbeit vor dem Hintergrund der bisherigen Argumentationslinie in erster Linie ein Potential zur hermeneutischen Erschließung lebensgeschichtlich begründeter Präferenzen der Hilfeempfänger unterstellt, das der professionellen Pflege über die Ableitung von entsprechenden pragmatisch handhabbaren Instrumenten eine systematisch begründete Situationsbestimmung als Ausgangslage des pflegerischen Handelns erlaubt. Unter pflegewissenschaftlichen Gesichtspunkten geht es damit um nicht weniger als den ›Kern‹ des Pflegerischen, insofern »alle weiteren denkbaren pflegerischen Aufgaben und Funktionen letztlich im Rekurs auf dieses Zentrum ihren Sinn empfangen« (Remmers/Hülsken-Giesler 2012, 80).

Vor einer konkreten, heute bereits in den Kontext der kybernetischen Problemidentifikation und Problemlösung verankerten Perspektive, liefert Rekonstruktive Fallarbeit den professionellen Akteuren jedoch zunächst ganz grundlegend ein »mehrperspektivisches Orientierungswissen« (Friebertshäuser 1996, 77) über fremde Lebenswelten, das nicht primär auf Problemlösung ausgerichtet ist. Vielmehr richtet sich die Arbeit der Rekonstruktion hier auf typische Strukturen von Einzelfällen, die als ›paradigmatische Fälle‹ internalisiert und im späteren Handlungsfeld ggf. wiedererkannt und entsprechend bearbeitet werden. Rekonstruktiven Fallarbeit ist in dieser Perspektive vorzugsweise in Sozialisations- und Ausbildungsprozessen als Feldforschung zu betreiben, um Sensibilität für den Einzelfall anzulegen. In der konkreten Praxis der professionellen Dienstleistung dient das so erlangte Orientierungswissen dann als »Grundlagen- und Hintergrundwissen« (ebd., 83) – die unmittelbare Anwendung von Feldforschungsergebnissen in der professionellen Handlungspraxis wird damit nicht angestrebt.

Schütze (1994) geht hier einen deutlichen Schritt weiter: In Kontexten der Handlungspraxis der Sozialen Arbeit plädiert er für die Ausbildung eines spezifischen Habitus durch die Internalisierung eines »ethnographischen Erkenntnisstil[s]« (Schütze 1994, 231). Personenbezogene Dienstleistung in lebensweltnahen Bezügen ist demnach, ähnlich wie die ethnographische Forschungspraxis, grundsätzlich mit Phänomenen der Fremdheit (von Lebenswelten, soziokulturellen Bezügen etc.) konfrontiert. Zwischen Forschungspraxis und klinischer Versorgungspraxis in personenbezogenen Bezügen besteht demnach eine Art ›Wahlverwandtschaft‹. Verfahren der Rekonstruktiven Fallarbeit bergen in diesem Zusammenhang das Potential, »das zu Bewußtsein [zu] bringen, explikationsfähig und sicherlich auch methodisch zünftig [zu] machen, was als Erkenntnispotential in der Praxis der Sozialen Arbeit angesichts der Konfrontation mit essentiell fremden Lebenssituationen und angesichts der Erkenntnislogik der drei grundlegenden Interventionsformen der Bildung, der sozialen Therapie und der sozialen Dienste bzw. der Gestaltung von Lebenssituation immer schon faktisch angelegt ist und von sensiblen und umsichtigen Sozialarbeiterinnen auch immer schon ›irgendwie‹ (und erstaunlich verständnisfindig und handlungsmächtig) beachtet worden ist und wird« (ebd. 263).

Vor dem Hintergrund der pflegewissenschaftlichen Debatte um die Relevanz und das Verhältnis von ›elementarem‹ und ›höherem‹ Verstehen in der Pflege bieten Verfahren der Rekonstruktiven Fallarbeit in dieser Perspektive ggf. die Möglichkeit, ›elementares Verstehen‹ in Formen eines ›höheren Verstehens‹ zu überführen und damit ggf. auch bislang weniger thematisierte und kaum verbalisierbare Bestände eines pflegerischen Erfahrungswissens sichtbar und kommunizierbar zu machen. Ähnlich wie in Handlungsfeldern der Sozialen Arbeit erprobt, kann, so die Perspektive, ein systematisch begründetes Fremdverstehen über Ansätze der sozialwissenschaftlichen Hermeneutik den *Prozess des Diagnostizierens* in der Pflege ganz substanziell anreichern (vgl.

Schrems 2003). Fallarbeit im Sinne einer ›verstehenden Pflegediagnostik‹ (vgl. Schrems 2008) ist dabei etwa im Kontext der Pflege von Menschen mit demenziellen Erkrankungen durchaus erprobt (vgl. Bartholomeyczik u. a. 2013, Buscher u. a. 2012, Reuther u. a. 2012), der Einsatz ausgewählter Instrumente der Fallforschung und der interpretativen Sozialforschung für Beratungsprozesse wird jüngst vorgeschlagen: »Eine wissenschaftlich begründete beraterische Haltung ist eine die Diagnose und ihre Macht relativierende und reflektierende Haltung. Sie orientiert sich am Prinzip des Falles und nutzt die Methoden der qualitativen Sozialforschung zum Verstehen in Beratungsprozessen.« (Gröning 2016, 122) Über diese Dimensionen des Fremdverstehens hinaus dient eine substanziell begründete Fallarbeit auch der Selbstreflexion in der Pflege, die sowohl die eigene Arbeit in der direkten Pflege sowie auch die institutionellen Rahmungen der Pflegearbeit betreffen kann. Diese Prozesse können, so die Erfahrung, auch zur Entlastung der professionell Pflegenden beitragen (vgl. Holle u. a. 2011).

Sozialwissenschaftlich begründete Fallarbeit in der ›Pflegepraxis‹ fokussiert damit auf Fremdverstehen im Sinne der Freilegung subjektiver Deutungsmuster und Präferenzen als Ausgangspunkt der Situationsbestimmung und der Klärung des pflegerischen Auftrags (siehe zum Beispiele die Beiträge von Richter und Raven in diesem Band), auf die Freilegung von strukturbildenden Kategorien zur Reflexion der Rahmungen des pflegerischen Handelns (siehe zum Beispiele die Beiträge von Raven, Lüdecke, Schmieder/Biesel in diesem Band) sowie schließlich auf Aspekte des Selbstverstehens der professionellen Akteure zur Reflexion der eigenen Deutungsmuster und Präferenzen (siehe zum Beispiele die Beiträge von Raven, Lüdecke, Richter und Schmieder/Biesel in diesem Band).

Biographiearbeit ist in der direkten Pflege, insbesondere in Kontexten der Langzeitpflege, als Verfahren zur Erschließung von Besonderheiten des Einzelfalls mittlerweile erprobt und in verschiedensten Ausprägungen auch durchaus verbreitet. Die Notwendigkeit einer systematischen Biographieorientierung zur Begründung eines angemessenen Pflegehandelns ist dabei theoretisch ausgewiesen und überdies in handlungsfeldspezifische Ansätze der Biographiearbeit überführt. Dazu werden Methoden der Biographieforschung anwendungsbezogen transformiert und als biographisches Fallverstehen, biographische Diagnostik oder in Form biographischer Beratung zum Einsatz gebracht (vgl. Richter in diesem Band). Ansätze der Biographieorientierung fokussieren auf das Zusammenspiel von individuellen, institutionellen und gesellschaftlichen Bedingungen und betrachten in diesem Zusammenhang, wie Lebensgeschichten der Individuen durch gesellschaftliche Strukturen und institutionelle Rahmungen strukturiert werden bzw. wie Menschen im Lebensverlauf diese Strukturen ggf. auch aktiv nutzen, gestalten und verändern. In Ansätzen der professionellen Biographiearbeit können sich diese Reflexionen auf Aspekte des Fremdverstehens auf Seiten von Hilfeempfängern sowie auch auf die biographischen Entwicklungen auf Seiten der professionellen Helfer beziehen, um die Relevanzstrukturen der Akteure freizulegen. Begrenzungen erfahren Ansätze dieser Art derzeit noch mit Blick auf die Thematisierung von pflegerelevanten Erfahrungen des körperlich-leiblichen Erlebens. Stärken dieses Ansatzes liegen in der Möglichkeit, biographische Konstruktionen von Krankheits- und Beeinträchtigungsverläufen oder auch von Vorstellungen der ›guten Pflege‹ freizulegen und im Kontext der Pflegearbeit zu thematisieren.

Die Sprache der Pflege im direkten Versorgungsfeld ist, so lässt es sich mittlerweile durch zahlreiche Studien belegen, durch Jargon, Slang und Metaphern gekennzeichnet (vgl. zum Überblick Hülsken-Giesler 2006). Dies gilt ebenso für die Sprache von Hilfeempfängern, die, ggf. unter Bedingungen der existenziellen Not, ihre Erfahrungen und Bedürfnisse zum Ausdruck bringen (vgl. z. B. Kütemeyer 2006, 2002). Unter pflegewissenschaftlichen wie auch unter pflegefachlichen Gesichtspunkten ist diesem Umstand besondere Bedeutung beizumessen, insofern der Verwendung von Metaphern im Versorgungsfeld eine besondere Funktion zuzukommen scheint: Komplexe und ggf. auch unbekannte Phänomene (z. B. Schmerz, Angst etc.) werden über bekannte und ggf. weniger komplexe Sprachbilder beschrieben, dabei aber zugleich in bekannte Erfahrungshorizonte eingeordnet und ggf. auch bewertet. Metaphern werden hier als Brücke zwischen impliziten und expliziten Wissensbeständen sowie auch zwischen emotionalen und rationalen Erfahrungsbezügen gebraucht – vorrationale Erfahrungsbestände werden in eine bestimmte sprachliche Form gebracht und damit der rationalen Verarbeitung zur Verfügung gestellt. Die Frage, auf welche Metaphern dabei zurückgegriffen wird, verweist bereits auf bestimmte Verarbeitungsformen: Metaphern heben bestimmte Aspekte der Erfahrung hervor, ordnen diese in bekannten Strukturen und verbergen dagegen andere.

Die Analyse entsprechender Sprachbilder unter handlungspraktischen Gesichtspunkten zielt darauf ab, die professionellen Wissenshorizonte und Relevanzstrukturen zurückzustellen, ›fremden indexikalen Sinn zu Wort kommen zu lassen‹ und damit an die Handlungshorizonte und Werte der Hilfeempfänger anzuschließen. Auf der Mikroebene des Pflegehandelns ist damit die Möglichkeit gegeben, die spezifischen Expressionsweisen der gelebten Erfahrung von Hilfeempfängern kontext- und situationssensibel freizulegen und ggf. auch für die weitere Situationsklärung und Entscheidungsfindung zu nutzen. Darüber hinaus kommt auch der *Metaphernanalyse* eine wichtige Rolle in Prozessen der institutionellen Selbstreflexion der Pflege zu. Sie scheint insbesondere dazu geeignet, scheinbar selbstverständliche, das heißt also unhinterfragte Pflege-, Kommunikations-, Krankheits- oder Berufskonzepte herauszuarbeiten und damit handlungsleitende Faktoren und berufliche Selbstverständnisse in der

Pflege zu reflektieren. Vorliegende Studien geben in diesem Zusammenhang (z. T. beeindruckende) Hinweise auf spezifische Verarbeitungsmuster restriktiver Arbeitsbedingungen in institutionellen Bezügen der Pflege (vgl. z. B. Remmers/Busch/Hülsken-Giesler 2004). Im Umfeld der methodisch geleiteten Metaphernanalyse wird allerdings auf aufwendige und komplexe Analyseverfahren verwiesen und davor gewarnt, diese als ›Schnellverfahren‹ handlungspraktisch zu verkürzen (s. Schmieder/Biesel in diesem Band).

Die *Dokumentarische Methode* fokussiert in der hier explizierten, systemtheoretisch inspirierten Spielart auf Analysen der institutionellen und interaktionalen Entscheidungslogiken in der professionell organisierten Pflege und vermag dabei auch Paradoxien im Handlungsfeld sowie widersprüchliche Anforderungen an die Pflege aufzuzeigen. Pflege als soziales System zu begreifen und mit dem hier vorgeschlagenen Verfahren zu analysieren, lenkt den Blick auf die Frage, wie anschlussfähige Kommunikationen in der Pflege hergestellt werden, welche Wahlmöglichkeiten dabei aber auch bestehen, sozialen Sinn ›auch anders möglich‹ zu machen. Expliziert werden damit verschiedene Erfahrungsdimensionen, die die Mehrdimensionalität sozialen Geschehens und Erlebens (›Polykontexturalität‹) systematisch abzubilden erlauben.

Die besondere Bedeutung dieses Ansatzes für Kontexte der direkten Pflegearbeit scheint darin zu liegen, dass die Analyse von kontrastierenden Perspektiven systematisch Einblick in die vielfältige Struktur eines Falles ermöglicht und damit auf Multiperspektivität und Dynamik im Fallverlauf verweist. Dies sensibilisiert für Wahlmöglichkeiten, für die Idee, dass Pflege immer ›auch anders möglich‹ ist. Insofern wohnt diesem Ansatz des Fallverstehens auch ein emanzipatorisches Potenzial inne, das insbesondere im Umfeld eines ökonomisierten Gesundheits- und Pflegewesens von besonderem Wert ist. Weitere Spielarten der Dokumentarischen Methode erlauben vertiefende Einblicke in habitualisierte Strukturen der professionellen Pflegearbeit und suchen dabei insbesondere auch körperlich-leibliche Aspekte eines *praktischen Sinns* herauszuarbeiten. So konnte etwa Eylmann (2015) über diesen Zugriff jüngst hoch ambivalente Effekte eines altenpflegerischen Habitus (am Beispiel von Arbeits- und Teamethos im Feld) aufzeigen, der zwar Orientierung auf der Mikroebene des Handelns gibt, zugleich aber substanziell zu einer stetigen Reproduktion unangemessener rahmender Bedingungen der Pflegearbeit beiträgt. Auch das Analyseverfahren der Dokumentarischen Methode ist jedoch komplex und Hinweise für eine handlungspraktische Handhabung in Feldern der klinischen Versorgung stehen bislang aus.

Objektive Hermeneutik gilt bereits seit längerem als »konkret anwendbares Deutungsverfahren in der qualitativen Sozialforschung sowie in der Praxis professionellen Handelns« (Peter 2006, 1) und ist entsprechend in verschiedensten Bereichen der personenbezogenen Dienstleitung, etwa in der Psychotherapie, der Psychiatrie, der Psychosomatik, der Sozialen Arbeit, der Schul- und Sonderpädagogik oder der Lehrerausbildung, etabliert. »Es bietet sich in allen beruflichen Handlungspraxen an, in denen jeweils individualisierte oder zumindest teilindividualisierte Entscheidungen über Interventionen im Einzelfall getroffen werden müssen – somit auch in der Pflege.« (ebd., 2) In Perspektive der Objektiven Hermeneutik haben Professionen dabei eine Vermittlung von Theorie und Praxis über die Auslegung konkreter Einzelfälle zu leisten (insofern Übertragungsleistungen hier grundsätzlich nicht standardisierbar sind), stellvertretende Krisenbewältigung in Situationen zu übernehmen, die in unserer Gesellschaft als zentrale Lebenskrisen gelten (hier an der Schnittstelle von ›Sorge‹ und ›Versorgung‹, bzw. abstrakter, von System und Lebenswelt, vgl. Twenhöfel 2011) und dazu funktionierende Arbeitsbündnisse zwischen den Professionellen und den Klienten herzustellen.

Fallarbeit basiert dabei konstitutiv auf universalisierbarem Regelwissen und der Fähigkeit, dieses fallspezifisch, sicher und zügig – das heißt also routiniert – in der Handlungspraxis zur Anwendung zu bringen. Raven macht deutlich, dass das Potential der Objektiven Hermeneutik für die klinische Versorgung in der Pflege auf zwei Ebenen zu suchen ist: Sie bietet die »Chance, am Fall orientiertes Wissen zu generieren, aber auch die Möglichkeit, in der Praxis in eine Geltungskrise geratene Wissensbestände zu überprüfen und einer Korrektur zu unterziehen.« (Raven in diesem Band) In handlungspraktischen Bezügen sind dazu allerdings die im Rahmen der Forschung etablierten Verfahren nicht geeignet: »Die ans Hier und Jetzt gebundene Pflegepraxis«, so heißt es, »bedarf hingegen einer – der Flüchtigkeit der Situation und deren Handlungsdruck entsprechenden – abgekürzten Form des Fallverstehens.« (vgl. ebd.) Raven markiert drei verschiedene *Modi des Fallverstehens* (vgl. ebd.): Während ›naturwüchsiges Fallverstehens‹ ein alltagspraktisches, intuitives Verstehen (im Sinne eines ›elementaren Verstehens‹) ermöglicht, dabei aber kaum systematisch zu erlangen ist, führt ›wissenschaftliches Fallverstehens‹ zu einem systematisch abgesicherten wissenschaftspraktischen Verstehen (im Sinne eines ›höheren Verstehens‹), ist dabei aber mit erheblichem Aufwand verbunden. Im Modus des ›professionellen Fallverstehens‹ lassen sich diese beiden Zugriffe verschränken, mit Beständen eines universalisierbaren Regelwissens vermitteln und unter Bedingungen des Handlungsdrucks zu einem interventionspraktischen Verstehen zusammenführen. »Professionelles Fallverstehen ist demgemäß als eine berufsbezogene Sonderform des praktischen Verstehens anzusehen« (vgl. ebd.), eine »berufspraktisch abgekürzte Form des Verstehens des Falles im Hier und Jetzt, bei gleichzeitiger Inanspruchnahme formaler Wissensbestände« (vgl. ebd.).

Insbesondere mit Blick auf komplexe und hochkomplexe Fälle (›strittige Fälle‹) müssen professionell Pflegende damit über Kompetenzen im Bereich des

›natürwüchsigen‹ ebenso wie im ›wissenschaftlichen‹ Fallverstehen verfügen, um, vor dem Hintergrund differierender Auffassungen, Klärung in Bezug auf eine Entscheidungsfindung herbeizuführen. »In diesem Sinne kann Objektive Hermeneutik gleichzeitig als ein Verfahren zur *Entscheidungsfindung und Geltungsüberprüfung* im Rahmen einer fallorientierten Pflegepraxis (›Case-based Nursing‹) von großem Nutzen sein.« (Raven im vorliegenden Band) Mit dieser Begründungslinie einer einzelfallorientierten Entscheidungsfindung als Basis des professionellen Handelns wird überdies die konstitutive Verortung der beruflichen Pflege an der Schnittstelle zwischen Gesundheitssystem (einschließlich der entsprechenden universalisierbaren Wissensbestände) und Lebenswelt der Hilfeempfänger (einschließlich der entsprechenden Alltagspraxis und zugrundeliegender impliziter Wissensbestände) explizit und öffentlich, d. h. also institutionell wie politisch verhandelbar.

3.   Restriktionen und Begrenzungen der Rekonstruktiven Fallarbeit in der professionellen Pflege

Verfahren der Rekonstruktiven Sozial*forschung*, so der bisherige Argumentationsgang, bergen durchaus ein erhebliches Potenzial, zentrale Herausforderungen der professionellen Pflege in handlungspraktischen Bezügen zu bearbeiten. Sie sind dazu geeignet, die Sensibilität für den konkreten Einzelfall zu schärfen, Deutungs- und Kommunikationsmuster von beteiligten Akteuren und Institutionen freizulegen, Ansätze zur Integration verschiedener pflegerelevanter Wissensformen bereitzustellen, sie ermöglichen eine situations- und kontextgebundene Interpretation von Ergebnissen aus standardisierten Assessmentverfahren und können damit eine wichtige Basis zur Aushandlung von konkreten Handlungsmöglichkeiten der Pflege liefern.

Vergleichbare Debatten um das Potenzial der Rekonstruktiven Fallarbeit finden sich unter dem Stichwort der ›Rekonstruktiven Sozialpädagogik‹ spätestens seit den 1990er Jahren vermehrt etwa im Umfeld der ebenfalls um Professionalisierung bemühten Sozialen Arbeit. Daher empfiehlt es sich, auch die Erfahrungen und kritischen Einwände aus diesem Umfeld in die Diskussion aufzunehmen. Auch hier konzentrieren sich die Professionalisierungsdebatten lange vorzugsweise auf abstrakte Kompetenzen, institutionelle Rahmenbedingungen und allgemeine Strukturprobleme des professionellen Handelns, bevor über eine Auseinandersetzung mit den handlungspraktischen Potenzialen der Rekonstruktiven Fallarbeit konkretere Handlungsstrategien und Kompetenzanforderungen sichtbar werden. Diese Diskussion wird jedoch unter grundsätzlichen wie auch pragmatischen Gesichtspunkten auch kritisch begleitet:

Lüders (1999) verweist zunächst auf einige (unhinterfragte) normative Setzungen, die das Bemühen, handlungspraktisch transformierte Verfahren der Rekonstruktiven Sozialforschung zur Verbesserung des professionellen Handelns in der Sozialen Arbeit durchzusetzen, legitimieren sollen. Die These von der besonderen Relevanz der ›prinzipiellen Fremdheit‹ in Bezügen der personenbezogenen Dienstleistung müsste demnach theoretisch ausgewiesen und handlungsfeldspezifisch konkretisiert werden. In diesem Zusammenhang würde ggf. erkennbar, dass eine einseitige Betonung von ›Fremdheit‹ den Herausforderungen in den Handlungsfeldern der professionellen Dienstleistung kaum gerecht wird und vielmehr von einer »Gleichzeitigkeit von Gemeinsamkeit und Differenz« (ebd., 214) auszugehen sei.

Für die Begründungskontexte einer Rekonstruktiven Fallarbeit in der Pflege mag dieser Einwand heute nur noch bedingt zutreffen. Die Beiträge des vorliegenden Sammelbandes verdeutlichen zwar, dass die verhandelten Ansätze der Rekonstruktiven Fallarbeit auf der einen Seite in der Regel von einer prinzipiellen Differenz zwischen den Individuen ausgehen, auf der anderen Seite aber auch Subjektwerdung (einschließlich handlungsfeldspezifischer Deutungsmuster etwa des Krankheitserlebens oder der ›guten Pflege‹) auf der Basis von strukturbildenden Kategorien untersuchen, die eben auch Gemeinsamkeiten unter den gesellschaftlichen Individuen hervorbringen. Schwerer wiegt die Anfrage nach dem empirischen Fundament von handlungspraktisch transformierten Ansätzen der Rekonstruktiven Fallarbeit. Diese erweisen sich bislang »vor allem als ein weitreichendes Versprechen, als ein Programm, dessen theoretische und empirische Voraussetzungen erst noch zu klären wären.« (ebd., 215) Weiterhin wird kritisch auf substanzielle Unterschiede zwischen wissenschaftlich und berufspraktisch motivierten Verstehens- und Interpretationsprozessen verwiesen: Während Forschung auf Erkenntnisgewinn und Theoriebildung abzielt, sind professionelle Verstehensprozesse demnach grundsätzlich an institutionelle Zwecke gebunden und auf pragmatische Lösungen lebenspraktischer Probleme verpflichtet: »Im Kontext sozialwissenschaftlicher Forschung bedeutet Fallanalyse die Rekonstruktion der Struktur des Falls auf der Basis einer theoretischen Bestimmung der Analyseebene und im Hinblick auf systematische Theoriebildung unter spezifischen erkenntnistheoretischen und methodologischen Kautelen. [...] Unter den Bedingungen sozialpädagogischer [Anm. des Verfassers: und auch pflegerischer] Praxis bedeutet Fallanalyse eine von den Beteiligten zu erarbeitende Deutung der jeweiligen Situationen und Konstellationen im Horizont der institutionellen Zuständigkeiten und Bearbeitungsmöglichkeiten.« (ebd., 216) Die ambitionierten Ziele einer hermeneutisch anspruchsvoll begründeten, aber handlungspraktisch transformierten Fallarbeit werden, so der Vorwurf, im Lichte institutio-

neller Interessen verkürzt und auf situationsbezogene und pragmatische Aus-
deutungen der jeweiligen Konstellation reduziert.

In Frage steht damit, in wie weit handlungspraktisch transformierte Ansätze
der Rekonstruktiven Fallarbeit in pragmatischer Absicht technokratisch verkürzte Fallanalysen systematisch in Kauf nehmen. »Gefragt wird also, wie die
arbeits- und zeitintensiven Verfahren rekonstruktiver Sozialforschung so ab-
gekürzt werden könnten, daß sie in der beruflichen Praxis eingesetzt werden
können, ohne daß sie dabei bis zur Unkenntlichkeit verstümmelt werden.«
(ebd., 210)

Ein derzeit prominenter Ansatz der Fallarbeit in der Pflege muss sich sicherlich Fragen dieser Art stellen: Die ›Interpretative Fallarbeit in der verstehenden Pflegediagnostik‹ hat unter sozialwissenschaftlichen wie auch pflege-
theoretischen Gesichtspunkten eine aufwendige und höchst substanzielle Begründung erfahren (vgl. Schrems 2008, 2003) und ist schließlich in ein Verfahren
überführt worden, dass explizit für die handlungspraktische Verwendung in der
direkten Pflegearbeit vorgesehen ist (vgl. Schrems 2013). Die komplexen Begründungslinien für eine interpretative Fallarbeit in der Pflege werden hier in
ein klar konturiertes fünf-phasiges Modell der Problemlösung in institutionalisierten Kontexten der Pflegearbeit überführt, um »angemessene Pflegeinterventionen abzuleiten« (ebd., 93). Damit wird eine Vorentscheidung für eine
Fallarbeit in der professionellen Pflege getroffen, die rekonstruktive Arbeiten in
Verbindung mit standardisierten Verfahren des Pflegeassessments und der
Diagnostik in den Rahmen einer pragmatisch-problemlösungsorientierten
Pflegediagnostik und Entscheidungsfindung entlang des Pflegeprozesses stellt
und damit den Bedarfen und Logiken der institutionalisierten Pflege im Ge-
sundheitssystem entspricht (vgl. Hülsken-Giesler 2008).

Ob und ggf. in wie weit damit die lebensweltorientierten Aspekte einer Rekonstruktiven Fallarbeit ggf. verkürzt oder gar konterkariert werden, müssen
empirische Evaluationen zeigen – dies jedoch bestenfalls, bevor eine Verbreitung in der beruflichen Pflege erfolgt. Eventuelle pragmatische Verkürzungen
mögen dabei keineswegs in der Absicht einer ›Interpretativen Fallarbeit in der
verstehenden Pflegediagnostik‹ liegen, schließlich wird die Reichweite dieses
Ansatzes explizit auf Aspekte der Entscheidungsfindung und Problemlösung in
der Pflege begrenzt und, etwa für Kontexte der Langzeitpflege, auch auf weitere
pflegerelevante Ansätze der Fallarbeit (Biographische Fallarbeit, Ethische Fallarbeit) verwiesen (vgl. Schrems 2013). Fraglich bleibt, ob die Ausdifferenzierung
von Ansätzen der Fallarbeit zu Zwecken der Problemlösung, der Lebensweltorientierung, der ethischen Entscheidungsfindung u. a. m. nicht letztlich dazu
führt, dass sich über institutionelle Rahmungen lediglich jene Varianten
durchsetzen, die systemkonform (und ggf. auch erlösrelevant) sind.

Mit Schütze, darauf verweist wiederum Lüders (1999, 211), ist dieser Gefahr

u. a. durch die Ausbildung eines ›professionellen Habitus‹ zu begegnen, der neben anderen Komponenten insbesondere auch wissenschaftliche bzw. forschungspraktische Kompetenzen umfasst: »Wenn vermieden werden soll, daß wissenschaftliche Forschungsverfahren technokratisch verkürzt in der sozialen Praxis eingesetzt werden, bedarf es einer Kompetenz, die die ›wesentlichen Bestimmungsmerkmale der wissenschaftlich-ethnographischen Sichtweise auch in der Praxissphäre der konkreten Berufsarbeit‹ durchhält«. Lüders (ebd.) konkretisiert dieses Argument mit einem ausführlicheren Zitat von Schütze (1994, 284), das aufgrund seiner besonderen Bedeutung für die aktuelle Situation der professionellen Pflege hier wiedergegeben werden soll: »Solche Eigenschaften sind: die genaue Betrachtung von Primärmaterial und das szenische Erfassen seines Repräsentationssystems; die kontextuell-sequenzielle Analyseeinstellung und die Offenheit dafür, sich im Analyseprozeß durch die Logik der Prozeßentfaltung im Medium der empirischen Textmaterialien leiten zu lassen; die Empfänglichkeit für höherprädikative Symbolisierungen und Modalitäten, welche die alltäglichen Verrichtungen transzendieren, und für strukturelle Widersprüche und Paradoxien im Handlungstableau; die pragmatische Brechung aller Symbolisierungen und Selbsttheoretisierungen der Klienten mit Bezug auf die sozialen Prozesse, in welche sie verwickelt sind; die Beachtung der theoretischen Gesamtvarianz der Prozeßerscheinungen und der kontrastiven Stellung der einzelnen Prozeßerscheinung in dieser bei der Auswahl der Analysebeispiele sowie die nachträgliche Vergewisserung und Reflexion der eigenen Beobachtungen in prozeßdarstellenden Berichten«. Zusammenfassend, so Lüders wiederum mit Rekurs auf Schütze (1994, 287), wird das »schnelle Gestaltsehen der zugrundeliegenden Muster sozialer Prozesse durch Identifizierung und Ausdeutung von Schlüsselsymbolen« zur zentralen Berufskompetenz.

4. Fazit und Ausblick

Die fachliche und fachwissenschaftliche Debatte um die Relevanz von Rekonstruktiver Fallarbeit in der Pflege fällt in eine Zeit, in der Entscheidungen für spezifische Varianten der Fallarbeit mit Vorentscheidungen in Bezug auf ein spezifisches Berufs- und Professionsverständnis verbunden sind. Primär problemlösende Formen der Fallarbeit verorten die Pflegearbeit vorzugsweise im Umfeld einer medizinisch-pflegerisch orientierten Versorgung im Gesundheitssystem. Pflege als Sorgearbeit greift dagegen vielmehr auf Formen einer lebensweltlich orientierten Fallarbeit zurück, um gesellschaftlich wie lebensgeschichtlich begründete Deutungsmuster und Präferenzen freizulegen und im weiteren Verlauf zu verarbeiten. Die aktuelle Diskussionsdynamik um den Ansatz eines ›Evidenz based Nursing‹ zeigt, dass Problemlösung in der profes sionellen Pflege derzeit als eine zentrale Herausforderung verstanden wird. Dagegen wird für die Pflegearbeit im Kontext der Altenhilfe konstatiert: »der Aufbau, die Gestaltung und Aufrechterhaltung einer Klientenbeziehung, ist für eine sorgende Pflege selber der Zweck« (Twenhöfel 2011, 111)

Die Erfahrungen mit handlungspraktisch verkürzten Ansätzen der Rekonstruktiven Sozialpädagogik verweisen darauf, dass unzulängliche Instrumente in der Fallarbeit durchaus kontraproduktive Effekte hervorbringen können. Dies wird auch für den Kontext der Pflegearbeit angenommen: Da »die zu Pflegenden von den Pflegenden in einem hohen Maß abhängig sind und es sich nicht selten um Situationen von existenzieller Bedeutung handelt, können aus Fehlinterpretationen und einseitig aufgelösten Widersprüchen gravierende Folgen für die gesamte pflegerische Interaktion und besonders für die zu Pflegenden resultieren.« (Darmann-Finck u. a. 2009, 172) Gefahren dieser Art ergeben sich zumindest auf zwei Ebenen: unzureichende Instrumentarien der Rekonstruktiven Fallarbeit in der Pflege führen notwendig zu Verkürzungen und ggf. auch zu Fehlinterpretationen in Bezug auf Aspekte des Fremdverstehens, der Selbstreflexion in der Pflege sowie auch in der Berücksichtigung strukturbildender Aspekte der Pflegearbeit, die sich ungünstig auf die weiteren Prozesse auswirken können.

Mit Blick auf diese Problemstellung, so zeigen die Beiträge im vorliegenden Sammelband, sind weitere Anstrengungen zu leisten, um solide begründete und praktisch handhabbare Verfahren der Rekonstruktiven Fallarbeit zur Verwendung in der professionellen Pflegearbeit zu entwickeln, zu erproben und auch mit Blick auf die Effekte ihres Einsatzes zu evaluieren, bevor diese ggf. in der Breite der Pflegearbeit etabliert werden. Der angemessene Einsatz geeigneter Instrumente der Rekonstruktiven Fallarbeit ist wiederum an spezifische fachliche Kompetenzen sowie an einen professionellen Habitus auf Seiten der Pflegenden gebunden. Nimmt man die entsprechenden Anregungen von Schütze (1994) ernst, so sind hier insbesondere Kompetenzen gefragt, die typischerweise über akademische Bildungs- und wissenschaftliche Sozialisationsprozesse angebahnt werden. Das Verständnis einer Methodologie ist wesentlich von der Vertrautheit mit der Forschungspraxis abhängig, da die Beziehung zwischen methodischen Regeln und Forschungspraxis *reflexiv* ist (vgl. Bohnsack 2008). Es ist davon auszugehen, dass über die Etablierung einer hochschulischen Pflegebildung zukünftig eine zunehmende Anzahl an wissenschaftlich informierten Pflegenden für die direkte körpernahe Pflegearbeit in das Handlungsfeld entlassen wird, die sich diese Kompetenzen zumindest grundlegend angeeignet haben.

Die derzeit noch zögerlich geführte Debatte, welche Aufgabenfelder, Verantwortlichkeiten und Handlungsoptionen akademisch ausgebildete Pflegende von berufsfachschulisch ausgebildeten Pflegenden unterscheiden (vgl. z. B.

DPR/DGP 2015, VPU 2015), wird sich über diese Entwicklung intensivieren. Folgt man der hier angestellten Argumentation, wird ihre Kernkompetenz sowie auch ihre zentrale Aufgabe darin bestehen, systematische, d. h. also explikations- und legitimationsfähige Prozesse der Auftragsklärung in komplexen und ggf. auch hochkomplexen Pflegesituationen auf den Weg zu bringen und dazu rekonstruktive Verfahren der systematischen Erschließung des Einzelfalls zur Anwendung zur bringen. Auf einer (berufs)politischen Ebene ist dazu allerdings zu akzeptieren, dass sich Innovation in der Pflege nicht ohne Differenzierung von Handlungskompetenzen und Verantwortlichkeiten auf der Binnenebene des Pflegehandelns realisieren lässt (vgl. DGP 2015).

Professionelle Fallarbeit in der Pflege benötigt schließlich, so zeigen alle bisherigen Erfahrungen (vgl. z. B. Bartholomeyczik 2010, Peter 2006), geeignete Rahmenbedingungen, die neben den qualifikatorischen Voraussetzungen zum Beispiel auch organisatorische (z. B. Arbeitsprozessgestaltung im Pflegesystem des Primary Nursing), personelle (z. B. Personalbemessung über rein funktionale Aspekte der Pflegearbeit hinaus) und materielle Ressourcen (z. B. geeignete Räumlichkeiten für die Fallarbeit, Zugang zu wissenschaftlichem Regelwissen etc.) zu berücksichtigen haben.

Literatur

BARTHOLOMEYCZIK, Sabine (2010): Sachbericht zum Projekt »Interdisziplinäre Implementierung von Qualitätsinstrumenten zur Versorgung von Menschen mit Demenz in Altenheimen (InDemA)«. Förderung durch das Bundesministerium für Gesundheit. Witten.

BARTHOLOMEYCZIK, Sabine/Daniela Holle/Margareta Halek (Hg.) (2013): Herausforderndes Verhalten bei Menschen verstehen. Die Verbesserung der Versorgung Demenzkranker im Altenheim durch Qualitätsinstrumente. Weinheim.

BARTHOLOMEYCZIK, Sabine/Elke Müller (2014): Warum Pflege in Care und Cure zerreißen? Eine Stellungnahme. In: Dr. med. Mabuse, H. 5, 31–34.

BOHNSACK, Ralf (2008): Rekonstruktive Sozialforschung. Einführung in qualitative Methoden. 7. Auflage. Opladen.

BUNDESRAT (2016): Entwurf eines Gesetzes zur Reform der Pflegeberufe (Pflegeberufereformgesetz – PflBRefG). Drucksache 20/16 vom 15.01.16. Online im Internet unter URL: https://www.bundesrat.de/SharedDocs/drucksachen/2016/0001-0100/20-16.pdf?_blob= publicationFile&v=1 (Stand: 05.03.2016).

BUSCHER, Ines/Sven Reuther/Daniela Holle/Sabine Bartholomeyczik/Horst Christian Vollmar/Margareta Halek (2012): Das kollektive Lernen in Fallbesprechungen. Theoretische Ansätze zur Reduktion herausfordernden Verhaltens bei Menschen mit Demenz im Rahmen des Projektes FallDem. In: Pflegewissenschaft, 14. Jg., H. 3, 168–178.

DARMANN-FINCK, Ingrid/Ulrike Böhnke/Katharina Straß (2009): Fallrekonstruktives Lernen. Ein Beitrag zur Professionalisierung in den Berufsfeldern Pflege und Gesundheit. Frankfurt am Main.

DGP – Deutsche Gesellschaft für Pflegewissenschaft (2015): Ohne Differenzierung keine Innovation – Positionspapier des Vorstandes der Deutschen Gesellschaft für Pflegewissenschaft (DGP) zur Weiterentwicklung der Qualität der pflegerischen Versorgungspraxis durch primärqualifizierende hochschulische Bildung. Online im Internet unter URL: http://www.dg-pflegewissenschaft.de/2011DGP/wp-content/uploads/2015/09/Positionspapier_FINAL-2-Logo.pdf (Stand: 05.03.2016).

DILTHEY, Wilhelm (1957): Der Aufbau der geschichtlichen Welt in den Geisteswissenschaften. Gesammelte Schriften, Band VII. Stuttgart.

DPR/DGP – Deutscher Pflegerat/Deutsche Gesellschaft für Pflegewissenschaft e. V. (2014): Arbeitsfelder akademisch ausgebildeter Pflegefachpersonen. Online im Internet unter URL: http://www.deutscher-pflegerat.de/Fachinformationen/2015-04-17-DGP-Papier_final.pdf (Stand: 15.1.2016).

EYLMANN, Constanze (2015): Es reicht ein Lächeln als Dankeschön. Habitus in der Altenpflege. Göttingen.

FRIEBERTSHÄUSER, Barbara (1996): Feldforschende Zugänge zu sozialen Handlungsfeldern. Möglichkeiten und Grenzen ethnographischer Feldforschung. In: neue praxis, 26. Jg., H. 1, 75–86.

GRÖNING, Katharina (2016): Sozialwissenschaftlich fundierte Beratung in Pädagogik, Supervision und Sozialer Arbeit. Gießen.

HOBERG, Rolf/Thomas Klie/Gerd Künzel (2013): Strukturreform Pflege und Teilhabe. Online im Internet unter URL: http://agp-freiburg.de/downloads/pflege-teilhabe/Reformpaket_Strukturreform_PFLEGE_TEILHABE_Langfassung.pdf (07.02.2016).

HOLLE, Daniela/Margareta Halek/Herbert Mayer/Sabine Bartholomeyczik (2011): Die Auswirkungen der Verstehenden Diagnostik auf das Belastungserleben Pflegender im Umgang mit Menschen mit Demenz in der stationären Altenhilfe. Pflege, 24. Jg., H. 5, 303–316.

HÜLSKEN-GIESLER, Manfred (2006): Die Pflege und die Sprache der Wissenschaft. In: Abt-Zegelin, Angelika/Martin W. Schnell (Hrsg.): Die Sprachen der Pflege. Interdisziplinäre Beiträge aus Pflegewissenschaft, Medizin, Linguistik und Philosophie. Hannover: Schlütersche 79–87.

HÜLSKEN-GIESLER, Manfred (2008): Der Zugang zum Anderen. Zur theoretischen Rekonstruktion von Professionalisierungsstrategien pflegerischen Handelns im Spannungsfeld von Mimesis und Maschinenlogik. Göttingen.

HÜLSKEN-GIESLER, Manfred (2014): Professionalisierung der Pflege. Möglichkeiten und Grenzen. In: Becker, Stefanie/Hermann Brandenburg (Hg.): Lehrbuch Gerontologie. Gerontologisches Fachwissen für Pflege- und Sozialberufe – Eine interdisziplinäre Aufgabe. Bern, 377–408.

HÜLSKEN-GIESLER, Manfred (2015 a): Professionskultur und Berufspolitik in der Langzeitpflege. In: Brandenburg, Hermann/Helen Güther (Hg.): Lehrbuch Gerontologische Pflege. Bern, 163–175.

HÜLSKEN-GIESLER, Manfred (2015 b): Profession, Professionalität, Professionalisierung. Ein Blick in die Geschichte der Pflege. In: Brandenburg, Hermann/Helen Güther/Ingo

Proft (Hg.): Kosten kontra Menschlichkeit. Herausforderungen an eine gute Pflege im Alter. Ostfildern, 101–118.

HÜLSKEN-GIESLER, Manfred (2016 a): Gemeindenahe Pflege. In: Brandenburg, Hermann/ Manfred Hülsken-Giesler/Erika Sirsch (Hg.): Vom Zauber des Anfangs und den Chancen der Zukunft. Festschrift zum 10-jährigen Bestehen der Pflegewissenschaft- lichen Fakultät an der Philosophisch-Theologischen Hochschule Vallendar. Bern, 156–166.

HÜLSKEN-GIESLER, Manfred (2016 b): Körper und Leib als Ausgangspunkt eines mime- tisch begründeten Pflegehandelns. In: Uschok, Andreas (Hg.): Körperbild und Kör- perbildveränderungen – Körperbildverbesserung. Praxishandbuch für Pflege- und Gesundheitsberufe. Bern, 55–67.

HÜLSKEN-GIESLER, Manfred/Korporal, Johannes (2013): Fachqualifikationsrahmen Pflege für die hochschulische Bildung. Berlin.

KÜTEMEYER, Mechthilde (2002): Metaphorik in der Schmerzbeschreibung. In: Brünner, Gisela/Elisabeth Gülich (Hg.): Krankheit verstehen. Interdisziplinäre Beiträge zur Sprache in Krankheitsdarstellungen. Bielefeld, 191–207.

KÜTEMEYER, Mechthilde (2006): Pflege und die Metaphern des Schmerzes. In: Abt-Ze- gelin, Angelikg/Martin W. Schnell (Hg.): Die Sprachen der Pflege. Interdisziplinäre Beiträge aus Pflegewissenschaft, Medizin, Linguistik und Philosophie. Hannover, 120–127.

LÜDERS, Christian (1999): Das Programm der rekonstruktiven Sozialpädagogik. Eine Kritik seiner Prämissen und Anmerkungen zu einigen Unterschieden zwischen sozi- alpädagogischem Handeln und Forschen. In: Fatke, Reinhard/Walter Hornstein/ Christian Lüders/Michael Winkler (Hg.): Erziehung und sozialer Wandel. Brennpunkte sozialpädagogischer Forschung, Theoriebildung und Praxis (Zeitschrift für Pädagogik, Beiheft 39). Weinheim u. a., 203–219.

PETER, Claudia (2006): Die Methode des Fallverstehens als Grundlage für professionelles pflegerisches Handeln? In: Pflege im Diskurs, Gesprächsreihe 1, Veröffentlichungs- reihe des EvKB Bielefeld. Online im Internet unter URL: https://www.uni-bielefeld.de/ gesundhw/ag6/downloads/peter_fallverstehen.pdf (Stand: 01.01.2016).

REMMERS, Hartmut (2006): Zur Bedeutung biographischer Ansätze in der Pflegewissen- schaft. In: Zeitschrift für Gerontologie und Geriatrie, 39. Jg., H. 3, 183–191.

REMMERS, Hartmut (2011): Pflegewissenschaft als transdisziplinäres Konstrukt. Wis- senschaftssystematische Überlegungen – Eine Einleitung, in: ders. (Hg.): Pflegewis- senschaft im interdisziplinären Dialog. Eine Forschungsbilanz, Göttingen, 7–47.

REMMERS, Hartmut/Jutta Busch/Manfred Hülsken-Giesler (2004): Berufliche Belastungen in der onkologischen Pflege. In: Henze, Karl-Heinz/Gudrun Piechotta (Hg.): Brenn- punkt Pflege. Beschreibung und Analyse von Belastungen des pflegerischen Alltags. Frankfurt am Main, 16–47.

REMMERS, Hartmut/Manfred Hülsken-Giesler (2012): Evidence-based Nursing and Ca- ring. Ein Diskussionsbeitrag zur Fundierung und Reichweite interner Evidenz in der Pflege. In: Pflege & Gesellschaft, 17. Jg., H. 1, 79–83.

REUTHER, Sven/Martin Dichter/Ines Buscher/Horst Christian Vollmar/Daniela Holle/Sa- bine Bartholomeyczik/Margareta Halek (2012): Case conferences as interventions dealing with the challenging behavior of people with dementia in nursing homes. A systematic review. International Psychogeriatrics 24. Jg., H. 12, 1891–1903.

RICHTER, Miriam T. (2011): Die Bedeutung der Biographie in der pflegerischen Diagnostik. Theoretische Grundlagen für die Pflegepraxis und -bildung. In: Darmann-Finck, Ingrid/Miriam T. Richter (Hg.): Biographieorientierung in der Pflegebildung. Frankfurt am Main, 83–112.

SCHEFFEL, Friedhelm (2000): Lebenswelt in der Pflege. Anforderungen an die berufliche Pflege. Lage.

SCHREMS, Berta (2003): Der Prozess des Diagnostizierens in der Pflege. Wien.

SCHREMS, Berta (2008): Verstehende Pflegediagnostik. Grundlagen zum angemessenen Pflegehandeln. Wien.

SCHREMS, Berta (2013): Fallarbeit in der Pflege. Grundlagen, Formen und Anwendungsbereiche. Wien.

SCHÜTZE, Fritz (1994): Ethnographie und sozialwissenschaftliche Methoden der Feldforschung. Eine mögliche Orientierung in der Ausbildung und Praxis der Sozialen Arbeit. In: Groddeck, Norbert/Michael Schumann (Hg.): Modernisierung Sozialer Arbeit durch Methodenentwicklung und -reflexion. Freiburg im Breisgau, 189–297.

TWENHÖFEL, Ralf (2011): Die Altenpflege in Deutschland am Scheideweg. Medizinalisierung oder Neuordnung der Pflegeberufe? Baden-Baden.

VPU – Verband der PflegedirektorInnen der Unikliniken (2015): Einsatz akademisch ausgebildeter Pflegefachpersonen in der Praxis. Online im Internet unter URL: http://www.vpu-online.de/de/pdf/presse/2015-05-29_abschlussbericht.pdf (Stand: 15.01.2016).

Weidner, Frank (1995): Professionelle Pflegepraxis und Gesundheitsförderung. Eine empirische Untersuchung über Voraussetzungen und Perspektiven des beruflichen Handelns in der Krankenpflege. Frankfurt am Main.

WR – Wissenschaftsrat (2012): Empfehlungen zu hochschulischen Qualifikationen für das Gesundheitswesen. Online im Internet unter URL: http://www.wissenschaftsrat.de/download/archiv/2411-12.pdf (Stand: 05.03.2016).

Hartmut Remmers / Winfried Hardinghaus

Der Fall Gunda. Eine Geschichte über das Verstehen einer Patientin am Lebensende

1. Theoretische Rahmung

1.1 Einige Elemente biografischer Diagnostik

Der diagnostische Zugang zu einem schweren Ereignis und dessen Folgen für die gegenwärtige Lebenssituation und das zukünftige Leben sind ohne hinreichendes Verständnis der bisherigen Lebensgeschichte einer Person nicht möglich. Der biografischen Diagnostik kommt von daher große Bedeutung für die auf ein konkretes Individuum und seine persönlichen Belange ausgerichtete Kranken-behandlung zu. Dies gilt für alle Phasen einer Erkrankung und ihrer Behandlung. Was aber hat es mit der Biografie eines Menschen im Besonderen auf sich?

Eine Biografie, eine einzigartige, persönliche Lebensgeschichte zu haben, ist ein anthropologisches Monopol des Menschen. Ihrer personalen Einmaligkeit (Individualität) versichern sich Menschen allerdings zunehmend erst seit der Frühen Neuzeit, dem Beginn einer »Epoche fortschreitender Individualisie-rung«, mit welcher ebenso ein Nachdenken über die »Rätselhaftigkeit des Todes« unmittelbar verbunden ist. (Landsberg 1935, 67).[1] ›Personale Existenz‹ wird seither unter anderem als eine Aufgabe verstanden, die pure Schicksalshaftigkeit und Zufälligkeit des Lebens, derer Menschen durch Konfrontation mit dem Tod innewerden, durch einen Lebensentwurf zu überwinden. Allerdings sind Le-bensentwürfe und Lebensformen nicht zu trennen von einer historisch variie-renden gesellschaftlichen Strukturiertheit vielfältiger Lebenserscheinungen und Lebenslagen. Sie bewusst zu machen ist eine Aufgabe wissenschaftlicher Auf-klärung, welche auf diese Weise möglicherweise vor Enttäuschungen zu be-wahren vermag.

Die Einführung des biografischen Prinzips in Literatur, Philosophie oder Psychologie findet explizit erst im 18. Jahrhundert statt. Dabei sind vor allem Autoren zu nennen wie Johann Gottfried Herder mit seinem Buch ›Vom Erkennen

---

1 Wir beziehen uns hier auf ausführlichere Darstellungen in: Remmers (2011).

und Empfinden der menschlichen Seele‹ (1778), Karl Philipp Moritz und sein psychologischer Roman ›Anton Reiser‹ (1785–1790) und unter bildungsbiografischen Gesichtspunkten Johann Wolfgang von Goethes ›Wilhelm Meisters Lehr- und Wanderjahre‹ (1795/96, 1821/29). Während eine makrosoziologische Lebenslaufforschung eher auf generationenspezifische Strukturmuster und Verläufe ausgerichtet ist, bedient sich eine stärker individualisierende Biografieforschung vorrangig der Methoden der Geisteswissenschaft, wobei sich Wilhelm Diltheys ›elementares und höheres Verstehen‹ als wegweisend erwiesen hat – so in ersten psychologischen Rekonstruktionen von Entwicklungsverläufen auf dem Hintergrund idealtypischer Lebensformen bei Eduard Spranger oder in Charlotte Bühlers Werk ›Der menschliche Lebenslauf als psychologisches Problem‹ (vgl. dazu insbesondere Kruse 2005, daran anschließend Remmers 2011).

Ein dem geisteswissenschaftlichen Methodenkanon entstammender hermeneutischer Ansatz zur Erfassung von Biografien besteht darin, individuelle Lebensläufe in ihren subjektiv bedeutsamen Aspekten hervortreten zu lassen. Im Bereich medizinisch-therapeutischen Handelns hat sich die biografische Methode als ein diagnostisches Instrument erst spät etablieren können. Neben Sigmund Freud und seiner psychoanalytischen Lehre, der hier nicht weiter nachgegangen werden kann, hat – in gewisser Weise daran anschließend – Victor von Weizsäcker (im Umkreis der Heidelberger Schule um Krehl und die von ihm inaugurierte »Wiedereinsetzung der Geisteswissenschaften« als »gleichberechtigte Grundlage der Medizin«) die Aufnahme des Subjekts in die Medizin (von Weizsäcker 1940, 317) für unerlässlich gehalten und damit ein psychosomatisches Verständnis von Krankheit (bspw. bei Herz-Kreislauf-Erkrankungen) entwickelt, welches jenseits des organischen Paradigmas von Störungen Krankheit als einen Verlust im ›Gestaltwandel des Lebens‹, einen Verlust der Einheit von Wahrnehmung und Bewegung, von bewusstem und physiologischem Geschehen versteht. Eingeführt wird damit ein *interpretativer Begriff des Pathologischen*, welcher besagt, dass sich hinter einem organischen Leiden sehr häufig ein »biographischer Sinn« verbirgt. Daraus ergibt sich für von Weizsäcker eine weitere provokative Schlussfolgerung, welche besagt, dass Krankheiten nicht nur »gehabt«, sondern auch »gemacht« werden. Diesen psychosomatischen Ansatz hat später Uexküll (1985) aufgegriffen in einem semiotischen System von Krankheiten, verstanden als symbolische Stellvertreter für Konflikte, die sich auf der Ebene ihrer psychosozialen Genese (Biografie) nicht lösen lassen. Das leidende Subjekt leidet nicht nur an seiner Krankheit, sondern an einem auf somatischer Ebene sich artikulierenden, freilich tieferliegenden Problem. Eine anamnetisch umfassende Krankheitsdiagnose schließt also interpretative Kunstfertigkeiten des Diagnostikers ein.

Sollen im Fall einer Krankheit mit Hilfe einer biografischen Diagnostik spezifische Anforderungen oder Belastungen einer Person erschlossen werden, so genügt es nicht, aus einer ›Außenperspektive‹ auf die Anzahl oder zeitliche Abfolge kritischer Lebensereignisse auf ein bestimmtes Ausmaß der Vulnerabilität der betroffenen Person zu schließen. Kritische Lebensereignisse werden stets als bedeutungsgeladen erlebt. (Remmers 2006). Welche konkrete Bedeutung ein kritisches Lebensereignis für ein Individuum hat, lässt sich daher nur durch Kenntnis der ›Innenperspektive‹ dieses Individuums erfassen. Diesem methodischen Grundsatz des Sinnverstehens liegt auch ein normativer zugrunde. Er lautet, Menschen auch als »Experten« ihrer eigenen Entwicklung zu betrachten. (Staudinger 1996).

Im Hinblick auf eine im Bereich medizinisch-therapeutischen bzw. pflegerischen Handelns sich bewährende biografische Diagnostik sei der Hinweis auf einen von Thomae (1988) entwickelten, persönlichkeitspsychologisch fundierten Ansatz möglichst authentischer Biografie-Forschung erlaubt. Für eine biografische Diagnostik ist Thomaes theoretisches Konstrukt »daseinsthematischer Strukturen des Erlebens« eines Individuums besonders relevant, weil es zum einen analytisch eine Typisierung von Grundsituationen des Lebens mit typisierbaren Grundanliegen des Menschen erlaubt, die allerdings durch neue Situationen modifiziert werden können. Diagnostisch ist die daseinsthematische Struktur eines Individuums (Überzeugungen, Anliegen, zentrale Motive und Orientierungssysteme) zum anderen deshalb bedeutsam, weil sie das persönliche Erleben und den Umgang beispielsweise mit einem kritischen Lebensereignis erheblich beeinflussen kann. Zum Erfassen persönlich bedeutsamer Thematiken und ihrer möglicherweise lebensgeschichtlichen Veränderungen bieten sich primär hermeneutische Methoden an.

1.2 Methodologische Vorüberlegungen zum professionellen Fallverstehen: Warum die Objektive Hermeneutik nur begrenzt auf den in diesem Beitrag berichteten Fall anwendbar ist

Einer der methodischen Ansprüche der Objektiven Hermeneutik besteht darin, jene Kräfte bzw. Faktoren zu erschließen, welche *strukturbildende* Bedeutung für eine individuelle Lebensgeschichte haben. (Oevermann 2000; vgl. insbes. den Beitrag von Raven in diesem Band). Dabei zeigt sich allerdings, dass jener analytisch-hermeneutische Zugang sowohl institutionell, zum Beispiel durch bestimmte soziokulturelle Umgebungsfaktoren (Setting), als auch temporal, also durch einen bestimmten Zeitpunkt im Normallebenslauf und den durch diesen Zeitpunkt bestimmten Lebenserwartungshorizont (Lebensende) strukturiert ist. (Schütze 1981). Im institutionellen Kontext der Hochleistungsmedizin werden Fragen bspw. nach dem individuellen Krisenerleben und der biografischen Sinnhaftigkeit von Interventionen anders gestellt werden als in

einem palliativmedizinischen Kontext. Es ist also anzunehmen – und der Fallbericht scheint dies auch zu bestätigen –, dass dem Subjekt der Krankheit,
seinem individuellen Krankheitserleben und seinen Bewältigungsversuchen je
nach Setting der Behandlung sowie strukturanaloger Erwartungen von Be-
handlern und Pflegekräften ganz bestimmte Attribute zugeschrieben werden.

Die Virulenz von »Fallverstehen« tritt offenkundig in »Entscheidungskrisen«
(s. Raven in diesem Band) zutage. Dabei können Entscheidungskrisen grob
klassifiziert werden in jene Krisen, in denen es um pures Überleben geht, und in
solche, in denen es um Fragen eines guten, sinnhaltigen Lebens geht. In Kontexten beispielsweise einer palliativen Praxis könnte es sein, dass sich Ent-
scheidungsfragen und damit verknüpfte Probleme professionellen Fallverstehens auf einer Ebene verminderter distanzierter Haltungen, eines viel stärkeren
inneren Beteiligtseins professioneller Akteure beantworten. In der Tat könnten
palliative Handlungskontexte eine Abkürzung von Verstehensprozessen begünstigen. Dadurch könnten aber auch aus dem Toleranzgebot ableitbare Anforderungen an ein »therapeutisches Arbeitsbündnis« geschmälert werden.

Die Erschließung lebensgeschichtlicher Sinnstrukturen ist ein zentrales Anliegen der Objektiven Hermeneutik. Im vorliegenden Fallbericht wird dieser
Anspruch jedoch nicht zum Tragen kommen können, weil zu diesem Zweck die
betroffene Person viel umfassender in ihrer eigenen Sprache hätte zu Wort
kommen müssen. Sprachliche Mitteilungen spielen deshalb eine fundamentale
Bedeutung, weil die in der Sprachbegabung des Menschen, in seinem expres-
siven Vermögen verankerte und darin sich äußernde »›soziogrammatische‹
Gestaltungsfreiheit« (s. Raven in diesem Band) über einen rein biologischen
Daseinshorizont menschlichen Lebens hinausweist. Nicht anders als über
sprachliche Mitteilungen erschließen sich auch persönliche Dispositionen und –
im Sinne einer gewissen »Regelgeleitetheit« (s. Raven in diesem Band) – ihr
Einfluss auf das Erleben einer lebenspraktischen Krise.

Aus der methodologischen Perspektive professioneller Fallanalyse schließen
sich weitere Fragen an: Welches ist die erste spontane Krisenreaktion? Welche
Perspektiven kommen hinzu, um eine Krise in verschiedener Weise zu verarbeiten, oder verharrt die Person in konstant einem Modus der Krisenbewältigung? Birgt der Modus der Krisen- resp. Krankheitsbewältigung weitere Probleme? Als wie tragfähig erweisen sich bestimmte sprachliche Bewältigungsstrategien? (s. Raven in diesem Band). Inwieweit werden dabei im Sinne des
symbolischen Interaktionismus Erwartungen anderer (jenes »me« in der
Sprache G.H. Meads (1978)) stillschweigend erfüllt?

Gewiss bestehen zwischen wissenschaftlichen auf der einen und interventionspraktischen Ansprüchen an Verstehensleistungen auf der anderen Seite
berechtigte, teilweise unüberwindbare epistemische Gräben. (Schütze 1993). Zu
Recht stellt Raven (s. seinen Beitrag in diesem Band) die Frage, inwieweit eine

wissenschaftlich methodisch kontrollierte Form des Fallverstehens von einer interventionspraktischen Form des Fallverstehens sorgsam unterschieden werden kann. Letztlich ist schwer vorstellbar, wie eine professionelle Abstinenz-Regel in concreto aufrechterhalten werden kann, wenn sie nicht stets auch als ein »Als-Ob-Spiel« gehandhabt würde (s. Raven in diesem Band). Letztlich würde eine strikte Befolgung der Abstinenz-Regel darauf hinaus laufen, ein Agieren in der Ausdruckssphäre des Leibes zu vermeiden. Unter Gesichtspunkten professioneller Pflege erweist sich dies nicht nur als aussichtslos. Verkannt wird dabei ebenso, dass die Vermeidung der leiblichen Interaktionssphäre mit einem in genau dieser Sphäre angesiedelten hohen Angstpotential (leibliches Betroffensein) zu tun hat. Es handelt sich nicht um ein argumentum in re, sondern um ein argumentum ad protectionem: das heißt des Schutzes vor jenen vom Patienten ausgehenden Übertragungsmechanismen, mit denen professionell umzugehen supervisorischer Maßnahmen bedarf. Vor diesem Hintergrund ist der Tatsache Rechnung zu tragen, dass in praktisch-klinischen Feldern ein handlungsentlastetes, methodisch kontrolliertes Vorgehen des Fallverstehens nur unter eigens dafür zu schaffenden Voraussetzungen möglich ist. Daraus ergibt sich die Frage, wie das als ein »Als-ob-Spiel« etikettierte Fallverstehen praktisch umgesetzt und beherrscht werden kann.

2. Der Fall-Bericht

7 Tage mit Gunda: Eine Geschichte über das Verstehen

»73 jährige Patientin, geschieden, allein lebend, 1 Sohn, anamnestisch seit 9 Jahren Tumor linke Mamma, bisher keine tumorspezifische Therapie, Homöopathie, vor 1 Jahr stat. Aufnahme Klinikum Bremen wegen Fieber und bakt. Superinfektion.

Diagnose: Exulcerierendes Mammakarzinom links cT4b/G 1 A{2/M 1 ED 0U20r3

Histolog.: Invasiv duktales Mammakarzinom

Therapieempfehlung Tumorkonferenz von 01/2013:

Endokrine Therapie mit Tamoxifen, Bisphosphonate, RTX rechte Hüfte, Cave Frakturgefahr!

CT Hals, Thorax, Abdomen, Oberschenkel 01/2013:

RF linke Mamma mit Tumorinfiltrationen des lat. Bereichs des M. pectoralis major und ventraler Ausdehnung bis zur Haut reichend. Multiple vergr. LK links axillar, Pleuraergüsse bds., V. a. Lebermetastase SegmentT, geringer Aszites, zahlreiche ossäre Metastasen des gesamten Skeletts, ausgeprägte Metastase des Acetabulums rechts

Verlauf:

Patientin lebt mit pflegerischer Unterstützung bis 02/2014 in ihrer häuslichen Umgebung, aktuell zunehmende Schmerzsymptomatik rechte Hüfte, Schwäche, Tumorkachexie, weiterhin homöopathische Therapie, onkologische , chirurgische Therapie werden von der Patientin abgelehnt.

CT Becken 11.02.2014 (Radiologie XY)

Polytope disseminierte osteolytische Skelettmetastasen von Becken, Kreuz/Steißbein, prox. Femura und unterer LWS.

Kortikale diss. Arrosionen des rechten Acetabulums mit periartikulärer Weichteilinfiltration nach intrapelvin /iliakal. Osteonekrose des rechten Femurkopfes mit Protusio acetabuli. Path.

Frakturgefahr in allen abgebildeten Skelettanteilen.

Kontakt durch Hausarzt 24.02.2014

Ambulante Symptomkontrolle nicht mehr möglich. Patientin lehnt Morphingabe ab, hat unerträgliche Schmerzen, hochgradige Tumorkachexie. Patientin lehnt weiterhin jegliche schulmedizinische Therapie ab. Finalstadium bei fortgeschrittenem metast. Tumorleiden. Stationäre Aufnahme am 25.02.2014 auf die Palliativstation:

73 jährige Patientin in stark red. AZ, wach, orientiert, sehr differenziert und bestimmend. Hochgradige Kachexie, zentrale Facialisparese links, faustgroßer nekrotisch exulcerierter Tumor linke Mamma, diss. Lk Schwellung Axilla, supraclviculär, abgeschwächtes Atemgeräusch bds., Ruheschmerz re. prox OS, Hüfte, Ausstrahlung in das rechte Bein, Visualisierte Schmerzskala (1–10) in Ruhe:VAS 7.

Im Rahmen des stationären Aufnahmegespräches wird deutlich, wie selbstbestimmt und »anders« Frau M. lebt. Sie lehnt konsequent die Einnahme von Morphin ab, Novaminsulfongaben lässt sie zu. Darunter wird aber nur eine unzureichende Schmerzkontrolle erzielt.

Weiter lehnt sie jede Untersuchung (Labor, Röntgen, chirurgische Kontrolle) ab. Dies löst bei mir ein Gefühl von Hilflosigkeit, Ratlosigkeit und auch Ärger aus. Ich spüre, dass dies Gefühl auch bei der Patientin sein muss und thematisiere es. Sie erklärt mir ihre Krankheitswahrnehmung, ihre Schmerzen sind als Ausdruck ungelöster innerer Konflikte, würden aber selbständig heilen, sie werde auch wieder gesund.

So ist für sie der Osteolyse- bzw. Frakturschmerz im Bereich der rechten Hüfte ein Heilungsschmerz ungelöster innerer neurotischer Konflikte (z. B. Schuldkonflikt, Selbstwert).

Das Wort Tumor, Metastase lehnt sie kategorisch ab.

Im Rahmen der Teamsitzung wird deutlich, wie sich die Hilflosigkeit auf die Mitglieder (Ärztin, Pflege, Sozialarbeit, Physiotherapie) überträgt. Die hilflosen Helfer denke ich…

Was sollen wir machen? Wie soll eine gezielte Symptomkontrolle vor diesem Hintergrund funktionieren? Sie sollte doch am besten gleich in ein Hospiz verlegt werden! Wir werden unsicher und unruhig bei dem Gedanken, ihr mit unseren üblichen Optionen v. a. der medikamentösen Symptomenkontrolle nicht helfen zu können.

Wir verstehen unseren Auftrag darin, einfach da zu sein, und sie zu verstehen. Das nimmt uns den initial gespürten Druck.

In den nächsten zwei Tagen wächst eine therapeutische Beziehung getragen von gegenseitigen Respekt und Achtsamkeit. Die Schmerzkontrolle ist mit Novaminsulfon zunächst gegeben. Sie lässt es sogar zu, dass wir den Tumor pflegerisch versorgen.

Wir lassen uns auf sie ein, hören mit ihr immer wieder ihre Lebensmelodie an (eine Melodie, die Tag und Nacht von ihrer CD läuft). Wir tauchen gemeinsam mit ihr in ihre Biografie ein, so wie sie es zulässt. Wir lernen ein kleines Mädchen kennen, das von den Eltern nur geliebt wurde, wenn es perfekt war. Sie erfährt, dass sie hier einfach sie selber, das »innere Kind« sein darf.

Manchmal erinnert sie an ein Kind, indem sie auch so fordernd spricht in so kurzen Sätzen wie: »Jetzt will ich Honig, jetzt will ich mein Schokomus!«

Sie ist eine attraktive Frau, dieser Tumor war für sie eine große narzisstische Kränkung. Deshalb die jahrelange rigide Abwehr in Form des Verdrängens, nicht Wahrhaben-wollen. Das Thema ›Gesundwerden‹ verändert sich in den Tagen auf der Palliativstation in Richtung ›heil‹ werden.

Nach vier Tagen spricht sie erstmalig über Tod und Sterben. Für sie ist es eine »Transformation«, wir sprechen über die Parallelen zur Geburt, dem Werden und Vergehen.

Die Klangtherapie unterstützt in dieser Phase den Prozess des Loslassens, sie wird innerlich ruhig, sie söhnt sich mit ihrer Mutter und ihrer Biografie aus. Sie wirkt entspannt. Bei erneuter zunehmender Schmerzsymptomatik dürfen wir nach 5 Tagen ein Fentanylpflaster applizieren, und Infusionen mit Novaminsulfon geben.

Am Tag vor ihrem Tod sagt sie: »Ich glaube ich sterbe jetzt!«

Wir sind beeindruckt von ihrer Klarheit, und wie gut sie im Kontakt mit sich ist. Ihr Sohn ist jetzt rund um die Uhr bei ihr.

Am frühen Morgen des folgenden Tages schläft sie friedlich mit den ersten Sonnenstrahlen auf dem Gesicht im Beisein ihres Sohnes ein.

Für uns war dies wieder eine Lehrstunde in Palliativmedizin:

- wenn wir frei sind zu erkennen,
- wenn wir bereit sind, andere Wege mitzugehen und zu respektieren.
- wenn wir die Zeichen, die uns gesendet werden, richtig deuten
- wenn wir mit unseren Sinnen wach sind,
- wenn wir bereit sind, zu verstehen, was geschieht,

dann haben wir unseren Auftrag im Sinne des wahrhaftigen Begleitens und Da-
Seins erfüllt.

Dieser Fall ist ein Beispiel für eine hospizlich/palliative Versorgung im Krankenhaus entgegen des üblichen DRG gesteuerten Abrechnungssystems. Wir
haben keine objektivierbar messbaren »Ressourcen« verbraucht. Wir haben
unsere Wahrnehmung und Sinne und unser Herz hineingegeben. Es zeigt einmal
mehr, dass palliativmedizinische Komplexbehandlung im DRG-System nicht
abzubilden ist. Es zeigt, wie wichtig es ist, diese Freiheit, die Ruhe und Kreativität
der Palliativstationen in Krankenhäusern zu bewahren, um solche Prozesse
möglich zu machen.

Die ganzheitliche Sicht auf den Menschen zu bewahren, ist uns Auftrag. Es erfüllt
uns mit tiefer Freude, Dank und Demut.«

In Anerkennung für das Palliativteam.

3.   Analytische Rekonstruktion und Deutung des Falles Gunda

Vorauszuschicken ist zunächst, dass die vorliegende Beschreibung des »Falles
Gunda« den gegenwärtigen Anforderungen an eine Fall-Präsentation aus dem
Grunde schwerlich genügt, weil sie den subjektiven Ausdrucks- und Selbst-
deutungsbedürfnissen eines Menschen in einer existentiellen Grenzsituation
von Anfang an weniger systematisch, eher zufällig (in dem Augenblick, in dem
man »mit seinem Latein am Ende« ist) und daher eher unbefriedigend Rechnung
trägt. Denn es sind die vorrangig auf einer narrativen Ebene erschließbaren
subjektiven Deutungsmuster des eigenen Lebens und die damit zusammen-
hängenden Relevanzkriterien medizinisch-pflegerischen Interventionsbedarfs,
welche sich mit standardisierten Behandlungsprogrammen vielfach nicht har-
monisieren lassen. Schließlich besteht der analytisch-hermeneutische Ertrag
des »Falles Gunda« – wie wir sehen werden – gerade darin, dass Menschen in
Ausnahmesituationen ein intuitiv sicheres Gespür dafür besitzen, was ihnen
persönlichen (leiblich, seelisch) angemessen ist. Es ist das Kriterium einer
subjektiven Angemessenheit, das sich nicht punktuell, sondern durch ein länger
währendes Interaktions- und Kommunikationsgeschehen und deswegen nicht
in distanziert-objektivistischer Einstellung ergründen lässt.

Bei der 73-jährigen Patientin, die unter dem Namen Gunda in der Fallbeschreibung firmiert, wurde vor 9 Jahren ein Mama-Karzinom diagnostiziert,
jedoch möglicherweise wegen eines auf homöopathische Grundvorstellungen
der Patientin zurückzuführenden Widerstands nicht »spezifisch« behandelt. Es
ist aber ebenso anzunehmen, dass die Patientin (»eine attraktive Frau«) eine sie
körperlich entstellende Therapie durch Amputation oder durch Teil-Resektion
der Brust verweigerte. Der Fallbericht lässt vermuten, dass die Patientin auf-

grund ihrer homöopathisch-therapeutischen Präferenzen ganz andere Vorstellungen von Gesundheit, der Entstehung und Behandlung von Krankheit hat. Erst dann wird ein akute, unvermeidbare medizinische Behandlungsnotwendigkeit ›empfunden‹, als eine fiebrige bakterielle Superinfektion sich Bahn bricht und damit eine schwere körperliche Leidenssituation entsteht. Der Auslöser für die Hinzuziehung medizinischer Hilfe ist ein ambulant nicht mehr hinreichend zu kontrollierender schmerzhafter Leidenszustand, das Gefühl eines körperlichen ›Aus-der-Bahn-geworfen-seins‹.

In diesem Zustand wird die Patientin nach einer etwa acht Jahre zurückliegenden Tumor-Erstdiagnose in eine Klinik aufgenommen. Es wird festgestellt, dass das bereits exulzerierende Mama-Karzinom sich invasiv ausgebreitet hat. Therapeutisch wird konservativ vorgegangen. Es werden aber Tumor-Absiedelungen im rechten Hüftknochen sowie Lebermetastasen festgestellt. Darüber hinaus ist das gesamte Skelett der Patientin von Metastasen betroffen einschließlich Acetabulum, weshalb eine akute Gefahr von Knochenbrüchen besteht.

Die Patientin wird nach Hause entlassen, weil sie außer konservativer Schmerz-Therapie alle weiteren onkologischen oder chirurgischen Behandlungsmethoden abgelehnt. Zuhause kann sie auf pflegerische Unterstützung zurückgreifen. Die Patientin lebt noch ein Jahr in der ihr vertrauten Umgebung. Zunehmende Schmerzen vor allem der betroffenen Knochen und Tumorkachexie veranlassen sie nach einem Jahr, sich nochmals radiologisch untersuchen zu lassen. Die bereits diagnostizierten Skelettmetastasen haben sich ausgeweitet. Die Frakturgefahr ist gestiegen. Weitere Befunde einer hausärztlichen Diagnostik deuten darauf hin, dass sich die Patientin im Finalstadium ihrer fortgeschrittenen metastasierenden Krebserkrankung befindet.

Es wird offensichtlich, dass eine ambulante Schmerzkontrolle nicht mehr möglich ist. Auch zu diesem Zeitpunkt ändert sich an den außergewöhnlichen Charakteristika dieses Falles nichts: Selbst bei Unmöglichkeit der ambulanten Scherzkontrolle und wachsendem, unerträglichem Schmerz wird eine Gabe von Morphin kategorisch von der Patientin abgelehnt. Inzwischen ist aber ein Zustand der Krankheitsprogredienz erreicht, der eine Aufnahme auf der Palliativstation erforderlich macht. Inwieweit dies den Wünschen der Patientin entspricht und mit ihr abgesprochen ist, erfahren wir nicht.

Die im Fallbericht bis zu diesem Zeitpunkt des Krankheitsverlaufs mitgeteilten Informationen über die medizinischen Befunde sind verhältnismäßig reichhaltig und vermitteln auf rein objektiver Ebene ein pathophysiologisches Bild zunehmend beschleunigter Abbauprozesse. In welcher Weise diese Prozesse in ärztlichen Gesprächen mit der Patientin kommuniziert wurden, in welcher Weise sie ihr subjektives Erleben und soziales Leben und damit schließlich auch die Entscheidungslagen und Situationen beeinflussten, darüber erfahren wir kaum etwas. Wir wissen bis zum gegenwärtigen Zeitpunkt der Aufnahme auf

eine Palliativstation nichts darüber, wie das in Diagnose und Therapie einge-
bundene Personal auf das ungewöhnliche Krankheits- und Entscheidungsver-
halten der Patientin reagiert hat. Erst mit Aufnahme auf die Palliativstation
werden im Fallbericht Perspektiven einer subjektiven Wahrnehmung der Patientin eröffnet; wird das von ihr deutlich zur Geltung gebrachte Autonomie-
Streben registriert (»wach, orientiert, sehr differenziert und bestimmend«), und
zwar auch als ein Ausdruck dessen, »anders« zu sein. Allein dieser Hinweis
überrascht deshalb ein wenig, weil in keinem anderen Bereich des Medizin-
systems das Recht auf Selbst-Sein und damit auch »Anders«-Sein so stark respektiert wird und wahrscheinlich auch als eine Selbstverständlichkeit betrachtet wird als dem der Palliative Care. Man könnte sogar sagen, dass gemäß
ihrer »Philosophie« das Ungewöhnliche zum Gewöhnlichen gehört.

Eine zunächst rätselhafte Tatsache, die auch das Palliativteam stark beschäftigt, ist die, dass die Patientin bei unerträglichem Schmerz lediglich No-
vaminsulfon-Gaben zulässt, indes die konsequente Applikation von Morphin
ablehnt. Eine naheliegende Erklärung könnte darin bestehen, dass sie bei
Opiaten eine Beeinträchtigung ihrer autonomen Handlungs- und Entschei-
dungsfähigkeit befürchtet – eine inzwischen pharmakologisch unbegründete
Besorgnis.[2] Seitens der Fallberichterstatterin wird festgestellt, dass mit Novaminsulfon nur eine unzureichende Schmerzkontrolle erzielt werden kann. Unklar bleibt allerdings in der vorliegenden Fallbeschreibung, ob diese in einem
Schmerzprotokoll regelkonform zu notierende Feststellung mit der subjektiven
Wahrnehmung der Patientin übereinstimmt.

Weiterhin lehnt die Patientin alle weiteren Standard-Untersuchungen (Labor,
Röntgen) ab. Dies löst bei der Fallberichterstatterin ein Gefühl der Hilflosigkeit,
aber auch des Ärgers aus. Diese Reaktionsweise könnte für die Gestaltung eines
zwischen Behandlungsteam und Patientin anzubahnenden Vertrauensverhält-
nisses folgenreich sein und bedarf deshalb eines Kommentars: Nicht selten wird
die Ablehnung von Therapieangeboten, unabhängig von ihrer möglicherweise
subjektiv plausiblen Begründungsstruktur, seitens professioneller Akteure als
eine narzisstische Kränkung empfunden. Sie fühlen sich trotz ihrer Bemühungen enttäuscht, in ihrer Kompetenz in Frage gestellt. In diesem Falle führen
Enttäuschung und Verunsicherung bei der Berichterstatterin dazu, dass sie
Gefühle der Hilflosigkeit und des Ärgers entwickelt. Denn sie ist sich sicher, dass
körperliche Leidenszustände vermieden werden können. Hätte sie diese Gefühle
der Patientin gegenüber zum Ausdruck gebracht, was uns allerdings nicht berichtet wird, so würde man eine solche unkontrollierte Reaktionsweise im All-

---

2 Ungewöhnlich scheint dies nicht zu sein. Über einen ähnlichen Fall berichtet Borasio (2014,
   140 f.).

gemeinen als unprofessionell bewerten. Sie wäre mit dem professionellen Neutralitätsgebot nicht vereinbar.

Freilich wäre eine bewusste Missachtung jenes professionellen Neutralitätsgebots dann zulässig, wenn in dieser Situation durch ehrliche Bekundung innerer Regungen eine Interaktionsebene geschaffen würde, die es zugleich erlaubt, empathisches Verhalten zu demonstrieren und auf diese Weise auf Seiten des Gegenüber positive Effekte (Vertrauen, Mitteilsamkeit usw.) zu erzielen – ein vor allem im Bereich von Palliative Care hoch erwünschter Verhaltensstil. Unter psychologisch sorgfältig kontrollierten Bedingungen kann die Bekundung eigener Gefühle gegebenenfalls ein willkommenes Signal sein, auch seitens der erkrankten Person sich kommunikativ zu öffnen und innere Blockierungen abzubauen. Dies setzt allerdings stets eine ›dramaturgische‹ Könnerschaft voraus, die erlernt sein will.

Begründet wird in unserem Fall die Umgehung des Neutralitätsgebotes damit, dass auch auf Seiten der Patientin Hilflosigkeit und Unsicherheit wahrgenommen, »verspürt« wird. Die Berichterstatterin bezieht sich dabei auch auf Äußerungen der Patientin. Mit diesen Äußerungen, die nur äußerst knapp referiert werden, bekundet die Patientin eine Art subjektive Krankheitstheorie.[3] Diese Versuche der Krankheitserklärung enthalten gewissermaßen Bausteine einer Psychosomatik organischer Krankheiten als »Ausdruck ungelöster innerer Konflikte«, in geradezu überraschender Anlehnung an ein Theorem Alexander Mitscherlichs (1968) von der »Krankheit als Konflikt«.

Entgegen psychotherapeutischer, also aktiver Implikationen psychosomatischer Krankheitsmodelle bedient sich die Patientin dieses Theorems jedoch zum Zwecke der Selbstbeschwichtigung: ihre Krankheit und mit ihr die Symptome würden »selbständig heilen«; sie wiegt sich im Glauben, »sie werde auch wieder gesund«. Schmerzen werden als »Heilungsschmerz ungelöster innerer neurotischer Konflikte (z. B. Schulkonflikt, Selbstwert)« verstanden. – Es ist diesbezüglich besonders bedauerlich, dass der Fallbericht letztlich offen lässt, inwieweit es sich hier wortwörtlich um eine Deutung aus dem Munde der Patientin handelt oder eher um ein Interpretament der Berichterstatterin. Angesichts des weiteren Verlaufs spricht viel dafür, dass sich hier Selbstbekundungen der Patientin und Interpretationen der Berichterstatterin mischen. Bei näherer Betrachtung erweist sich aber zu diesem Zeitpunkt die Konzentration auf eine psychosomatische Erklärung des Schmerzes bei der Patientin insofern lediglich als Teil einer subjektiven Krankheitstheorie, weil sie strategisch eingesetzt wird

---

3 »Sie [die Patientin] erklärt mir ihre Krankheitswahrnehmung, ihre Schmerzen sind als Ausdruck ungelöster innerer Konflikte, würden aber selbständig heilen, sie werde auch wieder gesund. So ist der Osteolyse- bzw. Frakturschmerz im Bereich der rechten Hüfte ein Heilungsschmerz ungelöster innerer neurotischer Konflikte (z.B. Schuldkonflikt, Selbstwert). Das Wort Tumor, Metastase lehnt sie kategorisch ab.«

zum Zwecke der Leugnung einer faktisch lebensbedrohlichen Krankheit. Die Tatsache der Lebensbedrohlichkeit wird offenbar deshalb nicht vollends ins Bewusstsein gehoben, weil der ungelöste Konflikt eine biografisch übermächtige Schicksalhaftigkeit besitzt. Wie sich zeigen wird, ist sich die Patientin der Tragweite dieses ungelösten Problems zwar bewusst, sie hat dazu möglicherweise auch ein (selbst)analytisches Verhältnis entwickelt. Allerdings ist das Krankheitsbewältigungsverhalten durch Leugnung (Irrealisierung) charakterisiert, zu dessen Zweck die subjektive Erklärung instrumentell eingesetzt wird. Von daher erklärt sich auch, warum somatische Erklärungen des Krankheitsleidens (metastasiertes Tumorleiden mit zunehmendem Schmerz) von der Patientin kategorisch zurückgewiesen werden. Erst später erfolgen Einstellungsänderungen in einem Prozess biografischer Selbstreflektion.

Wie bereits erwähnt, haben die Verhaltensreaktionen der Patientin zunächst Unsicherheiten und Ratlosigkeit hervorgerufen: bei der Berichterstatterin, sodann im palliativen Behandlungsteam. Aus psychoanalytischer Sicht könnte es sich hier sogar um einen Übertragungseffekt handeln. Die Berichterstatterin assoziiert in dieser Situation mit einem gewissen ironischen Unterton das Theorem der ›hilflosen Helfer‹ (Wolfgang Schmidtbauer). Die Hilflosigkeit wird dem Vernehmen nach dadurch erzeugt, dass nach üblichen medizinisch-therapeutischen Standards (etwa der medikamentösen Symptomkontrolle) nicht umstandslos verfahren werden kann. Es werden durch das Verhalten der Patientin (Non-Compliance) eingeschliffene Routinen (die Rede ist von »funktionieren«) in Frage gestellt. Hinter der assoziativen Anspielung auf die ›hilflosen Helfer‹ könnte sich aber noch mehr verbergen: Die Patientin konfrontiert die Helfer möglicherweise mit einem tiefsitzenden Ohnmachtsgefühl, mit in nur sehr seltenen Situationen aktualisierten Angstdispositionen.

Auch aus diesem Grunde stellt sich die Frage, warum sich in dieser Situation dem Behandlungsteam der Gedanke aufdrängte, die Patienten aufgrund mangelnder therapeutischer Handlungsmöglichkeiten in ein Hospiz zu verlegen. Das dortige Personal würde mit denselben Problemen etwa der Schmerzkontrolle konfrontiert werden wie auf der Palliativstation. Und überhaupt wäre, ohne diese Probleme palliativmedizinisch gelöst zu haben, ein Transfer in ein Hospiz fachlich nicht vertretbar. Und ein Ort für ›medizinisch aussichtslose‹ Fälle kann das Hospiz, zumindest dem Werteverständnis von Palliative Care gemäß, nicht sein. Die Transfer-Überlegungen des Behandlungsteams können deshalb nur verstanden werden als Ausdruck von Ohnmacht und Verzweiflung, verbunden mit der vagen Hoffnung, dass andernorts vielleicht besser geholfen werden könne.

Allerdings hat sich im therapeutischen Team aufgrund der Unsicherheiten ein Prozess des Nachdenkens darüber Bahn gebrochen, welche Aufgaben sich in einer Situation therapeutischen Stillstands ergeben und in welcher Weise der Patientin in ihrem Sinne geholfen werden könne. Das Team besinnt sich auf originäre Voraussetzungen ›therapeutischer Beziehungen‹, die zunächst in einer schlichten menschlichen Präsenz und der Aufmerksamkeit gegenüber einer Person bestehen, die in der einen oder anderen Weise (verbalsprachlich, gestisch, mimisch) sich mitzuteilen wünscht. Mit dieser gewissermaßen anthropologisch tiefsitzenden Haltung verbindet sich zugleich ein seelisch entlastender Effekt. Sie verändert auch die Beziehungsstruktur, die es nunmehr der Patientin zu erlauben scheint, sich mehr und mehr zu öffnen.

Ein überraschendes Ergebnis besteht zunächst darin, dass sich das Schmerzgeschehen ohne Opioide kontrollieren lässt. Dies war zuvor nur unzureichend möglich. Die Tatsache, dass nunmehr auch der exulzerierende Tumor pflegerisch versorgt werden darf, kann als Hinweis darauf verstanden werden, dass die Patientin ihre Einstellung gegenüber der Krebserkrankung zu ändern beginnt, von ›Irrealisierungen‹ Abschied nimmt. Die Behandlungsszene verändert sich fundamental in der Weise, dass nicht mehr diagnostische oder therapeutische Anforderungen im Vordergrund stehen, also die Patientin in ihrem medizinwissenschaftlichen Objekt-Status, sondern dass der Patientin als Person die Möglichkeit gegeben wird, sich in einer für sie relevanten, ihren persönlichen Anliegen gemäßen Weise darzustellen. Die Patientin hatte offensichtlich während einer sehr langen Zeit einen sie vermeintlich schützenden innerseelischen Panzer aufgebaut. Über viele Jahre hatte sie nichts an sich heranlassen wollen. Hinter einer nach außen selbstbestimmt auftretenden Person verbarg sich ein fragiles Ich. Wahrscheinlich nur auf diese Weise hat sie mit einer sehr starken Verletzlichkeit umzugehen und zu leben vermocht. Erst ein therapeutisches Umfeld, welches sich nicht mehr durch abwehrendes Verhalten zur Hilflosigkeit verurteilt fühlt und welches wiederum von der Patientin nicht mehr als bedrohlich empfunden wird, erlaubt es ihr, sich sukzessive zu öffnen, ihre innere Abwehr abzubauen. Unterstützt durch biographisch bedeutsame, identitätsstiftende melodische Klänge, wird es möglich, im stark rezeptiv ausgerichteten Gespräch in die Biografie der Patientin »einzutauchen« – eine metaphorisch hoch bedeutsame Anspielung. Unklar indessen bleibt im Bericht, was es mit der »Lebensmelodie« auf sich hat. Ist sie wortwörtlich zu nehmen, etwa ein das gesamte Leben begleitendes Lied der Kindheit, oder ist damit ein Lebensthema im Sinne einer »daseinsthematischen Struktur« (Thomae 1988) gemeint?

Den Mitteilungen der Patientin zufolge spricht vieles dafür, dass mit ihrem Lebensthema ein fundamentales Lebensproblem gemeint ist: Der elterliche, mit Androhungen des Liebesverlusts verknüpfte Zwang zur Perfektion. Hier finden wir mögliche Ursachen einer Psychopathogenese vor: Die lebensgeschichtlich sich möglicherweise durchhaltende Problematik einer von Hoch-Leistungen abhängig gemachten elterlichen Anerkennung; eine damit möglicherweise assoziierte (obwohl von der Patientin nicht ausdrücklich benannte) Selbstwert-Problematik; die wahrscheinlich tief eingelagerten, die Persönlichkeit disponierenden Schuldgefühle. Vor diesem biografischen Hintergrund der Persönlichkeitsentwicklung erstaunt es nicht, dass sich eine von Schuldkomplexen belastete kindliche Persönlichkeitsstruktur bis ins fortgeschrittene Alter aufrechterhalten hat und noch den Sterbeprozess bestimmt.[4] Eine Situation gegenseitigen Vertrauens und ein Gefühl des Geborgenseins entsteht für die Patientin erst dadurch, dass sie, anstatt sich fortwährend innerlich zu panzern, nunmehr regredieren, auf diese Weise Authentizität leben und im Schutz dieser Geborgenheit ihrerseits Forderungen stellen darf.

Es wird im Leben der Patientin Erlebnisse und Erfahrungen gegeben haben, die sie in ihrem Selbstwert bestätigt haben mögen. Wenn berichtet wird, dass sie eine attraktive Frau sei (inwieweit das Präsenz der Feststellung mit dem Zustand einer »hochgradigen Tumorkachexie« vereinbar ist, sei dahingestellt), so spricht viel dafür, dass gerade eine Brustkrebserkrankung als »große narzisstische Kränkung« empfunden werden musste. Ein klinisch relevanter psychopathologischer Befund lässt sich daraus aber keineswegs ableiten. Anders verhält es sich mit der Tatsache, dass eine bestimmte Persönlichkeitsstruktur der Patientin mit dafür ausschlaggebend gewesen sein könnte, dass sie ihr lebensbedrohliches Tumorleiden von Anbeginn eher zu leugnen schien, anstatt einer tumorspezifischen schulmedizinischen Therapie zuzustimmen. In Ermangelung eines ausführlichen biografischen Selbstberichts sollte größte Vorsicht gegenüber einer kurzschlüssigen, übereilten psychopathologischen Beurteilung walten. Zumindest dies aber wird sich vor dem Hintergrund neuerer psychoonkologischer Einsichten[5] sagen lassen: Abwehr als Bewältigungsform einer Tumorerkrankung ist ein von der jeweiligen Persönlichkeit abhängiges, gewissermaßen naturwüchsiges, in keiner Weise zu bewertendes oder zu sanktionierendes Reaktionsverhalten, das sich durch Unterstützung des sozialen Umfeldes stark wandeln kann. (Remmers/Holtgräwe/Pinkert 2009, Pinkert/Holtgräwe/Remmers 2007). Die psychoonkologisch bedeutsame ›Botschaft‹ des Berichts ist darin zu sehen, dass die Patientin in einem ihr zugewandten, verständnisvollen therapeutisch-pflegerischen Umfeld ihre tatsächliche Lage zusehends bewusst annimmt und dadurch einen Einstellungswechsel vorzunehmen vermag. »Heilung« erfährt eine Bedeutungsverschiebung in dem Sinne, dass sich die Patientin mit sich und ihrem Leben – hier taucht im Bericht zum ersten Male die Mutter auf, vorher war von den Eltern die Rede – offenbar zu »versöhnen« lernt. Unvereinbare, widerstreitende, gleichsam sich im Kampf befindende Gegensätze als Pole ihrer inneren Zerrissenheit können aufgehoben werden. Entspannung

---

4 Borasio (2014, 119) gibt anschauliche Hinweis darauf, dass auch der Sterbeprozess biografisch prädisponiert sein kann. Auf solche und ähnliche Phänomene hatte vor etlichen Jahren bereits Kruse (1988) hingewiesen.

5 Carver u. a. (1999), Faller (2001), Kershaw u. a. (2004), Muthny/Koch (1998), Rowland/Massie (1998), Tschuschke (2006), Weis (2002), Zachariae u. a. (2004).

stellt sich ein. Hypertrophe, krampfhafte (Selbst)Kontrollbedürfnisse, derentwegen Opioide mit einem (exakt dosiert nur geringen) Risiko der Bewusstseinstrübung bislang strikt abgelehnt wurden, lassen nach. Die Klarheit des Bewusstseins, die der Patientin attestiert wird, spricht gegen überkommene, klinisch längst widerlegte Besorgnisse. Bedeutsam ist schließlich der Hinweis darauf, dass die Patientin gut »im Kontakt mit sich ist«; sich also nicht mehr vor sich selbst verschließt.

4.   Schlussfolgerungen

Die Autorin des Berichts kommt zu bemerkenswerten Schlussfolgerungen: Im interdisziplinären Kontext von Palliativmedizin zu leistende Palliative Care setzt einen vorurteilsfreien diagnostischen Zugang zum Patienten und seiner Lebenssituation voraus. Ein entsprechendes ethisches Gebot lautet: vorbehaltloser Respekt, mit der Konsequenz, einen vom Patienten einmal eingeschlagenen, möglicherweise nicht institutionenkonformen, deshalb häufig befremdlich erscheinenden Weg mitzugehen. (Remmers 2005, Kruse 2010). Die berichtete Krankengeschichte ist geradezu ein ›Paradebeispiel‹ unangepassten, abweichenden Verhaltens, welches moralisch nicht negativ zu sanktionieren für ärztliche und weitere Gesundheitsfachberufe eine große Herausforderung darstellt. Vorbehaltlosigkeit und Offenheit sind auch deshalb geboten, um »Zeichen«, symbolisch verschlüsselte Signale richtig zu deuten. Dies gilt im Bereich der palliativen Versorgung deshalb in ganz besonderer Weise, weil viele Patienten auf Grund der Schwere ihres Leidens und dadurch bedingter Beeinträchtigungen ihres Wahrnehmungs- und Ausdrucksvermögens auf höchst subtile Deutungskompetenzen ihrer sozialen Umwelt angewiesen sind. Je mehr sich die Aufmerksamkeit betroffener Menschen auf ganz fundamentale Regionen ihres »eigenleiblichen« Spürens (Schmitz 1992) konzentriert bzw. auf Grund schwerer Leidenszustände und Einbußen das sinnliche Wahrnehmungs- und Ausdrucksvermögen in wachsendem Maße rudimentär verblasst, desto größere Bedeutung gewinnt jenes auf der Ebene vorsprachlicher Medien angesiedelte Deutungsvermögen helfender Personen. Interessanterweise gibt die Autorin den wichtigen Hinweis, dass solchermaßen unverzichtbare *Verstehens*prozesse sich nicht naturwüchsig einstellen – wobei dies auch nicht völlig auszuschließen ist. *Verstehens*prozessen wohnt vielmehr eine gewisse Intentionalität inne. Es reicht offenbar nicht aus, dass sich helfende Personen von der Hilfsbedürftigkeit ihres Gegenüber bloß affizieren lassen. Professionelle Hilfe setzt vielmehr eine intrinsische, motivational verankerte, willentliche Bereitschaft zum Engagement voraus (in den Worten der Autorin: »bereit sein«). Für die Autorin sind dies Merkmale eines, so könnte man sagen: authentischen, sowohl die Bedürfnisse als auch die Besorgnisse und Ängste Schwerstleidender reflektiert aufgreifenden aktiven »Begleitens«. Das hier vertretene Konzept ist ein auf Wahrhaftigkeit beruhendes Verständnis von Palliative Care. (Borasio 2014, 121).

Allerdings ist sich die Autorin des Fallberichts darüber im Klaren, dass sich solche konzeptionellen Ansprüche nicht bruchlos umsetzen lassen. Illusionslos legt sie sich darüber Rechenschaft ab, dass *innerhalb* eines DRG-gesteuerten Entgeltsystems die im »Fall Gunda« erbrachten Leistungen nicht darstellbar sind – wobei zu ergänzen wäre, dass sie sich durch eine differenzierte (sozial)wissenschaftliche Analyse durchaus objektivieren ließen. Unter den formalisierten Vorgaben des DRG-Systems ist der für den Palliativbereich charakteristische ›Verbrauch humaner Ressourcen‹ (psycho-emotionaler ›Energievorrat‹ an Zuwendung, Aufmerksamkeit, Einfühlung; kognitiv-emotionale Verstehensleistungen auf der Grundlage systematisch erworbener Übersetzungskünste; geistig-seelische Kunstfertigkeiten der Beruhigung, Beschwichtigung, Stabilisierung) nicht abrechenbar. Illusionslos räumt die Autorin ein, dass unter energetischen Gesichtspunkten der Verausgabung nervlich-seelischer Kräfte in palliativen Versorgungskontexten kein monetäres Äquivalent gegenübersteht. Vergleichbar der Erziehungsarbeit, ohne freilich die befriedigenden Erlebnisse sichtbarer Entwicklungen einer Persönlichkeit, handelt es sich bei palliativer Versorgung, Begleitung und Hilfe, die gewiss emotionales Erleben »tiefer Freude, Dank und Demut« möglich machen, um ein hochgradig komplexes Geschehen mit sehr begrenzten Möglichkeiten eines instrumentellen Reduktionismus, wie er für die kurativen Behandlungsszenarien charakteristisch zu sein scheint. Unter arbeitspsychologischen bzw. -soziologischen Gesichtspunkten sind ohnehin nicht-lineare, zirkulär strukturierte, an menschlichen Grundbedürfnissen und Bedrängnissen orientierte und daher nicht reaktiv organisierte Leistungskomplexe ungleich schwerer abbildbar. Wie kaum ein anderer Bereich von Medizin und Pflege ist Palliative Care durch ein hoch-fragiles Netz wechselseitiger Abhängigkeiten und Angewiesenheiten charakterisiert, weshalb ganz zu Recht von der Berichterstatterin »Freiheit«, mit anderen Worten: Räume der »Ruhe und Kreativität«, eingefordert werden. Sie sind naturgemäß in keinem, wie auch immer formalisiertem DRG-System abbildbar. Sie bedürfen daher, vergleichbar allen Entwicklungs- und Förderaufgaben insbesondere in der frühen Kindheit und Jugend, gerade auch am Lebensende, an dem sich der Kreis schließt, einer extrafunktionalen, einer buchstäblich außerordentlichen gesellschaftlichen und sozialökonomischen Unterstützung. (Hardinghaus 2015, Remmers/Garthaus/Zimansky/Hardinghaus 2015).

Literatur

BORASIO, Gian Domenico (2014): selbst bestimmt sterben. Was es bedeutet. Was uns daran hindert. Wie wir es erreichen können. München.

CARVER, Charles S./Christina Pozo/Suzanne Harris/Victoria Noriega/Michael F. Scheier/David S. Robinson/Alfred S. Ketcham/Frederick L. Moffat Jr./Kimberley C. Clark (1999): How coping mediates the effect of optimism on distress. A study of women with early stage breast cancer. In: Suinn, Richard/Gary R. Vandenbos (Hg.): Cancer patients and their families. Readings on disease course, coping, and psychological interventions. Washington DC, 97–127.

FALLER, Hermann (2001): Krankheitsbewältigung und Überlebenszeit bei Krebskranken. In: Psychotherapeut, 46. Jg., 20–35.

HARDINGHAUS, Winfried (2015): »Da ist noch Luft nach oben«. Interview. In: *kma*. Das Gesundheitswirtschaftsmagazin, 20. Jg. H. 1, 26–28.

KERSHAW, Trace/Laurel Northouse/Charuwan Kritpracha/Ann Schafenacker/Darlene Mood (2004): Coping strategies and quality of life in women with advanced breast cancer and their family caregivers. In: Psychology and Health, 19. Jg. H. 2, 139–155.

KRUSE, Andreas (1988): Die Auseinandersetzung mit Sterben und Tod. Möglichkeiten eines ärztlichen Sterbebeistandes. In: Zeitschrift für Allgemeinmedizin, 64. Jg., H. 4, 59–66.

KRUSE, Andreas (2005): Biografische Aspekte des Alterns. Lebensgeschichte und Diachronizität. In: Filipp, Sigrun H./Ursula M. Staudinger (Hg.): Enzyklopädie der Psychologie. Entwicklungspsychologie des mittleren und höheren Erwachsenenalters, Bd. 6. Göttingen, 3–34.

KRUSE, Andreas (2010): Der Respekt vor der Würde des Menschen am Ende seines Lebens. In: Fuchs, Thomas/Andreas Kruse/Grit Schwarzkopf (Hg.): Menschenbild und Menschenwürde am Ende des Lebens. Schriften des Marsilius-Kollegs, Bd. 2. Heidelberg, 27–55.

LANDSBERG, Paul Ludwig (1935): Die Erfahrung des Todes. Neu herausgegeben von Eduard Zwierlein. Berlin.

MEAD, Georg Herbert (1978): Geist, Identität und Gesellschaft. Mit einer Einleitung und herausgegeben von Charles W. Morris. Deutsche Ausgabe. 3. Aufl. Frankfurt am Main.

MITSCHERLICH, Alexander (1968): Krankheit als Konflikt. Studien zur psychosomatischen Medizin I. 3. Aufl. Frankurt am Main.

MUTHNY, Fritz A./Uwe Koch (1998): Spezifität der Krankheitsverarbeitung bei Krebs. In: Koch, Uwe/Joachim Weiss (Hg.): Krankheitsbewältigung bei Krebs und Möglichkeiten der Unterstützung. München, 49–58.

OEVERMANN, Ulrich (2000): Die Methode der Fallrekonstruktion in der Grundlagenforschung sowie der klinischen und pädagogischen Praxis. In: Kraimer, Klaus (Hg.): Die Fallrekonstruktion. Sinnverstehen in der sozialwissenschaftlichen Forschung. Frankfurt am Main, 58–156.

PINKERT, Christiane/Martina Holtgräwe/Hartmut Remmers (2007): Belastungen und Bewältigungsstrategien von Frauen mit Brustkrebs in der Phase der chirurgischen Primärtherapie. Die Sicht der Pflegenden. In: Pflege, 20. Jg. H. 2, 72–81.

REMMERS, Hartmut (2005): Der eigene Tod. Zur Geschichte und Ethik des Sterbens. In: Brüning, Andreas/Gudrun Piechotta (Hg.): Die Zeit des Sterbens. Diskussionen über das Lebensende des Menschen in der Gesellschaft. Theorie-Praxis-Innovation. Berliner Beiträge zur Sozialen Arbeit und Pflege. Schriftenreihe der Alice-Salomon-Fachhochschule, Bd. 2. Berlin, 148–181.

REMMERS, Hartmut (2006). Zur Bedeutung biografischer Ansätze in der Pflegewissenschaft. In: Zeitschrift für Gerontologie und Geriatrie, 30. Jg. H. 3, 183–191.

REMMERS, Hartmut (2011): Die Bedeutung des Biografie-Konzepts für die Pflege bei der Gestaltung der letzten Lebensphase. In: Beelmann, Wolfgang/Elke Rosowski (Hg): Übergänge im Lebenslauf bewältigen und förderlich gestalten. Münster, 153–167.

REMMERS, Hartmut/Marcus Garthaus/Manuel Zimansky/Winfried Hardinghaus (2015): Hospiz- und Palliativversorgung in Niedersachsen – Quo vadis? In: Zängl, Peter (Hg.): Zukunft der Pflege. 20 Jahre Norddeutsches Zentrum zur Weiterentwicklung der Pflege. Wiesbaden, 215–230.

REMMERS, Hartmut/Martina Holtgräwe/Christiane Pinkert (2009): Stress and nursing care needs of women with breast cancer during primary treatment. A qualitative study. In: European Journal of Oncology Nursing, 14. Jg. H. 1, 11–16.

ROWLAND, Julia H./Mary J. Massie (1998): Breast cancer. In: Holland, Jimmy C. (Hg.): Psycho-Oncology. New York, Oxford, 380–401.

SCHMITZ, Hermann (1992): Leib und Gefühl. Materialien zu einer philosophischen Therapeutik. Hg. v. Hermann Gausebeck und Gerhard Risch. 2. überarb. und erw. Aufl. Paderborn.

SCHÜTZE, Fritz (1981): Prozeßstrukturen des Lebensablaufs. In: Matthes, Joachim/Arno Pfeifenberger/Manfred Stosberg (Hg.): Biographie in handlungswissenschaftlicher Perspektive. Nürnberg, 67–156.

SCHÜTZE, Fritz (1993): Die Fallanalyse. Zur wissenschaftlichen Fundierung einer klassischen Methode der Sozialen Arbeit. In: Rauschenbach, Thomas/Friedrich Ortmann/Maria-Eleonora Karsten (Hg.): Der sozialpädagogische Blick. München, 191–221.

STAUDINGER, Ursula (1996): Psychologische Produktivität und Selbstentfaltung im Alter. In: Baltes, Margret/Leo Montada (Hg.): Produktives Leben im Alter. Frankfurt am Main, 344–373.

THOMAE, Hans (1988): Das Individuum und seine Welt. Eine Persönlichkeitspsychologie. 2., völlig neu bearbeitete Aufl. Göttingen, Toronto, Zürich.

TSCHUSCHKE, Volker (2006): Psychoonkologie. Psychologische Aspekte der Entstehung und Bewältigung von Krebs. Stuttgart, New York.

UEXKÜLL, Thure von (1985): Der Körperbegriff als Problem der Psychoanalyse und der Somatischen Medizin. In: Praxis der Psychotherapie und Psychosomatik. Zeitschrift für Fort- und Weiterbildung, H. 30, 95–103.

WEIS, Joachim B. (2002): Leben nach Krebs. Belastung und Krankheitsverarbeitung im Verlauf einer Krebserkrankung. Bern, Göttingen, Toronto, Seattle.

WEIZSÄCKER, Victor von (1940): Der Gestaltkreis. Theorie der Einheit von Wahrnehmen und Bewegen. Leipzig.

ZACHARIAE, Robert/Anders B. Jensen/Christina G. Pedersen/Michael M. Jorgensen/Søren Christensen/Berit Lassesen/M. Lehbrink (2004): Repressive coping before and after diagnosis of breast cancer. In: Psycho-Oncology, 13. Jg., 547–561.

Manfred Hülsken-Giesler / Susanne Kreutzer / Nadin Dütthorn

Einsichten und Aussichten

Die pflegewissenschaftliche Auseinandersetzung mit Methodologien und Methoden der Rekonstruktiven Fallarbeit zielt darauf ab, eine fachspezifische Anwendung und Weiterentwicklung in den Handlungsfeldern Pflegeforschung, Pflegebildung und Pflegepraxis gegenstandsangemessen zu ermöglichen. Methoden der Rekonstruktiven Fallarbeit haben dabei grundsätzlich das Potenzial, gesellschaftliche Wirklichkeit auf verschiedensten Ebenen – von subjektiven Deutungen einzelner Individuen bis zu objektiven gesellschaftlichen Strukturen – zu analysieren. Das zentrale Anliegen besteht darin, Zusammenhänge im Umfeld von Individuum und Gesellschaft zu *verstehen*. Mit Blick auf das Feld der Pflege richten sich die Analysen auf Strukturen des pflegerischen Handelns ebenso wie auf Deutungs-, Wahrnehmungs-, Handlungs- und Interaktionspraxen. Dabei geraten auch kontextuelle Faktoren der Pflegearbeit oder auch die Strukturen gesellschaftlicher Diskurse über Pflege in den Blick. In Abhängigkeit von den je spezifischen methodologischen Begründungslinien sowie der jeweils gewählten Fragestellung erlauben Methoden der Rekonstruktiven Fallarbeit damit Einblicke in subjektive Sinnstrukturen und Deutungsmuster, in ggf. latente, gesellschaftlich vermittelte, handlungsleitende Strukturen im Sinne eines ›objektiven Sinns‹ oder auch in die Historizität von Praxen und Diskursen. Die Typologie eines Falles bestimmt sich damit entlang des jeweiligen Erkenntnisinteresses sowie des methodologischen Zugriffs.

Der hier vorgelegte Band zur Rekonstruktiven Fallarbeit in der Pflege verweist auf die Spannbreite interpretativer Zugänge zwischen der Explikation subjektiver Sinnstrukturen und der Strukturanalyse sozialer Praktiken sowie gesellschaftlicher Diskurse über Pflege. In den methodologisch-methodisch ausgerichteten Beiträgen wurden dazu sozialwissenschaftlich etablierte Ansätze der Rekonstruktiven Fallarbeit mit Blick auf die Besonderheiten der professionellen Pflege durchdacht und in einigen Teilen auch handlungsfeldspezifisch konkretisiert bzw. weiterentwickelt. Dass dieses Vorhaben nicht letztgültig und abschließend konzipiert wurde, ist den Gegenständen des Bemühens – der professionellen Pflege einerseits und der rekonstruktiven Forschungslogik andererseits – inhärent. Es wird jedoch ein wichtiger Ertrag darin gesehen, dass Impulse für eine handlungsfeldspezifische Adaption und Weiterentwicklung von rekonstruktiven Verfahren in der Pflege deutlich erkennbar sind – und dies insbesondere mit Blick auf die für Pflegewissenschaft, Pflegebildung und direkte Pflege konstitutiven Elemente einer doppelten Handlungslogik unter Bedingungen einer körper- und leibbasierten Pflege.

Vor dem Hintergrund von Verwissenschaftlichungs- und Professionalisierungstendenzen in der Pflege, die Erkenntnisgenerierung, Kompetenzerwerb und klinische Expertise zunehmend entlang externer, evidenzbasierter Maßstäbe auszurichten suchen, wurden die methodologisch-methodischen Impulse in einem nächsten Schritt pflegewissenschaftlich in einer Weise interpretiert, die das Potenzial dieser etablierten Ansätze betonen, das ›Subjekt der Pflege‹ *systematisch* in den Fokus von Pflegeforschung, Pflegebildung und Pflegepraxis zu rücken. Betont wird damit die Notwendigkeit, Menschen mit Pflegebedarf sowie ihre informellen wie professionellen Helfer, Lernende in der Pflege und alle weiteren Akteure im Kontext der Pflegearbeit in ihrer je individuellen Perspektive zu Worte kommen zu lassen und systematisch in Erkenntnis- und Entscheidungsfindungsprozesse einzubinden. Damit mag das Potenzial dieser Ansätze keineswegs erschöpft sein, vielmehr wurde eine Schwerpunktsetzung vorgenommen, die den Herausgebern bedeutsam erschien, gerade weil das ›Subjekt der Pflege‹ im Zuge der derzeitigen Modernisierungsprozesse der Pflege zunehmend aus dem Blick zu geraten droht. Teilt man dieses Ansinnen, so eröffnen sich über die skizzierten Ansätze weitreichende Möglichkeiten, die allerdings durch kontinuierliche Weiterentwicklungen auszubauen und abzusichern sind.

Auf der Ebene der Pflegeforschung eröffnen sich derzeit neben der reinen Anwendung von Ansätzen in den hier diskutierten methodologisch-methodischen Traditionen auch weitere Möglichkeiten der Einbindung. So etablieren sich z. B. im Umfeld einer Methodologie der Dokumentarischen Methode aktuell erweiterte Varianten der Datenerhebung und -auswertung: Bild- und Videoanalysen stellen neue Möglichkeiten bereit, immanente Sinngehalte, habitualisierte Orientierungen und implizite Wissensbestände in Kontexten der Pflegearbeit zu explizieren und damit zum Beispiel auch neue Einblicke in das Erleben und Agieren von vulnerablen und ggf. auch kognitiv-sprachlich eingeschränkten Menschen zu erlangen. Damit werden auch erste Versuche unternommen, die enge Bindung der rekonstruktiven Forschungslogik an Sprache und Text zu lockern und ›nicht-sprachliche Elemente‹ (z. B. Mimik, Gestik, weitere körperlich-leibliche Entäußerungen) stärker in den Analyseprozess einzubinden.

Weiterhin schreitet der Diskurs um die gesellschaftliche Relevanz von partizipativer Forschung voran. Demnach ist die Perspektive des ›Subjekts der Pflege‹ nicht erst über die Datenerhebung, sondern bereits in die Formulierung der Fragestellung einer pflegewissenschaftlichen Untersuchung einzubinden. Schließlich sei auf Entwicklungen zur Kombination von standardisierten und rekonstruktiven Verfahren in der Pflege- und Gesundheitsforschung verwiesen. Gelingt es, die derzeit noch stark durch quantitative Verfahren dominierte Mixed Method-Debatte stärker an den Grundsätzen der rekonstruktiven Forschung auszurichten, kann auch darüber die Einbindung des Subjekts in die Pflegeforschung vorangetrieben werden.

Auf die Bildsamkeit von Fallarbeit wurde bereits im Vorwort zu diesem Buchband hingewiesen. Wenn sich die Sensibilität für den Einzelfall tatsächlich über eine Auseinandersetzung mit Methoden der Rekonstruktiven Fallarbeit verbessern lässt, so ist dies zugleich als eine Arbeit am professionellen Habitus einer modernisierten Pflege zu verstehen – eine Arbeit, die die innere Professionalisierung der Pflege befördert und damit auch gegenüber aktuellen Übergriffen einer auf Marktlogik (Konkurrenz) und Bürokratie (Effizienz) setzenden Gesundheitspolitik stärkt. Die teilweise komplexen methodologischen Begründungslinien und methodischen Verfahren sind dazu entlang der jeweils anzuvisierenden Kompetenzziele aufzubereiten.

Auf der Ebene der direkten Pflegearbeit, so wird in Aussicht gestellt, sollen handlungspraktisch transformierte Ansätze der Rekonstruktiven Fallarbeit ein methodisch geleitetes Fremdverstehen ermöglichen und damit die systematische Einbindung der Hilfeempfänger in die zentralen Phasen der Situationsdefinition und der Entscheidungsfindung sicherstellen. Situationsdefinition und Entscheidungsfindung erfolgen überdies unter Bedingungen der Selbstreflexion sowie der Reflexion strukturbildender Aspekte der Pflegearbeit. Verwiesen wurde aber auch auf die Erfahrung, dass handlungspraktisch verkürzte Varianten der Fallarbeit eben diese Prozesse des Fremdverstehens, des Selbstverstehens und der Reflexion strukturbildender Aspekte des pflegerischen Handelns nicht einzulösen vermögen und dabei ggf. sogar kontraproduktive Effekte hervorbringen. Eine besondere Aufgabe wird daher darin gesehen, sorgfältig in die Konzeption handlungspraktischer Ansätze der Rekonstruktiven Fallarbeit zu investieren.

Schließlich bleibt die Aufgabe – und auch darauf verweist bereits das Vorwort zum Sammelband –, dass alle Akteure in direkter Pflege, in Pflegebildung und in Pflegeforschung die dynamische Vielschichtigkeit und ggf. auch Widersprüchlichkeit, die Entwicklungsfähigkeit und Wandelbarkeit, eben das Nicht-Identische des Subjekts der Pflege im Blick und im Sinn behalten.

Die Autorinnen und Autoren

Biesel, Kay, Prof. Dr. phil., Sozialwissenschaftler, Fachhochschule Nordwest-schweiz, Hochschule für Soziale Arbeit, Institut Kinder- und Jugendhilfe
Arbeits- und Forschungsschwerpunkte: Kinderschutz; Kinder- und Jugendhilfe, Qualitative Forschungsmethoden
kay.biesel@fhnw.ch

Böhnke, Ulrike, Dr. phil., Pflegewissenschaftlerin und Berufspädagogin
Arbeits- und Forschungsschwerpunkte: Theoretische und empirische Grundlagen der Pflegewissenschaft und Pflegepädagogik, professionelle reflexive Könnerschaft (Expertise) in der Pflegebildung und -praxis, ästhetische Bildung, gemeindenahe Gesundheitsförderung, fallrekonstruktive Metaphernanalyse.
ulrike.boehnke@o2online.de

Busch, Jutta, M.A., Erziehungswissenschaftlerin, Universitätsklinikum Schleswig-Holstein, Akademie, Bereich Fort- und Weiterbildung
Arbeitsschwerpunkte: Intensivpflege und Intermediate Care, Pflegeethik, Pflegedidaktik
jutta.busch@uksh.de

Dütthorn, Nadin, Prof. Dr. phil., Medizinpädagogin,
Fachhochschule Münster, Fachbereich Gesundheit,
Professur für Berufspädagogik im Gesundheitswesen
Arbeitsschwerpunkte: Berufspädagogik, Pflegedidaktik, Kompetenzforschung im internationalen Vergleich, Relationale Bildungsprozesse
duetthorn@fh-muenster.de

Hardinghaus, Winfried, Prof. Dr. med., Chefarzt Innere Medizin, Palliativmedizin, Ärztl. Direktor, Niels-Stensen-Kliniken
Universität Osnabrück, Fachbereich Gesundheitswissenschaften

Vorsitzender Deutscher Hospiz–und PalliativVerband (DHPV) und Deutsche Hospiz–und PalliativStiftung
winfried.hardinghaus@uni-osnabrueck.de

Hülsken-Giesler, Manfred, Prof. Dr. phil., Pflegewissenschaftler, Philosophisch-Theologische Hochschule Vallendar, Pflegewissenschaftliche Fakultät, Lehrstuhl Gemeindenahe Pflege
Arbeits- und Forschungsschwerpunkte: Weiterentwicklung der Gemeindenahen Pflege in Deutschland, Neue Technologien in der Pflege, Professionalisierung der Pflege, theoretische Grundlagen pflegerischen Handelns
mhuelsken-giesler@pthv.de

Kreutzer, Susanne, Prof. Dr. phil. habil., Historikerin und Pflegewissenschaftlerin, Fachhochschule Münster, Fachbereich Gesundheit
Arbeits- und Forschungsschwerpunkte: Historische Pflegeforschung, Pflegeethik, Biographieforschung, Professionalisierung der Pflege im internationalen Vergleich
kreutzer@fh-muenster.de

Lüdecke, Daniel, Dr. phil., Diplom-Gerontologe, Universitätsklinikum Hamburg-Eppendorf, Institut für Medizinische Soziologie
Arbeits- und Forschungsschwerpunkte: Organisationsbezogene Versorgungsforschung und organisationales Verhalten im Gesundheitssystem, Pflegende Angehörige, Demenz im Alter/Gesundheit im Alter
d.luedecke@uke.de

Raven, Uwe, Dr. phil., Erziehungswissenschaftler, Johannes Gutenberg-Universität Mainz, Institut für Erziehungswissenschaft
Arbeits- und Forschungsschwerpunkte: Rekonstruktive Sozialforschung, Professionalisierung, Biographieforschung
raven@uni-mainz.de

Remmers, Hartmut, Prof. Dr. phil. habil., Pflegewissenschaftler, Universität Osnabrück, Fachbereich Humanwissenschaften
Arbeits- und Forschungsschwerpunkte: Onkologische Pflege, Palliative Care, Krankheitsbelastung und Krankheitsbewältigung, Interventionskonzepte bei Körperbild-/Selbstbild-Störungen, Altern und Technik, theoretische Grundlagen pflegerischen Handelns, Ethik im Gesundheitswesen (Medizin-/Pflegeethik)
remmers@uni-osnabrueck.de

Richter, Miriam Tariba, Dr. phil., Pflegewissenschaftlerin und Pflegepädagogin, Hochschule für angewandte Wissenschaften Hamburg, Department Pflege und Management, Fakultät Wirtschaft und Soziales,
Arbeitsschwerpunkte: Biographieforschung, Gender und Migration
MiriamTariba.Richter@haw-hamburg.de

Schmieder, Christian, M.A. (Soziologie/Sprachwissenschaft), Qualitative Research Specialist/Lecturer, University of Wisconsin – Cooperative Extension, Program Development and Evaluation
Arbeits- und Forschungsschwerpunkte: Qualitative Methodik, Wissenssoziologie, Integration von Qualitative Data Analysis Software in Forschung und Lehre
christian.schmieder@ces.uwex.edu